山西名医名派经验传承资源库
中医名家临证实录丛书（第二辑）

中医内科
临证实录

张晓雪

李朝喧 编著

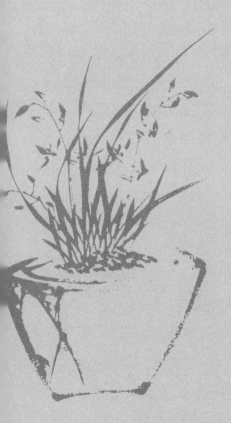

山西出版传媒集团 山西科学技术出版社
·太原·

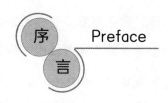

序言 Preface

　　张晓雪，女，1962年11月生。医学硕士，教授，主任医师。山西省名中医，山西省高等学校教学名师，山西省优专家，硕士研究生导师。2018年被评为"三晋英才"拔尖骨干人才。曾为中华中医药学会脑病分会委员，山西省中医药学会内科专业委员会常务委员，山西省中医药学会亚健康专业委员会常务委员。

　　张晓雪教授从事中医内科临床、教学与科研工作近40年，对中医内科的常见病和部分疑难杂病积累了较多的临床经验。从事中医脑病诊治工作24年，对不寐（失眠）、郁证（抑郁症、焦虑症、恐惧症等）、眩晕、头痛、中风等神经精神疾病有较多的临床经验和临床感悟，以及较深的研究；在吸收前人诊治经验的基础上形成了自己的一系列经验。

　　张晓雪教授热爱中医教育事业和医疗事业，有良好的师德师风和医德医风，充分发挥自身主观能动性和创造性，做好本职工作，具有强烈的事业心和社会责任感，清正廉洁，作风端正。我在长期的临床跟诊及工作实践中，亲身体会并受益于张教授的言传身教，在学业上对我们谆谆教诲，常常让我们如沐春风，并给青年中医的辨证思维补上了关键的一课。长期的临床跟诊使我对张晓雪教授满怀崇敬之情，在实践中我逐步领略到她的学术特色。她勤求古训，博采众方；她知常达变，思维敏捷，不断探索解决疑难病证的方法。几年来，张教授带领我们在茫茫医海之中梳理出一些病证辨证论治的规律，让我们后学者能够不断深入学习和提高医技。

张晓雪教授在近40年的临床工作中，能够正确运用中医基础理论和思维方法，分析、判断病情的发展方向，对收集到的患者资料进行取舍和分析，并从临床表象深入病情的本质，正确运用前人和自身的临床经验，不断取得显著疗效。

我等有幸拜师于张晓雪教授，随师侍诊，聆听教诲，已整整三年，深感老师学术经验之宝贵。临床经验的学习、总结与实践，是中医成才的必经之路。没有临床经验，中医理论将是无源之水、无本之木。中医学术需要通过传承、发展来完善，需要以实践为检验其价值的最终标准。今在老师的指导下，精选其临床医案并加以整理、附按语汇编成册，公诸于世与同道共享。

《中医内科临证实录》即将出版，该书总结整理了张

老师近十年来治疗脑病和一些内科疑难杂症的典型医案，内
容丰富。适合于从事中医内科的临床医师及从事中医内科学
研究的专业人士参考。烦请读者静心研习，定有收获！

山西省名中医张晓雪工作室负责人：李朝喧

2022年10月

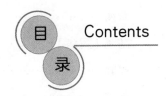

目 录　Contents

不寐（睡眠障碍）

一、概述

不寐是以经常不能获得正常睡眠为特征的一类病证，主要表现为睡眠时间、深度的不足，轻者入睡困难，或寐而不酣，时寐时醒，或醒后不能再寐，重者彻夜不寐，常影响人的正常工作、生活、学习和健康。

导致不寐的病因有：①情志失常；②劳逸失调；③病后体虚；④饮食不节。不寐的基本病机是阳盛阴衰，阴阳失交。一为阴虚不能纳阳，一为阳盛不得入于阴。病位主要在心，与肝、脾、肾密切相关。病理性质有虚实之分，但久病可以表现为虚实兼夹，或为瘀血所致。

不寐辨证要首分虚实。虚证多为阴血不足，心失所养，如虽能入睡，但睡间易醒，醒后不易再睡，兼见体形瘦弱、面色无华、神疲懒言、心悸健忘，多属心脾两虚证；如心烦失眠，不易入睡，兼见心悸、五心烦热、潮热，多属阴虚火旺；如入睡后容易惊醒，平时善惊，多为心虚胆怯或血虚肝旺。实证为邪热扰心，心神不安，如心烦易怒，不寐多梦，兼见口苦咽干、便秘溲赤，为肝火扰心；如不寐头重，痰多胸闷，为痰热扰心。

治疗当以补虚泻实，调整脏腑阴阳为原则。实证泻其有余，虚证补其不足。在此基础上选加安神药物。

不寐是临床常见病证，病情复杂，中医辨证复杂，治疗有一定难度，必须辨证准确，才能取得较好疗效。

二、诊治经验

（一）实证

1. 肝郁气滞

因所愿不遂，情志不畅而导致不寐。表现为不寐，伴有胸闷，喜太息，或胁肋胀痛，脉弦。此类不寐最多见，尤其多见于成年女性。

治法：疏肝解郁、安神。

基础方：柴胡、郁金、白芍、当归、茯苓、炒酸枣仁、龙骨、牡蛎、合欢皮。

注意：治疗用药宜轻灵疏导，因肝郁容易化火，切忌辛香燥烈太过。

2.肝火扰心

多由所愿不遂，情志不畅，肝气郁结，日久化为肝火，上扰心神导致；也可由感受六淫之邪，郁久化火，侵扰肝经而成不寐。表现为难以入睡，眠浅易醒，甚则彻夜不眠，急躁易怒，甚则头胀、头晕，面赤，口干、口苦，舌红苔黄，脉弦数。

治法：清肝泻火安神。

基础方：龙胆草、黄芩、夏枯草、栀子、牡丹皮、黄连、柴胡、郁金、珍珠母、合欢皮。

3.心火炽盛

多因外感暑热邪气；或情志不舒，气郁化火；或醇酒辛辣生热而致不寐。表现为心烦失眠，面赤口渴，小便黄赤，或口舌生疮，舌尖红，苔黄，脉数。

治法：清泻心火安神。

基础方：生地黄、通草、淡竹叶、栀子、淡豆豉、莲子心、生甘草、朱砂。

4.痰火扰心

多因嗜酒肥甘，积热内蕴，或宿食停滞，积湿成痰，因痰生热，痰热上扰而致不寐。表现为心烦，难以入睡，眠浅易醒，伴有胸闷脘痞，泛恶，嗳气，口苦，头重，目眩，舌偏红，苔黄腻，脉滑数。

治法：清化痰热，和中安神。

基础方：黄连、清半夏、陈皮、茯苓、炙甘草、枳实、竹茹、神曲、瓜蒌。

5.气郁痰阻（火），枢机不利

多因较长期情志不舒，肝气郁结，少阳枢机不利而导致不寐。表现为烦躁，失眠，情绪不稳定，抑郁，焦虑，易惊恐，或心下悸动，舌淡红，苔薄白，或白腻，或黄腻，脉弦滑，或弦细，或弦数。

治法：解郁化痰，清火安神。

基础方：柴胡、黄芩、姜半夏（或清半夏）、党参、桂枝、茯苓、大黄、龙骨、牡蛎、磁石、远志。

6.血瘀气滞

多因较长期情志不舒，肝气郁滞，进一步血瘀而成不寐。表现为不寐经久不愈，伴胸痛或胸闷，面黯唇黯，女子可见月经量少色黑，经期推后，舌黯，或见舌边有瘀斑、瘀点，脉细涩。

治法：活血化瘀，疏肝行气。

基础方：柴胡、枳壳、桔梗、牛膝、当归、赤芍、生地黄、川芎、桃仁、红花。

7.水湿不化

多因较长期饮食不节，尤其是饮食生冷，脾失健运，水湿不化，而使轮轴失转，心肾失交而成不寐。表现为较长期的失眠，伴有胃脘痞满、纳呆、腹胀、便溏、舌淡胖、苔白水润、脉濡等症。

治法：温阳化气利水。

基础方：桂枝、白术、茯苓、猪苓、泽泻、乌药、陈皮、香附、木香。

（二）虚证

1. 心脾两虚

多因思虑过度，或较长期饮食不节，脾失健运，气血生化不足；或产后、外伤失血，导致心肝血虚，神魂失其潜纳而导致不寐。表现为不寐，多梦易醒，心悸健忘，食少神疲，头晕目眩，面色少华，唇舌淡，苔薄白，脉细弱。

治法：养血安神。

基础方：当归、炒白芍、川芎、熟地黄、阿胶、黄芪、党参、炒酸枣仁、柏子仁、龙眼肉、茯神。

2. 阴虚火旺

多因外感热邪；或情志不遂，气郁化火，肝阴被耗；或素体阴虚；或房劳过度导致肾水亏损，不能上济于心，心火炽盛，不能下交于肾而出现不寐。表现为心烦不寐，入睡困难，心悸不安，伴有头晕耳鸣，腰膝酸软，五心烦热，甚则潮热汗出，舌红少苔，脉细数。

治法：滋阴降火安神。

基础方：熟地黄、山药、山茱萸、茯苓、泽泻、牡丹皮、女贞子、枸杞子、百合、知母、黄柏、炒酸枣仁、郁金、柏子仁。

3. 肝阳气虚

因久病，或年老体衰，或用药疏泄寒凉过度而致肝阳不足，魂不守舍而导致不寐。表现为不寐，或抑郁，伴有头晕、头重，视物昏花，纳呆，便溏，神疲乏力，畏寒，舌淡胖，脉沉细无力。

治法：益气温阳。

基础方：黄芪、人参、炙甘草、肉桂、吴茱萸、升麻、当归、川芎、何首乌、合欢皮。

4. 心虚胆怯

因过度惊吓，心胆虚怯，心神失养，神魂不安而导致不寐。表现为不寐，多噩梦，易于惊醒，遇事易惊，终日惕惕，胆怯心悸，伴有气短自汗、倦怠乏力，舌淡，脉弦细。

治法：益气镇惊，安神定志。

基础方：人参、桂枝、炙甘草、茯神、远志、龙齿、石菖蒲、川芎、炒酸枣仁、知母。

三、医案实录

【医案一】

何某，女，39岁。失眠1年余。

初诊（2012年4月7日）：患者因孩子学习不努力而郁闷，急躁易怒，无睡意，难以入睡，经常躺下2～4小时才能入睡，甚则彻夜不寐，近4月来月经延期，经行不畅，小腹疼痛，量少色黯，查：面色黯，舌黯，边有瘀斑，苔薄黄，脉弦涩。

辨证：气滞血瘀。

方药：柴胡12克、枳壳12克、桔梗6克、川牛膝10克、当归15克、赤芍15克、生地黄10克、川芎10克、桃仁9克、红花9克、香附9克、合欢皮30克、郁金12克、栀子9克。7剂，水煎服。

二诊（2012年4月14日）：有睡意，入睡仍困难，约2小时入睡。仍急躁易怒。查：面色黯，舌黯，边有瘀斑，苔薄白，脉弦涩。初诊方加白芍15克，继服7剂，水煎服。

三诊（2012年4月21日）：4天前来月经，第一天经行不畅，第二天有血块排出，之后血量、血色基本正常。昨晚半小时左右入睡，睡眠较安稳。查：面色黯，舌黯，边有瘀斑，苔薄白，脉弦涩。二诊方减去川牛膝、栀子，加生龙骨（先煎）30克、生牡蛎（先煎）30克、夜交藤30克，继服

5剂，水煎服。

四诊（2012年4月28日）：睡眠转好，白天烦躁明显减轻。查：舌红，苔薄黄，脉弦细。

辨证：肝郁血虚。

方药：牡丹皮9克、栀子9克、柴胡12克、当归15克、白芍15克、茯苓15克、薄荷（后下）5克、合欢皮30克、夜交藤30克、远志10克。服5剂，水煎服。

【按语】患者因孩子学习不用心而郁闷，急躁易怒，此为肝气郁结日久化火，故表现为烦躁，无睡意，难以入睡，甚则彻夜不寐。失眠已有1年多，近4月来月经延期，经行不畅，小腹疼痛，量少色黯，此为气郁日久而血瘀，面色黯，舌黯，边有瘀斑，脉弦涩也为气滞血瘀之象。清代医家王清任所著的《医林改错·血府逐瘀汤所治之症目》中有"夜不安者，将卧则起，坐未稳又欲睡，一夜无宁刻，重者满床乱滚，此血府血瘀，此方（血府逐瘀汤）服十余服可除根。"又有"夜不能睡，用安神养血药治之不效者，此方（血府逐瘀汤）若神。"瘀血不去则眠终难安，故初诊处方选用血府逐瘀汤加香附、郁金、栀子、合欢皮疏肝解郁，除烦安神。

二诊患者自诉有睡意，显示一诊方有效，但入睡仍困难，急躁易怒。效不更方，仍用初诊方再加养血柔肝的白芍治之。

三诊患者自诉4天前来月经，第一天经行不畅，第二天有血块排出，之后血量、血色基本正常，入睡较前明显好转，睡眠较安稳，说明瘀血去除，用二诊方减去川牛膝和栀子，加生龙骨30克、生牡蛎30克、夜交藤30克安神。

四诊用丹栀逍遥散加安神药巩固疗效。

【医案二】

马某，男，32岁。失眠半年。

初诊（2016年11月12日）：烦躁，入睡困难，眠浅易醒，情绪不稳定，抑郁，焦虑，易惊恐，胸胁苦满，心下悸动，时眩晕，舌淡红，苔白腻，脉弦滑。

辨证：气滞痰阻，少阳不和。

方药：柴胡12克、黄芩9克、姜半夏9克、党参9克、桂枝9克、茯苓9克、大黄（后下）6克、生龙骨（先煎）30克、生牡蛎（先煎）30克、磁石（先煎）15克、远志10克、合欢皮30克、夜交藤30克。7剂，水煎服。

二诊（2016年11月19日）：仍入睡困难，睡眠较前安稳，心下悸动消失，白天抑郁、焦虑，舌淡红，苔黄白腻，脉弦滑。初诊方减去磁石、大黄，加橘红12克、枳壳12克、竹茹10克。7剂，水煎服。

三诊（2016年11月26日）：入睡稍困难，睡眠安稳，无惊恐，焦虑减轻，舌淡红，苔薄白腻，脉弦滑。二诊方继服7剂。

【按语】此患者在失眠的同时伴有情绪不稳定，抑郁，焦虑，易惊恐，胸胁苦满，心下悸动，时眩晕，舌淡红苔白腻，脉弦滑，辨证属于气郁痰阻，少阳枢机不利，故选用柴胡加龙骨牡蛎汤加安神的远志、合欢皮、夜交藤治之。

二诊睡眠较前安稳，心下悸动消失，白天抑郁、焦虑，舌淡红，苔白腻，脉弦滑。仍以柴胡加龙骨牡蛎汤为基础方，减磁石、大黄，加橘红、枳壳、竹茹，合温胆汤之义。

三诊诸症都有好转，二诊方继服以善后。

【医案三】

潘某，男，46岁。失眠3个月。

初诊（2018年6月23日）：患者因与儿子争吵导致急躁易怒，难以入睡，眠浅易醒，甚则彻夜不眠，伴有头胀痛，两胁胀痛，面赤，口干口苦，便秘，舌红，苔黄，脉弦数。

辨证：肝火扰心。

方药：黄芩12克、栀子9克、龙胆草6克、夏枯草12克、牡丹皮9克、黄连6克、大黄2克、白芍15克、柴胡12克、郁金15克、珍珠母30克、合欢皮30克。5剂，开水冲服。

二诊（2018年6月30日）：大便通畅，急躁易怒，头胀痛，两胁胀痛均明显减轻，面不红，仍入睡困难，每晚能睡5小时左右。查：舌红，苔黄，脉弦数。

方药：牡丹皮9克、栀子9克、柴胡12克、郁金15克、夏枯草12克、白芍15克、当归12克、茯苓15克、珍珠母30克、合欢皮30克、夜交藤30克。5剂，开水冲服。

【按语】患者在失眠的同时伴有急躁易怒，头胀痛，两胁胀痛，面赤，口干口苦，便秘，舌红苔黄，脉弦数，辨证属肝火扰心证，用黄芩、栀子、龙胆草、夏枯草、牡丹皮清肝火，黄连清心火；大黄通便导热下行；柴胡、郁金疏肝理气，因肝火多由肝气郁结而成；白芍养血柔肝，疏肝与柔肝并举；珍珠母、合欢皮解郁安神。

二诊肝火症状明显减轻，改为丹栀逍遥散为基础方，加郁金、夏枯草解郁、清郁火，以及珍珠母、合欢皮、夜交藤解郁安神。

【医案四】

李某，男，48岁。失眠多年，加重1年余。

初诊（2019年9月7日）：患者有近20年的睡眠障碍史，一年多前因工作压力大而致失眠加重，昼夜脑子静不下来，入睡很困难，晚睡前服氯硝西泮1片、富马酸喹硫平半片方可入睡，约1小时就醒，一夜睡眠中醒5～6次，眠浅多梦，神疲健忘，头晕目眩，心悸，纳呆，经常大便稀溏，面色黯而少华，唇舌淡，苔薄白，脉沉细弱。

辨证：脾失健运，心肝血虚。

方药：黄芪30克、党参12克、麸炒白术15克、炙甘草6克、当归15克、炒白芍15克、川芎12克、阿胶9克（烊化）、砂仁6克、炒酸枣仁30克、柏子仁15克、龙眼肉15克、茯神10克、远志10克。7剂，开水冲服。停服喹硫平，5天后氯硝西泮晚睡前减为半片。

二诊（2019年9月14日）：服药5天后仅晚睡前服氯硝西泮半片也能入睡，仍眠浅多梦，一夜睡眠中醒4~5次，大便基本正常，有食欲，其他症状同前。查：面色黯而少华，唇舌淡，苔薄白，脉细弱。初诊方减去阿胶，7剂，开水冲服。5天后减氯硝西泮，改服右佐匹克隆片，晚睡前服半片。

三诊（2019年9月21日）：晚睡前服右佐匹克隆半片也能入睡，近3天每晚醒2次，饮食、大便正常，心悸、头晕减轻。查：面色黯而少华，唇舌淡，苔薄白腻，脉濡弱。二诊方减去砂仁，加龙骨30克，10剂，开水冲服。5天后晚睡前右佐匹克隆减为1/3片。

四诊（2019年10月5日）：晚睡前服右佐匹克隆1/3片也能入睡，近3天每晚醒1次，在夜里3~4点，心悸、头晕减轻，饮食、大便正常。查：面色转好，舌淡红，苔薄白，脉较前有力。三诊方减去川芎、柏子仁，加夜交藤30克，7剂，开水冲服。停服右佐匹克隆片。

【按语】此患者为公司主管，多年来经商，思想压力大，焦虑，而致忧思伤脾，气血生化不足，心肝血虚，心神失于潜纳，故入睡很困难，一夜睡眠中醒5~6次，眠浅多梦，伴有神疲健忘，头晕目眩，心悸，纳呆，经常大便稀溏，面色黯而少华，唇舌淡，苔薄白，脉沉细弱，皆为脾虚气血生化不足之象，治疗选用归脾汤为基础方，加川芎、炒白芍、阿胶增加养血之效；纳呆加砂仁。二诊时患者症状稍有减轻，仍用初诊方，减去阿胶（因价格较高，患者要求减去）。三诊患者症状进一步减轻，纳好，二诊方减去砂仁，加龙骨安神。四诊患者症状明显好转，用三诊方减川芎、柏子仁，加夜交藤安神。

【医案五】

黄某，女，33岁。失眠两个月。

初诊（2015年11月10日）：因婚后家庭不和而导致睡眠障碍。入睡困难，眠浅易醒，伴有情志不舒畅，胸闷，喜太息，时胁肋胀痛，舌淡红，苔薄黄腻，脉弦。

辨证：肝郁气滞。

方药：柴胡12克、枳壳15克、郁金12克、川楝子9克、白芍15克、当归15克、茯苓15克、清半夏9克、远志10克、生龙骨（先煎）30克、生牡蛎（先煎）30克、合欢皮30克。7剂，水煎服。

二诊（2015年11月17日）：睡眠较前改善，胸闷和胁肋胀痛消失，情绪仍不好，舌淡红，苔薄白，脉弦。初诊方减去川楝子、清半夏；枳壳减为10克，加夜交藤30克。7剂，水煎服。

三诊（2015年11月24日）：3天前来月经，情绪转舒畅，睡眠基本正常，仅1天入睡困难，约1个小时入睡，舌淡红，苔薄白，脉和缓。二诊方继服7剂。

【按语】患者因情志不舒而致不寐，伴有胸闷，喜太息，时胁肋胀痛，舌淡红，苔薄黄腻，脉弦，辨证属肝郁气滞，故以逍遥散为基础方加远志、生龙骨、生牡蛎、合欢皮安神；伴有胸闷，时胁肋胀痛，故加枳壳、川楝子行胸胁之气止痛。二诊时患者胸闷和胁肋胀痛消失，故减去川楝子，枳壳减量。苔薄黄腻变薄白，故减去半夏。三诊时患者睡眠基本正常，用二诊方继服7剂巩固疗效。

【医案六】

余某，男，62岁。失眠两月余。

初诊（2018年5月12日）：患者因亲戚来家里探望，饮酒较多且进食肥甘，出现心烦，难以入睡，眠浅易醒，伴有胸闷脘痞，泛恶嗳气，口苦口黏，头重昏晕，大便黏滞不爽。查：舌偏红，苔黄厚腻，脉滑数。

辨证：痰热内阻。

方药：黄连6克、龙胆草6克、清半夏9克、陈皮15克、茯苓12克、甘草5克、枳实12克、竹茹10克、神曲10克、瓜蒌30克、石菖蒲12克、莱菔子12克、厚朴15克、珍珠母30克、远志12克、合欢皮30克。7剂，开水冲服。

二诊（2018年5月19日）：大便通利，胸闷脘痞、泛恶和口苦均明显减轻，仍有烦躁，入睡困难。查：舌偏红，苔黄腻，脉滑数。初诊方减去莱菔子、龙胆草，加黄芩10克。7剂，开水冲服。

三诊（2018年5月26日）：大便通利，不烦躁，能在半小时左右入睡，睡眠安稳，舌淡红，苔薄黄腻，脉滑。二诊方减去珍珠母、厚朴。5剂，开水冲服。

【按语】此患者初诊时辨证为痰热内阻，故以黄连温胆汤加清热祛痰行气药，因患者口苦，加龙胆草；不寐加珍珠母、远志、合欢皮安神。二诊时患者大便通利，口苦减轻，故减去莱菔子、龙胆草，因龙胆草苦寒之性重；仍有烦躁，舌偏红，苔黄腻，脉滑数，加黄芩。三诊时患者诸症皆除，在二诊方中减去珍珠母、厚朴，继服5剂以善后。

【医案七】

王某，女，64岁。睡眠不好多年。

初诊（2017年12月12日）：睡眠不好多年，入睡困难，眠浅易醒，多梦，每晚睡2~4小时，头晕，神疲乏力，面色萎黄，消瘦，纳呆，时胃脘冷痛，冬季畏寒，手足不温，经常腰困而凉，轻度水肿，舌淡，苔薄白，脉细弱。

辨证：脾肾久虚，气血不足。

方药：黄芪20克、党参10克、炒白术10克、茯苓10克、炙甘草5克、当归15克、炒白芍15克、川芎10克、熟地黄9克、制附子9克、肉桂6克、麦冬10克、肉苁蓉15克、姜半夏9克、炒酸枣仁30克、龙眼肉15克、生姜9克、大枣12克。7剂，开水冲服。

二诊（2017年12月19日）：睡眠较前安稳，能睡4～5小时，头晕减轻，腰凉减轻，余症仍在。舌淡，苔薄白，脉细弱。一诊方黄芪改为30克、党参改为12克。10剂，开水冲服。

三诊（2017年12月26日）：入睡基本正常，睡眠安稳，能睡5个多小时，一诊症状大部分好转，有食欲，饮食消化尚可，腰困，舌淡，苔薄白，脉细弱。二诊方减去制附子、姜半夏、炒酸枣仁，加杜仲15克、桑寄生30克、怀牛膝15克。10剂，开水冲服。

【按语】脾虚气血不足，心失所养，则出现入睡困难，眠浅易醒，多梦，头晕，神疲乏力，面色萎黄，消瘦，纳呆；日久脾肾阳虚，则出现胃脘冷痛，冬季畏寒，手足不温，经常腰困而凉，轻度水肿。用《太平惠民和剂局方》的十四味健中汤温补脾肾，补益气血，加炒酸枣仁30克、龙眼肉15克养血安神。二诊在初诊方的基础上增加补气的黄芪、党参用量治之。三诊时患者睡眠明显好转，腰困，故减制附子、姜半夏、炒酸枣仁，加杜仲、桑寄生、怀牛膝补肾壮腰。此案患者睡眠不好多年，脾肾气血久虚，故经20余剂中药治疗诸症方明显好转。

【医案八】

患者，男，52岁。失眠多年，加重3年。

初诊（2018年11月3日）：睡眠不好多年，近3年加重，经常每夜仅睡眠2~3小时，1点钟左右醒来后不能再入睡。兼见头晕、头重，大便稀溏，胃脘痞闷，腹部凉感，经常悸动，时逆气上冲，神疲乏力，小便不利。查：舌淡胖，有齿痕，苔白滑，脉弦紧。

辨证：脾肾虚寒，水湿不化。

方药：制附子（先煎）10克、肉桂6克、干姜9克、党参10克、桂枝9克、炒白术10克、茯苓20克、炙甘草5克、陈皮15克、泽泻12克、猪苓10克、大枣15枚。7剂，水煎服。

二诊（2018年11月10日）：腹部悸动、时逆气上冲发作减少，余症没有变化。查：舌淡胖，有齿痕，苔白滑，脉弦紧。初诊方茯苓减为15克，加黄芪15克，10剂，水煎服。

三诊（2018年11月21日）：睡眠较前有好转，能睡3~4小时，头晕、头重减轻，小便利，大便转实。胃脘仍痞闷，纳食不佳。查：舌淡红而胖，苔薄白润，脉沉弱。

方药：肉桂5克、干姜9克、黄芪20克、党参10克、炒白术10克、茯苓10克、炙甘草5克、陈皮15克、砂仁（后下）6克、紫苏梗12克、大枣5枚。10剂，水煎服。

四诊（2018年12月1日）：睡眠进一步好转，能睡5个多小时，胃脘痞闷减轻，仍纳食不佳。查：舌淡红而胖，苔薄白润，脉沉弱。三诊方减去茯苓、紫苏梗。7剂，水煎服。

【按语】此患者严重失眠多年，兼见头晕、头重，大便稀溏，胃脘痞闷，腹部凉感，经常悸动，时逆气上冲，神疲乏力，小便不利，舌淡胖，有齿痕，苔白滑，脉弦紧，综合辨证为脾肾虚寒，水湿不化，且有上逆之势，用制附子、肉桂、干姜以温脾肾阳气，用党参、桂枝、炒白术、茯苓、炙甘草、陈皮、泽泻、猪苓、大枣益气通阳利水，其中包含五苓散通阳化气利水，亦包含苓桂枣甘汤，后者是治疗腹部悸动，逆气上冲的常用方剂。

二诊时患者腹部悸动、时逆气上冲发作减少，余症没有变化。查：舌淡胖，有齿痕，苔白滑，脉弦紧。一诊方减茯苓用量，加黄芪增加补气力度。

三诊方减附子及利水药，着重温补脾之阳气，行气宽中。

【医案九】

患者，男，59岁。失眠两年，加重3个月。

初诊（2018年6月9日）：患者素体阴虚火旺，两年前因发怒而彻夜难眠，服加味逍遥丸后睡眠稍有好转，之后经常失眠，近3个月失眠加重，有时彻夜难眠，伴有五心烦热，头晕，耳鸣，腰酸困，口干，双目干涩。查：身体瘦，面黑，舌红瘦，有裂纹，少苔，脉细数。

辨证：肾阴虚火旺。

方药：知母9克、黄柏9克、龟甲15克、女贞子12克、枸杞子15克、白芍15克、百合15克、生地黄10克、石斛15克、柏子仁15克、炒酸枣仁20克、山药15克、山茱萸9克、牡丹皮9克、郁金10克、夜交藤30克。7剂，开水冲服。

二诊（2018年6月16日）：仍入睡困难，伴有五心烦热，头晕，耳鸣，腰酸困，仅口干及双目干涩减轻。查：舌红瘦，有裂纹，少苔，脉细数。初诊方继服7剂。

三诊（2018年6月23日）：入睡困难稍有好转，五心烦热及头晕减轻，口干及双目干涩进一步减轻，仍腰酸困。查：舌红瘦，有裂纹，苔薄白，脉细数。

方药：龟甲15克、鳖甲10克、女贞子12克、枸杞子15克、白芍15克、百合15克、生地黄10克、石斛15克、柏子仁15克、炒酸枣仁20克、夜交藤30克、山药15克、山茱萸9克、杜仲10克、桑寄生30克、郁金9克。10剂，开水冲服。

四诊（2018年7月7日）：初诊症状都明显减轻。查：舌红，苔薄白，脉细数。三诊方减去龟甲、鳖甲，继服7剂。

【按语】患者素体阴虚火旺，两年来经常失眠，近3个月失眠加重，伴有五心烦热，头晕，耳鸣，腰酸困，口干，双目干涩，身体瘦，面黑，舌红瘦，有裂纹，少苔，脉细数。辨证属肾阴虚火旺，故用山药、山茱萸、生地黄、牡丹皮、龟甲、女贞子、枸杞子、白芍、百合、石斛滋养肝肾之阴；知母、黄柏清虚火；柏子仁、炒酸枣仁、夜交藤滋养安神。二诊时患者症状减轻不明显，考虑阴虚难复，故仍用初诊方继服7剂。三诊时患者诸症减轻，仍腰酸困，故加鳖甲、杜仲、桑寄生，减去知母、黄柏、牡丹皮寒凉清虚火药。四诊诸症明显减轻，减去龟甲、鳖甲，因药价较高。

本例患者处方中用到郁金，这一用药经验是笔者十几年前在王坤山老中医的经验中学到的。治疗阴虚燥热，神魂不安型失眠，处方中加入郁金，一为肝阴不足易引起内热，热则血燥而瘀，郁金寒凉，用其清热，且活血化瘀；二则肝阴不足引起的失眠，因肝失滋润而致肝失条达，肝郁气滞，用其疏肝理气；三则郁金走而不守，可防滋阴药滋腻之弊。

【医案十】

陶某，女，17岁。失眠20天。

初诊（2015年5月16日）：去年升入高中学习，因没能适应高中的学习方法，第一学期期末考试成绩不好而致情绪郁闷，焦虑，眠浅易醒，近20天来心烦易怒，坐立不安，入睡困难，口疮，舌尖红，苔薄黄干，脉细数。

辨证：心肝火旺，心神被扰。

方药：栀子9克、淡豆豉9克、淡竹叶9克、柴胡12克、郁金10克、白芍12克、百合12克、柏子仁12克、通草5克、合欢皮30克。7剂，水煎服。

二诊（2015年5月23日）：心烦易怒，坐立不安明显好转，仍情志不舒畅，喜叹息，胸闷，入睡困难，眠浅易醒，舌淡红，苔薄黄，脉弦细数。

辨证：肝气郁结。

方药：柴胡12克、枳壳10克、郁金10克、白芍15克、当归12克、茯苓15克、生龙骨（先煎）30克、生牡蛎（先煎）30克、合欢皮30克、夜交藤30克。7剂，水煎服。

三诊（2015年5月30日）：睡眠转好，时情志不舒畅，喜叹息，舌淡红，苔薄白，脉弦细。二诊方减去郁金、生龙骨、生牡蛎。5剂，水煎服。

【按语】17岁女性，有明显的情志不舒诱因，以致肝郁化火，进一步肝火引动心火，心火炽盛，扰动心神而出现心烦易怒，坐立不安，入睡困难，口疮。舌尖红，苔薄黄干，脉细数亦是心火旺之象，选用栀子豉汤加淡竹叶、通草清心火除烦；柴胡、郁金、白芍、合欢皮疏肝清肝柔肝；脉细数显示有火盛伤阴之象，加百合、白芍、柏子仁养阴血安神。二诊时患者肝心火热明显减轻，故减去清热之品，用疏肝养血安神之品治之。三诊时患者睡眠转好，仍有情志不舒畅，喜叹息，脉弦细，用二诊方减去寒凉的郁金，以及安神的生龙骨、生牡蛎，服5剂以善后。

郁　证

一、概述

郁证是一种常见的情感障碍性疾病，由于情志不舒、气机郁滞所致，以心情抑郁、情绪不宁、胸部满闷、胁肋胀痛或易怒喜哭，或咽中如有异物梗塞等为主要临床表现的一类病证。

根据郁证的临床表现及以情志内伤为致病原因的特点，主要见于西医学的焦虑症、抑郁症、恐惧症、癔症、更年期综合征和反应性精神病等。近20年来，抑郁症、焦虑症、恐惧症的发病率逐年升高，并且发病日趋年轻化，已成为危害人类身心健康、严重影响生活质量的常见病，因而是当今医学界研究的重要课题之一。

情志内伤是导致郁证最主要的病因，而在七情中，又是以属阴性的郁怒、忧愁、思虑、悲哀、恐惧为甚。工作、生活压力大最易致病，且刺激过于持久，超过机体的调节能力。临床调查发现，郁证的发生与体质因素密切有关，以气虚阳弱的体质多见，肝脾阳气素弱之体更易发生郁证。黑龙江中医药大学黄炳山教授等运用中医五态人格（Dy）量表对患者进行气质分析测定，表明以太阴之人最多见。太阴之人禀性柔弱，耐心细致，缺乏主动，其情绪特点是不易流露情感而内省深刻，易孤独悲观，忧愁寡欢。

情志失调，肝失条达，气失疏泄，而肝气郁结形成气郁；气郁日久化火，则为火郁；气滞血瘀则为血郁；谋虑不遂或忧思过度，久郁伤脾，脾失健运，食滞不消而蕴湿、生痰，则又可成为食郁、湿郁、痰郁。

肝脾之气郁滞日久，则会导致肝脾之"气"和"阳"消沉；肝郁抑脾，饮食渐减，生化乏源，日久必气血不足，心脾失养；气郁日久化火，暗耗营血，阴虚火旺，心病及肾，而致心肾阴虚。

肝失疏泄、脾失健运、心失所养，脏腑阴阳气血失调是郁证的主要病机。由于本病始于肝失条达，疏泄失常，故以气机郁滞不畅为先。气郁则湿不化，湿郁则生痰而致痰气郁结；气郁日久，由气及血而致血郁，又可进而化火等，但均以气机郁滞为病理基础。

病理性质初起多实，日久转虚或虚实夹杂。本病虽以气、血、湿、痰、火、食六郁邪实为主，但病延日久则易由实转虚，或因火郁伤阴而导致阴虚火旺，心肾阴虚之证；或因脾伤致气血生化不足，心神失养，而导致心脾两虚之证。

临证要辨明：①受病脏腑与六郁。郁证以气郁为主要病变，但在治疗时应辨清六郁。一般说来，气郁、血郁、火郁主要关系于肝；食郁、湿郁、痰郁主要关系于脾；而虚证则与心的关系最为密切。②辨别证候虚实。实证病程较短，表现为精神抑郁，胸胁胀痛，咽中梗塞，时欲太息，脉弦或滑；虚证则病已久延，症见精神不振，心神不宁，心慌，虚烦不寐，悲忧善哭。

理气开郁、调畅气机、怡情易性是治疗郁病的基本原则。对于实证，首当理气开郁，并应根据是否兼有血瘀、火郁、痰结、湿滞、食积等而分别采用活血、降火、祛痰、化湿、消食等法。虚证则应根据损及的脏腑及气血、阴精亏虚的不同情况而补之，或养心安神，或补益心脾，或滋养肝肾。对于虚实夹杂者，则又当视虚实的偏重而虚实兼顾。

郁证是临床多见的病证，病情复杂，必须正确诊断和准确辨证，才能取得较好的疗效。

二、诊治经验

1. 肝气郁结

因所愿不遂，情志不舒而导致。表现为精神抑郁，情绪不宁，胸部满闷，胁肋胀痛，痛无定处，脘闷嗳气，不思饮食，大便不调，舌淡红，苔薄腻，脉弦。

治法：疏肝解郁，理气畅中。

基础方：柴胡、白芍、香附、枳壳、郁金、合欢皮、川芎。

2. 气郁化火

因情志不舒，肝气郁结，气郁化火导致，表现为性情急躁易怒，胸胁胀满，口苦而干，或头痛，目赤，耳鸣，或嘈杂吞酸，大便秘结，舌质红，苔黄，脉弦数。

治法：疏肝解郁，清肝泻火。

基础方：柴胡、郁金、香附、枳壳、白芍、黄芩、牡丹皮、栀子。

3. 痰气郁结

多因情志不舒导致，肝郁乘脾，脾运不健，生湿聚痰，痰气郁结于胸膈之上，表现为精神抑郁，胸部闷塞，胁肋胀满，咽中如有物梗塞，吞之不下，咳之不出，苔白腻，脉弦滑。亦即《金匮要略·妇人杂病脉证并治》中所说的"妇人咽中如有炙脔，半夏厚朴汤主之"之证。《医宗金鉴·诸气治法》中将本证称为"梅核气"。

治法：行气开郁，化痰散结。

基础方：姜半夏、厚朴、茯苓、紫苏叶、桔梗、玄参、柴胡、麸炒枳壳。

4.胆胃不和，痰热内扰

多由情志不舒，或受惊吓而导致，胆胃不和，痰热内扰，表现为虚烦不眠，恐惧，惊悸不宁，坐卧不安，舌淡红，苔白腻或黄腻，脉滑或弦滑。

治法：理气化痰，清胆和胃，镇惊安神。

基础方：姜半夏、橘红、茯苓、甘草、枳实、竹茹、石菖蒲、龙骨、牡蛎、磁石、生姜、大枣。

5.少阳不和

本属肝脾气虚阳弱之体，加之郁怒、忧愁、思虑、悲哀、恐惧，工作、生活压力大，且刺激过于持久，超过机体的调节能力而导致发病。表现为焦虑、抑郁，或恐惧，或失眠、烦躁、胸闷、易惊，反应性迟钝或神疲乏力，脉弦或弦滑或弦细。

治法：和解少阳。

基础方：柴胡、黄芩、姜半夏、茯苓、党参、桂枝、大黄、龙骨、牡蛎、磁石。

6.心神失养

此种证候多见于女性，常因精神刺激而诱发。表现为精神恍惚，心神不宁，多疑易惊，悲忧善哭，喜怒无常，或时时欠伸，或手舞足蹈、骂詈喊叫等，舌质淡，脉弦。临床表现多种多样，但同一患者每次发作多为同样几种症状的重复。《金匮要略·妇人杂病脉证并治》中将此种证候称为"脏躁"。

治法：甘润缓急，养心安神。

基础方：炙甘草、大枣、小麦、百合、干地黄或生地黄、当归、合欢皮、白芍、川芎、柏子仁、酸枣仁。

7. 肝脾阳气亏虚

肝脾之气郁滞日久，则会导致肝脾之气消沉，《中医证候鉴别诊断学》中有"阳虚虚损多得之忧愁思虑以伤脾"，肝脾之阳气虚弱，以致其功能渐衰，表现为情志上忧郁善恐，怏怏不乐，压抑消沉，情趣减弱较前期明显加重，感觉上神疲肢倦，精力减退，精神运动性迟滞，畏寒怯冷，甚至肢冷，性欲减退，面色无华，舌淡胖大，舌苔腻，脉虚弱。

治法：温补肝脾之阳气。

基础方：补骨脂、肉桂、淫羊藿、黄芪、茯苓、柴胡、乌药。

8. 心脾两虚

多因劳心思虑，心脾两虚，心失所养而成，表现为多思善疑，头晕神疲，心悸胆怯，失眠健忘，纳差，面色不华，舌质淡，苔薄白，脉细。

治法：健脾养心，补益气血。

基础方：黄芪、党参、炙甘草、当归、龙眼肉、茯神、炒酸枣仁、夜交藤、远志、木香。

9.心肾阴虚

郁证日久，导致脏阴不足，营血暗耗，阴亏则虚阳上浮而发郁证。表现为情绪不宁，心悸健忘，失眠，多梦，五心烦热，盗汗，口咽干燥，舌红少津，脉细数。

治法：滋养心肾。

基础方：生地黄、山药、山茱萸、百合、柏子仁、炒酸枣仁、远志、茯苓。

三、医案实录

【医案一】

秦某，男，51岁。失眠、焦虑伴恐惧两月余。

初诊（2014年4月2日）：去年年底因业务关系与客户发生口角，之后一直不愉快，今年2月初出现每天夜里两点左右惊醒，自觉恐惧、压抑、右胁胀，白天忙业务则情绪尚好，每到傍晚休息下来则焦虑、抑郁、烦躁难耐。有时出现头痛，以身体两侧部位拘紧为主。查：面色无华，舌淡红，苔白腻，脉弦细。

辨证：肝郁、血虚、痰阻。

方药：柴胡12克、黄芩9克、姜半夏9克、党参10克、茯苓9克、桂枝6克、生龙骨（先煎）30克、生牡蛎（先煎）15克、磁石（先煎）30克、陈皮9克、炙甘草6克、枳壳8克、合欢皮30克、夜交藤30克、炒酸枣仁30克、远志12克。7剂，水煎服。

二诊（2014年4月9日）：后两天夜里两点左右没有被惊醒，到近5点才醒，恐惧感减轻，但仍在傍晚休息下来时焦虑、抑郁、烦躁。查：面色无华，舌淡红，苔薄白腻，脉弦细。辨证：肝郁、血虚、痰阻。方药：初诊方磁石改为15克（先煎），加当归12克、白芍15克。7剂，水煎服。

三诊（2014年4月16日）：上述症状都减轻。查：舌淡红，苔薄白，脉弦细。二诊方减去磁石、远志。继服7剂。

【按语】患者因失眠、焦虑伴恐惧两月余而就诊，因情绪不舒而出现每天夜里两点左右惊醒，自觉恐惧，压抑，右胁胀，面色无华，舌淡红，苔腻白，脉弦细。辨证属肝郁血虚、气滞痰阻，故以柴胡加龙骨牡蛎汤合温胆汤为基础方治疗。柴胡加龙骨牡蛎汤的功效与作用主要包括宁心、安神、镇静、清热等，其中主要药物柴胡可以缓解肝郁气滞，生龙骨、生牡蛎可以改善心神不宁、心悸健忘、盗汗等症状。温胆汤化痰宁神，加合欢皮、夜交藤、炒酸枣仁、远志疏肝解郁安神。服药21剂，收到很好的效果。

【医案二】

王某，女，44岁。烦躁，惊恐40余日。

初诊（2009年6月22日）：半年来月经紊乱，40多天前因邻居在家中病逝而出现在家恐惧、心悸，且坐卧不安，失眠，睡中惊惕、多噩梦，有时惊叫而醒。渐致厌光，厌外人，恶闻闹声，厌食。近几日言语絮絮不绝，经常怒骂，双目怒视，大便硬，2～3天1次，胸闷，口苦，现头晕欲倒，呈阵发性，起立时恐惧晕倒，视物无旋转感，无恶心呕吐，无耳鸣，查：舌红，苔黄腻，脉弦滑。

辨证：气郁痰火。

方药：清半夏9克、橘红12克、茯苓9克、甘草6克、枳壳15克、竹茹10克、瓜蒌30克、黄连9克、大黄（后下）9克、生龙骨（先煎）30克、生牡蛎（先煎）30克、天麻10克、钩藤30克、栀子9克、龙胆草6克、郁金12克、远志10克。7剂，水煎服。

二诊（2009年6月29日）：大便通畅，睡中惊惕、多噩梦明显减少，已不头晕，仍胸闷，口苦，坐卧不安。查：舌红，苔薄黄腻，脉弦滑。辨证：气郁痰火。初诊方减去天麻、钩藤、龙胆草、瓜蒌，黄连减至6克。5剂，水煎服。

三诊（2009年7月6日）：仅郁闷，时焦虑，烦躁，睡眠时好时差。查：舌淡红，苔薄黄，脉弦细。

辨证：肝郁血虚。

　　方药：牡丹皮9克、栀子9克、柴胡12克、当归15克、白芍15克、茯苓12克、黄芩9克、合欢皮30克、炒酸枣仁20克。5剂，水煎服。

　　【按语】患者因受惊吓后出现惊恐40余日而就诊，舌红，苔黄腻，脉弦滑。辨证属于气郁痰火证，治疗选用黄连温胆汤为基础方治疗。患者内火炽盛，大便秘结，所以加上大黄清热泻火；另外，生龙骨镇静安神，生牡蛎重镇安神，潜阳补阴，因此生龙骨和生牡蛎配伍可以治阳亢引起的眩晕，惊悸狂躁，心烦不眠。天麻、钩藤是一组对药，一般相须为用，有平肝潜阳、息风止痉的作用。可以用于肝阳上亢所致的头晕胀痛、眩晕耳鸣、面红目赤、心烦易怒、心悸健忘、失眠多梦等，也可以用于肝风内动所致的眩晕欲仆。栀子泻火除烦，龙胆草清肝泻热，配合郁金、远志安神解郁，疗效明显。

【医案三】

　　石某，男，28岁。

　　初诊（2013年8月3日）：因大学毕业后没能如愿工作而致抑郁，焦虑，胸闷，眠多，身冷，汗多，经常感冒。查：舌淡红，苔薄白，脉弦。

　　辨证：肝气郁结，少阳不和。

　　方药：柴胡15克、白芍9克、枳壳12克、生甘草6克、桂枝9克、姜半夏9克、黄芩9克、党参9克、茯苓10克、香附

9克、生姜9克、大枣4枚。7剂，水煎服。

二诊（2013年8月10日）：药后微微汗出，身冷明显减轻，胸不闷。仍有抑郁、焦虑。查：舌淡红，苔稍腻，脉弦。

辨证：气郁痰阻，少阳不和。

方药：柴胡15克、黄芩9克、姜半夏9克、茯苓9克、桂枝9克、党参9克、大黄（后下）6克、生龙骨（先煎）30克、生牡蛎（先煎）30克、磁石（先煎）15克、麸炒枳壳12克、白芍10克、炙甘草5克。7剂，水煎服。

三诊（2013年8月17日）：焦虑减轻，仍抑郁，少言，睡眠多。查：舌淡红，苔稍腻，脉弦。二诊方减去大黄、磁石，加补骨脂15克、巴戟天12克、羌活9克、防风9克。继服7剂。

四诊（2013年8月24日）：睡眠时间减少，心情较前好转。查：舌淡红，苔稍腻，脉弦。三诊方加葛根15克，生龙骨、生牡蛎减为20克。继服7剂。

【按语】患者因找工作不顺利而致抑郁、焦虑，且胸闷，身冷，舌淡红，苔薄白，脉弦，辨证当属肝气郁结，少阳不和，选用小柴胡汤合四逆散合桂枝汤为基础方治疗。服药后微微汗出，身冷明显减轻，胸不闷；仍有抑郁、焦虑，故二诊以柴胡加龙骨牡蛎汤合四逆散加减治疗。三诊时患者焦虑减轻，仍抑郁，故二诊方去大黄、磁石，加补骨脂、巴戟天、羌活、防风温阳抗抑郁。四诊时患者睡眠时间减少，心情较前好转，故减轻生龙骨、生牡蛎的用量。

【医案四】

刘某，女，29岁。抑郁、焦虑两年余。

初诊（2012年1月7日）：因学业、爱情不顺而出现较严重的经前期综合征，其中，心情压抑及无望感最为明显。平常也有轻中度抑郁、焦虑，持续两年，伴有口唇干裂，月经量少，色暗。查：舌偏暗，苔薄白，脉弦涩。

辨证：气郁血瘀。

方药：柴胡15克、赤芍12克、枳壳12克、生甘草5克、当归12克、川芎9克、桃仁9克、红花9克、香附12克、姜半夏9克、合欢花15克、桂枝9克、补骨脂15克。7剂，水煎服。

二诊（2012年1月14日）：自觉服药后身体舒服，心情稍好转。查：舌偏暗，苔薄白，脉弦涩。初诊方继服7剂。

三诊（2012年1月21日）：4天前来月经，经量较多，原经前不适症状减轻。查：舌偏暗，苔薄白，脉弦。初诊方减去姜半夏，继服5剂。

【按语】患者因诸事不能顺遂而出现较严重的经前期综合征，抑郁、焦虑较严重，且舌偏暗，苔薄白，脉弦涩，辨证属于气郁血瘀。故以血府逐瘀汤加疏肝解郁安神药治疗，收到了很好的效果。

【医案五】

陈某，女，43岁。大学教师。严重心情压抑两年余，加重两月。

初诊（2003年12月27日）：患者平素性格内向，做事严谨认真，少于流露情感而内省深刻，易于忧愁、悲观。近5年来工作忙碌，压力较大。2001年冬天，没有情志刺激即出现心情压抑，无愉快感，情绪低落，兴趣丧失，注意力不集中，意志减退，睡眠障碍，没有到医院就诊。2002年春、夏，上述症状减轻，至冬天则又加重，仍未加诊治。持续到2003年冬天，症状明显加重，遂来医院就诊。除上述症状外，还有神疲肢倦，精力减退，记忆力减退，反应慢，常常丢三落四，伴有畏寒怯冷，双下肢冷，大便困难，月经后期，经量少，面色无华。查：舌淡胖大，舌苔薄白，脉沉弱。

辨证：肝脾阳气亏虚。

方药：自拟温阳抗郁汤加减。补骨脂15克、肉桂6克、巴戟天15克、黄芪30克、茯苓10克、柴胡15克、乌药10克、炒白芍15克、枳壳12克、厚朴15克、桃仁9克。7剂，水煎服。

二诊（2004年1月3日）：服药后畏寒和双下肢冷减轻，大便通畅，其余症状仍在。查：面色无华，舌淡胖大，苔薄白腻，脉沉弱。

方药：补骨脂15克、肉桂6克、巴戟天15克、黄芪30克、党参10克、桂枝9克、茯苓10克、柴胡15克、黄芩5克、姜半夏9克、当归15克、炒白芍15克、川芎15克、枳壳12克、厚朴15克、葛根30克。7剂，水煎服。

三诊（2004年1月10日）：心情较前转好一些，仍神疲肢倦，精力减退，记忆力减退。查：舌淡胖大，苔薄白，脉濡弱。

方药：柴胡15克、黄芩5克、姜半夏9克、桂枝9克、党参9克、炙甘草5克、当归15克、炒白芍15克、川芎15克、黄芪30克、葛根30克、补骨脂15克、巴戟天15克。7剂，水煎服。

四诊（2004年1月17日）：心情和精力较前好转。查：舌淡红、胖大，苔薄白，脉弦细。三诊方继服14剂。春节前5天每日1剂，分两次服。春节期间每日服药1次，两日1剂。

五诊（2004年2月7日）：患者自觉心情和精力较前明显好转，睡眠尚可，月经仅推后8天，经量较前增多。查：舌淡红，苔薄白，脉弦细。三诊方中柴胡减为10克，继服7剂（每日服1次，两日1剂）。

【按语】患者职业是大学教师。平素性格内向，易于忧愁，悲观。因严重心情压抑两年余，加重两月就诊。长期以来工作忙碌，压力较大，无情志刺激即出现心情压抑，无愉快感，情绪低落，兴趣丧失，注意力不集中，意志减退，睡眠障碍，均为郁证（抑郁症）的表现。而神疲肢倦，畏寒怯冷，双下肢冷，面色无华，舌淡胖大，苔薄白，脉沉弱，综合考虑这些症状，辨证当属于肝脾阳气亏虚。治疗选用自拟的温阳抗郁汤加减，其中，用补骨脂、肉桂、巴戟天、黄芪、党参、桂枝温阳益气，壮旺精神，用小柴胡汤加枳壳、厚朴疏肝解郁，四物汤补血柔肝，且防温热药伤耗肝阴。

【医案六】

孙某，女，24岁。严重精神抑郁，悲观恐惧，早醒4月余。

初诊（2003年11月26日）：患者平素性格内向，争强好胜，学习成绩一贯优秀，但思想单纯，与人交往能力较差。2003年大学毕业后，因找工作不顺利，待业在家而致精神抑郁，自我评价过低，自责、内疚，情绪低落，兴趣丧失，意志减弱，不愿外出见人，常暗自落泪。今来诊见患者面色暗淡，表情淡漠，言语低落而少，自述畏寒怯冷，口淡不渴，每日凌晨4时左右即醒来，这时心情最差，悲观、恐惧，有时出现自杀念头。查：舌淡胖大，苔薄白腻，脉濡弱。

辨证：肝脾阳气亏虚，气郁湿阻。

方药：自拟温阳抗郁汤加减。补骨脂15克、巴戟天15克、黄芪30克、柴胡15克、乌药10克、炒白芍15克、当归15克、茯苓10克、炒白术12克、枳壳12克、厚朴15克、桂枝9克、防风9克、合欢花30克。7剂，水煎服。嘱咐患者在阳光下跑步，一周3~5次。

二诊（2003年12月3日）：服药后畏寒怯冷明显减轻，其余症状仍在。查：舌淡胖大，苔白润，脉濡弱。初诊方继服7剂。

三诊（2003年12月10日）：白天心情较前好一些，主动在看一部电视剧，凌晨5时多醒来，这时心情还是较差，但压抑、无望感较前减轻。查：舌淡红胖大，苔薄白，脉濡弱。初诊方加桃仁9克，继服7剂。

四诊（2003年12月17日）：诸症好转，能到早晨6点左右醒来，心情也明显好转，白天心情进一步好转。查：舌淡红胖大，苔薄白，脉弦细。三诊方柴胡改为12克，继服7剂。

【按语】患者平素性格内向，争强好胜，但思想单纯，与人交往能力较差，这样的性格和交往能力最容易造成抑郁等精神疾病。以精神抑郁，悲观恐惧，早醒4月余就诊，诊断为郁证（抑郁症）。伴有畏寒怯冷，口淡不渴，舌淡胖大，苔白润，脉濡弱，辨证属于肝脾阳气亏虚，气郁湿阻，选用自拟温阳抗郁汤加减治疗，方药对证，故疗效较明显，经服药28剂，病情明显好转。

【医案七】

何某，女，13岁。抑郁、焦虑半年余。

初诊（2021年3月6日）：2020年9月患者升入初一年级，与班主任闹矛盾而导致抑郁、焦虑，不愿意去上学，心烦易怒，少言，睡眠障碍，有时偏头痛，有时胃脘胀而不适，大便偏干。查：舌尖红，苔黄白腻，脉弦滑。

辨证：气郁痰阻，少阳不和。

方药：柴胡10克、黄芩9克、清半夏6克、茯苓10克、桂枝6克、党参6克、大黄（后下）6克、生龙骨（先煎）20克、生牡蛎（先煎）20克、珍珠母（先煎）15克、麸炒枳壳12克、白芍10克、栀子9克、牡丹皮6克、生甘草5克、合欢皮30克。7剂，水煎服。

二诊（2021年3月13日）：服药这一周睡眠好转，心烦易怒减轻，大便通畅。查：舌淡红，苔白腻，脉弦滑。初诊方减去栀子、牡丹皮，加陈皮10克。7剂，水煎服。

三诊（2021年3月20日）：睡眠好，心情好转，月经推后，量较少，色红。查：舌淡红，苔薄白，脉弦细。

辨证：肝郁血虚。

方药：柴胡10克、黄芩9克、清半夏6克、茯苓10克、桂枝6克、党参6克、生龙骨（先煎）20克、生牡蛎（先煎）20克、当归12克、白芍12克、川芎10克、炙甘草5克、合欢皮30克。7剂，水煎服。

四诊（2021年3月27日）：睡眠好，心情好转，能主动学习并参加学校组织的体育活动，主动与家长和同学交流。查：舌淡红，苔薄白，脉弦细。三诊方继服7剂。每日服药1次。

【按语】患者为初一学生，因与班主任闹矛盾而导致抑郁、焦虑，伴有心烦易怒，少言，睡眠障碍，有时偏头痛，有时胃脘胀而不适，大便偏干，舌尖红，苔黄白腻，脉弦滑。辨证当属于气郁痰阻，少阳不和，故以柴胡加龙骨牡蛎汤合四逆散加合欢皮、珍珠母治疗。二诊时患者自述睡眠好转，心烦易怒减轻，大便通畅，查：舌淡红，苔白腻，脉弦滑，故减去寒凉的栀子、牡丹皮，加陈皮燥湿化痰。三诊时患者睡眠好，心情好转，但月经推后，量较少，色红，查：舌淡红，苔薄白，脉弦细。辨证为肝郁血虚，故以柴胡加龙骨牡蛎汤合四物汤加减治疗。四诊效不更方，巩固治疗效果。

【医案八】

陆某，女，18岁。心情低落半年余。

初诊（2018年10月20日）：升入高二年级，学习压力增大，加之与同宿舍同学相处不好而导致心情低落，对学习、生活毫无兴趣，百无聊赖，学习成绩下降明显，继而失眠，偏头痛，已休学在家3月余。经常几日不出门，呆坐或躺着，有时看手机。查：舌淡红，苔薄白腻，脉弦细。

辨证：肝郁血虚。

方药：柴胡15克、当归15克、白芍15克、白术12克、茯苓12克、川芎15克、黄芩6克、姜半夏9克、党参9克、炙甘草5克、生龙骨30克、生牡蛎30克、化橘红12克、合欢皮30克、远志9克。7剂，开水冲服。

二诊（2018年10月27日）：服药这一周睡眠好转，偏头痛减轻。查：舌淡红，苔薄白腻，脉弦细。辨证：肝郁血虚。初诊方加香附9克。继服7剂。建议家长带着孩子早晨或傍晚慢跑。

三诊（2018年11月3日）：这一周每天傍晚跑步，较前精神，主动干一些事情，与家人交流增多。查：舌淡红，苔薄白腻，脉弦细。

方药：柴胡15克、当归15克、白芍15克、白术12克、茯苓12克、黄芩6克、姜半夏9克、化橘红12克、炙甘草5克、桂枝9克、党参10克、合欢皮30克、远志9克、龙眼肉15克、香附9克。7剂，开水冲服。

【按语】患者因心情低落半年余而就诊。究其原因是学业压力增大、同学关系紧张，舌淡红，苔薄白腻，脉弦细，证型属于肝郁血虚。治疗选用逍遥散合柴胡加龙骨牡蛎汤为基础方配合安神类中药。二诊时患者睡眠好转，偏头痛减轻，但情绪仍没有明显变化，仍用初诊方加香附9克，继服7剂。并建议家长督促孩子锻炼身体。三诊时疗效明显，较前心情好，有精神，与家人交流增多，用二诊方稍做加减巩固疗效。

🌀【医案九】

李某，女，52岁。咽部时有梗阻感半年。

初诊（2017年11月11日）：因孩子工作不顺利而导致

精神抑郁，胸部闷塞，胁肋胀满，咽中如有物梗塞，吞之不下，咯之不出。查：舌淡红，苔白腻，脉弦滑。

辨证：气郁痰阻。

方药：姜半夏9克、厚朴15克、茯苓15克、紫苏叶15克、桔梗9克、射干9克、麸炒枳壳15克、化橘红12克、甘草5克、柴胡12克、玄参12克、三棱9克。7剂，开水冲服。

二诊（2017年11月18日）：前述症状减轻，但仍在晚上睡觉前有咽部不利，如有物梗塞之感，时头闷晕。查：舌淡红，苔薄白稍腻，脉弦滑。

方药：姜半夏9克、厚朴15克、茯苓15克、紫苏叶15克、桔梗9克、射干9克、麸炒枳壳15克、化橘红12克、甘草5克、柴胡12克、麸炒白术12克、当归15克、白芍10克、石菖蒲12克、川芎15克。7剂，开水冲服。

三诊（2017年11月25日）：心情转好，这周仅有两天晚上睡觉前有咽部不利，如有物梗塞之感。查：舌淡红，苔薄白稍腻，脉弦。二诊方减去射干，继服5剂。

【按语】患者为中年女性，主因咽部时有梗阻感半年就诊。因孩子工作不顺利而导致精神抑郁，胸部闷塞，胁肋胀满，咽中如有物梗塞，吞之不下，咯之不出，舌淡红，苔白腻，脉弦滑。辨证属于气郁痰阻。以半夏厚朴汤合二陈汤加玄参、三棱活血散结。半夏厚朴汤由半夏、厚朴、生姜、茯苓、紫苏叶等药物组成，具有化痰行气、降逆止呕的功效，是中医用来治疗梅核气的经典方，另外对于一些胃肠道、咽喉不适的人群，本方也有一定疗效。

【医案十】

谷某，女，48岁。焦虑1年余。

初诊（2020年5月23日）：没有明显诱因而出现严重焦虑，焦躁不安，急躁易怒，睡眠不好，偏头痛频发，咽部似有物梗阻，身体不定部位不适感，有时疼痛，烘热汗出。查：舌偏红，苔薄白稍腻，脉弦数。

辨证：肝郁化火，气滞痰阻。

方药：姜半夏9克、厚朴15克、茯苓15克、紫苏叶15克、柴胡15克、麸炒枳壳15克、栀子9克、白芍15克、当归15克、甘草5克、牡丹皮9克、珍珠母30克、合欢皮30克、炒酸枣仁20克、川芎15克、知母9克。7剂，开水冲服。

二诊（2020年5月30日）：这周没有发作偏头痛，焦躁不安减轻，入睡仍困难，还有烘热汗出。查：舌偏红，苔薄白稍腻，脉弦数。初诊方减去厚朴、紫苏叶，加生龙骨30克、生牡蛎20克。7剂，开水冲服。

三诊（2020年6月6日）：前述症状减轻，情绪平稳，仍有烘热汗出。查：舌淡红，苔薄白，脉弦细。

辨证：少阳不和。

方药：柴胡12克、黄芩9克、姜半夏9克、党参6克、茯苓9克、桂枝5克、生龙骨20克、生牡蛎20克、当归15克、白芍15克、川芎15克、炙甘草5克、合欢皮30克。7剂，开水冲服。

【按语】患者为中年女性，主因焦虑1年余就诊。无明显诱因而出现严重焦虑，焦躁不安，急躁易怒，睡眠不好，偏头痛频发，身体不定部位不适感，有时疼痛，烘热汗出，舌偏红，苔薄白稍腻，脉弦数。本病属于更年期综合征。辨证属于肝郁化火，气滞痰阻。选用丹栀逍遥散合半夏厚朴汤为基础方治疗。二诊时患者偏头痛未发作，焦躁不安均减轻，入睡仍困难，还有烘热汗出，故加生龙骨、生牡蛎安神。三诊时患者前述症状减轻，情绪平稳，仍有烘热汗出，脉弦细，故改用柴胡加龙骨牡蛎汤合四物汤加减治疗。

【医案十一】

成某，女性，22岁。抑郁两年。

初诊（2020年10月14日）：两年前因与培训班老师产生矛盾而致精神抑郁，情绪低落，进而思维迟钝，动作缓慢，早醒（4～5点），此时心情最压抑，大便3～4天一次。查：舌淡胖，有齿痕，苔白腻，脉弦滑。

辨证：肝脾阳虚，肝郁痰阻。

方药：柴胡15克、黄芩9克、姜半夏9克、茯苓9克、桂枝9克、党参9克、大黄2克、生龙骨30克、生牡蛎30克、磁石15克、麸炒枳壳12克、白芍9克、炙甘草6克、化橘红10克、竹茹10克、石菖蒲12克、生姜9克、大枣4枚。7剂，开水冲服。

二诊（2020年10月21日）：服药后自觉身体轻快一些，大便两天一次。查：舌淡胖，有齿痕，苔白腻，脉弦滑。初诊方继服7剂。

三诊（2020年10月28日）：身体重滞感明显减轻，仍早醒（4～5点），此时心情最压抑，8点外出锻炼身体，慢跑或快走，之后白天心情转好一些，查：舌淡胖，苔白稍腻，脉弦滑。初诊方加补骨脂15克、巴戟天15克、羌活9克。7剂，开水冲服。

四诊（2020年11月7日）：坚持每天早晨8点外出慢跑，锻炼身体，前述症状都明显减轻。查：舌淡，苔薄白腻，脉弦。

方药：柴胡12克、黄芩5克、姜半夏9克、茯苓9克、桂枝9克、党参9克、炙甘草6克、白术12克、当归15克、麸炒枳壳12克、白芍9克、化橘红10克、竹茹10克、补骨脂15克、巴戟天15克、生姜9克、大枣12克。7剂，开水冲服。

【按语】患者为青年女性，主因抑郁两年而就诊。精神抑郁，情绪低落，进而思维迟钝，动作缓慢，早醒。舌淡胖，有齿痕，苔白腻，脉弦滑。属于郁证的肝脾阳虚，肝郁痰阻证，故以柴胡加龙骨牡蛎汤合温胆汤为基础方治疗，用柴胡加龙骨牡蛎汤解郁化痰，和解少阳，用温胆汤加石菖蒲化痰开窍，收到较好效果。

头　痛

一、概述

头痛是临床常见的自觉症状，可单独出现，亦可见于多种疾病的过程中。

头痛的病因不外乎外感与内伤两大类。外感头痛是感受风、寒、湿、热之邪，风邪为百病之长，"伤于风者，上先受之""巅高之上，惟风可到"，故导致头痛的六淫之中，以风邪为主要病因，多夹寒、热、湿邪而发病。内伤头痛的病因有情志失调、饮食劳倦、体虚久病、先天不足或房事不节。此外，头部外伤或久病入络也可导致头痛。

头痛的基本病机可以归纳为不通则痛和不荣则痛。外感头痛为外邪上扰清空，壅滞经络，络脉不通。内伤头痛与肝、脾、肾三脏的功能失调有关，因脑为髓之海，依赖于肝肾精血充养及脾胃运化水谷精微，输布气血上充于脑。因于肝者，或因肝失疏泄，气郁化火，上扰清窍而致；或因肝肾阴虚，肝阳偏亢，上扰清窍而致。因于脾者，或因脾虚化源不足，气血亏虚，清阳不升，头窍失养而致；或因脾失健运，痰浊内生而中阻，阻遏清阳，上蒙清窍而致。因于肾者，多为肾精久亏，髓海空虚，脑失充养而致。若因头部外伤，或久病入络，气血凝滞，脉络不通，亦可发为瘀血头痛。

头痛病位在头，与肝、脾、肾三脏有密切关系。外感头痛属表属实；内伤头痛中气血亏虚、肾精不足之头痛属虚证，肝阳、痰浊、瘀血所致之头痛以实为主。

头痛的辨证要点是：①辨外感头痛与内伤头痛；②辨头痛之相关经络。分述如下：

①辨外感头痛与内伤头痛：外感头痛因外邪致病，起病较急，一般疼痛较剧，多表现为掣痛、跳痛、灼痛、胀痛、重痛，痛无休止。内伤头痛起病缓慢，疼痛较轻，表现为隐痛、空痛、昏痛，痛势悠悠，遇劳加重，时作时止，多属虚证；如因肝阳、痰浊、瘀血所致者属实，表现为头昏胀痛，或昏蒙重痛，或痛处有固定的刺痛，常伴有肝阳、痰浊、瘀血的相应证候。

②辨头痛之相关经络：太阳头痛，在头后部，下连于项；阳明头痛，在前额部及眉棱骨等处；少阳头痛，在头之两侧，并连及耳；厥阴头痛则在巅顶部位，或连目系。

头痛的治疗要点：外感头痛属实证者，以风邪为主，治疗当以祛风为主，兼以散寒、清热、祛湿。内伤头痛多属虚证或虚实夹杂证，虚者以滋阴养血或益肾填精为主；实证当平肝、化痰、行瘀；虚实夹杂者，酌情兼顾并治。

治疗头痛应重视循经用药。太阳头痛选用羌活、蔓荆子、川芎；阳明头痛选用葛根、白芷、知母；少阳头痛选用柴胡、黄芩、川芎；厥阴头痛选用吴茱萸、藁本；少阴头痛选用附子、细辛；太阴头痛选用苍术、半夏、胆南星。

外感头痛一般病程较短，预后较好。内伤头痛大多起病较缓，病程较长，病机较为复杂。虚实在一定条件下可以相互转化，必须辨证准确，才能取得较好疗效。

临床诊治头痛，需熟悉2013年国际头痛新分类和诊断标准，ICHD-3的基本结构：

表3-1　头痛疾患的国际分类

1.原发性头痛
1.1 偏头痛（migraine）
1.2 紧张型头痛（tension-typeheadache）
1.3 三叉自主神经头面痛
1.4 其他原发性头痛
2.继发性头痛
2.1 头和（或）颈部外伤引起的头痛
2.2 头颅和颈部血管疾病引起的头痛

续表

2.3 非血管性颅内疾病引起的头痛
2.4 物质或物质戒断引起的头痛
2.5 感染引起的头痛
2.6 内环境紊乱引起的头痛
2.7 头颅、颈、眼、耳、鼻、鼻窦、牙齿、口腔或其他颜面部结构病变引起的头痛或面痛
2.8 精神疾病引起的头痛
3.痛性脑神经病及其他面痛和头痛

中医治疗头痛积累了数千年的经验，对西医分类中的原发性头痛，以及部分继发性头痛和痛性脑神经病、其他面部疼痛有较好的疗效，可与西医相互取长补短。

二、诊治经验

（一）外感头痛

1.风寒头痛

（1）风寒侵犯太阳经

头部感受风寒外邪而导致。表现为头痛连及项背，常有拘急收紧感，或伴恶风畏寒，遇风尤剧，常喜裹头，口不渴，苔薄白，脉浮紧。

治法：疏散风寒止痛。

基础方：川芎、荆芥、防风、白芷、羌活、细辛、桂枝、紫苏叶、当归、炙甘草。

（2）太少两感

肾阳素虚，又外感风寒之邪，太阳少阴并病，表现为头痛，足寒，气逆，背冷，脉沉细。

治法：温经散寒止痛。

基础方：麻黄、制附子、细辛、白芷、川芎。

2. 风热头痛

感受风热之邪导致，胃火偏旺之人更易感受风热，表现为头痛而胀，甚则头胀如裂，发热或恶风，面红，口渴喜饮，或便秘，舌红，或仅舌尖红，苔薄黄，脉浮数。

治法：疏风清热和络。

基础方：川芎、白芷、生石膏、芦根、黄芩、金银花、葛根、白芍、薄荷、桑叶、菊花、荆芥。

3. 风湿头痛

感受风湿之邪导致，表现为头痛、头重如裹，肢体困重，胸闷纳呆，大便或溏，苔白腻，脉濡，或浮滑。

治法：祛风胜湿通窍。

基础方：羌活、独活、防风、苍术、厚朴、陈皮、藿香、麦芽、薏苡仁、神曲。

4.暑湿头痛

病发于暑季湿热交蒸之时，感受暑湿之邪，表现为头痛而沉重，身热汗出，虽有汗出头痛仍不解，微有畏风，心烦口渴，胸闷欲呕。舌红，苔黄腻，脉象濡滑。

治法：清暑化湿。

基础方：黄连、香薷、藿香、佩兰、蔓荆子、荷叶、扁豆花。

（二）内伤头痛

1.肝郁头痛

由情志不舒，肝气郁结引起，表现为头痛，常以头部两侧为主，或偏头痛，与情绪变化有密切关系，伴有胸胁胀痛，喜太息，舌苔薄白，脉弦。

治法：疏肝解郁降气。

基础方：半夏、厚朴、陈皮、茯苓、紫苏叶、白芍、香附、防风。

2.肝阳（火）头痛

在情绪激动时容易发作，血压往往较高，出现头胀痛而眩，一侧或两侧为重，心烦易怒，夜寐不宁，口苦面红，或兼胁痛，舌红苔黄，脉弦数。

治法：清泻肝火，平肝降逆。

基础方：龙胆草、夏枯草、黄芩、栀子、柴胡、生地黄、白芍、甘草、菊花、天麻、钩藤、石决明。

3.痰浊头痛

多见于体形偏胖之人，嗜食肥甘厚腻，脾伤生痰，表现为头痛昏晕，沉重如蒙，伴有胸脘满闷，纳呆呕恶，舌苔白腻，脉滑或弦滑。

治法：健脾燥湿，化痰降逆。

基础方：半夏、白术、天麻、陈皮、石菖蒲、胆南星、厚朴。

4.水饮头痛

（1）阳虚水停中焦

《三因极一病证方论》阐述了水饮之邪是头痛之因。水饮停滞中焦，聚于胸廓，阳气不展，清阳不升，清窍失养，轻则头眩，重则头痛。或饮伏经络，壅遏经气，气血痹塞，脑窍失养而导致头痛。表现为头痛、昏蒙沉重，或头部冷痛，或胸脘痞闷，恶心，或呕吐清水，舌淡胖，有齿痕，苔白水滑，脉弦。

治法：温阳化气利水。

基础方：茯苓、桂枝、白术、猪苓、泽泻、黄芪。

（2）寒邪迫水饮上逆

寒邪侵于厥阴经脉，寒气上逆，胃虚水饮停滞，寒气迫水饮上逆，表现为巅顶头痛，干呕，吐涎沫，甚则四肢厥冷，苔白，脉弦。

治法：温散寒邪，降逆止痛。

基础方：吴茱萸、生姜、大枣、藁本、川芎、细辛、法半夏。

5. 气虚头痛

因脾虚中气不足，清阳不升，浊阴不降，清窍不利而导致。表现为头痛隐隐，时发时止，遇劳加重，纳食减少，神疲乏力，气短懒言，舌质淡，苔薄白，脉细弱。

治法：健脾益气升清。

基础方：黄芪、人参、炙甘草、葛根、升麻、川芎、白芍、蔓荆子、黄柏。

6. 血虚头痛

因血虚脑髓失养而导致头痛。表现为头痛隐隐，时时昏晕，心悸失眠，面色少华，神疲乏力，遇劳加重，舌质淡，苔薄白，脉细弱。

治法：养血滋阴，和络止痛。

基础方：当归、川芎、熟地黄、白芍、党参、菊花、蔓荆子、白蒺藜、炙甘草。

7. 肾虚头痛

因肾虚精髓不足，髓海空虚而导致头痛。表现为头痛且空，眩晕耳鸣，腰膝酸软，神疲乏力，滑精带下，舌红少苔，脉细无力。

治法：养阴补肾，填精生髓。

基础方：熟地黄、枸杞子、女贞子、杜仲、川续断、山药、山茱萸、龟甲、人参、当归、白芍。

8. 瘀血头痛

因头痛经久不愈，久痛入络，或有头部外伤史，表现为痛处固定不移，痛如锥刺，舌紫暗，或有瘀斑、瘀点，苔薄白，脉细或细涩。

治法：活血化瘀，通窍止痛。

基础方：当归、川芎、赤芍、桃仁、红花、白芷、细辛、葱白、地龙、乳香、没药、蜈蚣。

三、医案实录

【医案一】

陈某，女，59岁。头痛3月余。

初诊（2014年11月22日）：3个多月前正值盛夏，患者参加学术会议时受空调直吹造成头痛，全头拘挛紧痛，服脑宁片后缓解。至10月份头痛又加重，头部畏寒喜暖。查：舌淡红，苔薄白，脉弦紧。

辨证：风寒头痛。

方药：川芎20克、制附子（先煎）9克、荆芥9克、防风

9克、羌活10克、桂枝15克、细辛3克、白芷10克、当归12克、白芍12克、炙甘草5克。5剂，水煎服。

二诊（2014年11月29日）：头痛缓解，仍头部畏寒喜暖。查：舌淡红，苔薄白，脉弦细。

方药：川芎20克、制附子（先煎）6克、荆芥9克、防风9克、羌活10克、桂枝9克、细辛3克、白芷10克、当归12克、炙甘草5克。5剂，水煎服。

【按语】患者因冷风直吹头部导致头痛，全头拘挛紧痛，头部畏寒喜暖，舌淡红，苔薄白，脉弦紧。辨证属于风寒头痛。治疗以川芎茶调散为基础方，方中川芎为君药，有活血行气、祛风止痛之功效，且能"行血中之气""祛血中之风""上行头目"，为治疗头痛的要药；因风寒之邪滞留较久，伤及阳气，故加制附子温阳；配合荆芥、防风、细辛、白芷等辛温散寒药，治疗风寒头痛有较好疗效。

【医案二】

陈某，女，33岁。头痛4年。

初诊（2017年10月14日）：4年前患者产后受风导致头痛，头顶及后颈（项）部痛甚，伴有恶心，吐清涎，食则呕吐，经治头痛缓解。之后经常发作，每于经期发作加重，伴有恶心，吐清涎，食则呕吐，少腹冷痛，喜热恶寒，查：舌淡，苔薄白，脉沉细弱。

辨证：厥阴头痛。

方药：川芎20克、吴茱萸9克、人参6克、制附子（先煎）6克、藁本10克、羌活12克、防风10克、当归15克、炒白芍12克、香附12克、小茴香6克、生姜15克、炙甘草5克。4剂，水煎服。

二诊（2017年10月21日）：头痛明显减轻，恶心、呕吐服药2天后未再出现，仍喜热恶寒。查：舌淡，苔薄白，脉沉细弱。初诊方川芎减为15克，7剂，水煎服。

【按语】患者脾肾虚寒，加之外受风寒，阴寒上乘，气血既虚又郁而致头痛。每于经期发作加重，与血虚有密切关系，故用当归、白芍、川芎养血活血；川芎又能行血中之气，祛血中之风，上行头目，是治疗头痛的要药。人参大补元气；制附子温肾助阳；吴茱萸、藁本温散寒气，是厥阴经头痛的引经药；羌活、防风、生姜祛风寒，载药上行，生姜又能温胃降逆止呕；香附疏肝理气，调经止痛；小茴香散寒止痛，理气和胃。

【医案三】

黄某，女，45岁。头痛5天。

初诊（2019年5月20日）：患者是浙江温州人，来山西旅游，5天前去大同云冈石窟，当晚自觉头痛而胀，发热，恶风，第二天仍头痛，发热，恶风，坚持去雁门关旅游，第三天又去芦芽山旅游，头痛加重，服脑宁片后头痛减轻入睡，昨天中午来到太原，仍头痛，又服脑宁片后头痛减轻入睡,今天仍头痛而胀,前额疼痛为主,发热,恶风,咽痛,面红,口渴,便秘,3日未解。舌红,苔黄,脉浮数。

辨证:风热与胃热相合。

方药:川芎15克、白芷10克、薄荷6克、桑叶9克、菊花10克、荆芥9克、金银花10克、生石膏30克、大黄9克、芦根15克、黄芩10克、板蓝根20克、白芍15克、甘草6克。5剂,开水冲服。

【按语】患者因头痛5天余而就诊。因旅游途中感受风热而导致头痛。发热,恶风,头痛而胀,前额疼痛为主,伴有咽痛,面红,口渴,便秘,3日未解,舌红,苔黄,脉浮数。诸症合参,当属风热与胃热相合,选用芎芷石膏汤为基础方治疗。芎芷石膏汤出自《医宗金鉴》,系由川芎、白芷、石膏、菊花、羌活、藁本组成,此方具有散风泻热止痛之功效,用于外感风热头痛有较好疗效。

【医案四】

吴某,女,54岁。头痛3年余,加重3个月。

初诊(2016年10月8日):两颞部及眼眶疼痛,或钝痛,或掣痛,伴有头晕,心烦,口苦,咽干,纳呆,时恶心,指趾厥冷。查:舌淡红,苔薄黄腻,脉弦细涩。

辨证:气郁痰阻,上热下寒,少阳不和。

方药:柴胡12克、黄芩10克、姜半夏9克、党参10克、桂枝9克、茯苓10克、酒大黄6克、生龙骨(先煎)30克、生牡蛎（先煎）30克、生姜9克、甘草5克。7剂，水煎服。

二诊（2016年10月15日）：头痛减轻，头晕、心烦、口苦、咽干诸症减轻，仍指趾厥冷，心烦、心悸，睡眠不好。查：舌淡红，苔薄黄腻，脉细弱。

辨证：气阴亏虚，痰热内阻。

方药：西洋参10克、麦冬9克、五味子9克、当归10克、川芎15克、知母9克、炒酸枣仁20克、茯苓12克、清半夏9克、化橘红12克、甘草5克、枳壳10克、竹茹9克、石菖蒲10克、远志10克、合欢皮30克、夜交藤30克。7剂，水煎服。

三诊（2016年10月22日）：已不头痛，睡眠较前好，心烦减轻，时心悸。查：舌淡红，苔薄黄，脉细弱。

辨证：气阴亏虚。

方药：西洋参10克、麦冬9克、五味子9克、当归10克、川芎15克、知母9克、炒酸枣仁20克、茯苓12克、炙甘草5克、远志10克、合欢皮30克、夜交藤30克。10剂，水煎服。

【按语】患者因两颞部及眼眶疼痛为主诉，伴有头晕、心烦、口苦、咽干、纳呆，时恶心，指趾厥冷，舌淡红，苔薄黄腻，脉弦细涩。《伤寒论·辨少阳病脉证并治》中有："少阳之为病，口苦，咽干，目眩。"故辨证为气郁痰阻，上热下寒，少阳不和。选用柴胡加龙骨牡蛎汤加味治疗。二诊时患者头痛减轻，头晕、心烦、口苦、咽干诸症减轻，仍指趾厥冷，心烦、心悸，睡眠不好，舌淡红，苔薄黄腻，脉细弱，辨证为气阴亏虚，痰热内阻，选用生脉散、酸枣仁汤、温胆汤合方加减治疗。三诊时患者已不头痛，睡眠较前好，心烦减轻，时心悸，舌淡红，苔薄黄，脉弱，表明痰热已除，辨证为气阴亏虚，选用生脉散合酸枣仁汤治疗。

【医案五】

马某，男，52岁。头痛两月余。

初诊（2015年6月13日）：患者是私营企业老板，因生意的事压力较大，这两个多月来每天左侧偏头痛，胀痛，时刺痛，时掣痛，心烦易怒，失眠，数次出现短时间的面部麻木。查：舌黯红，苔薄黄，脉细涩。

辨证：气郁化火，血虚血瘀。

方药：柴胡12克、当归9克、白芍15克、赤芍10克、生地黄10克、川芎15克、桃仁9克、牡丹皮9克、栀子9克、夏枯草12克、钩藤30克、珍珠母（先煎）20克、炙甘草5克、合欢皮30克、夜交藤30克。7剂，水煎服。

二诊（2015年6月20日）：头痛减轻，心烦易怒减轻，睡眠有改善，这周没有出现面部麻木。查：舌黯红，苔薄白，脉细涩。初诊方减去夏枯草，钩藤改为20克，继服7剂，水煎服。

【按语】患者的职业是私营企业老板，因精神压力较大而导致头痛。两个多月来每天左侧偏头痛，胀痛，时刺痛，时掣痛，心烦易怒，失眠，数次出现短时间的面部麻木，舌黯红，苔薄黄，脉细涩。辨证为气郁化火，血虚血瘀，选用丹栀逍遥散合桃红四物汤加宁心安神药治疗。二诊时头痛减轻，心烦易怒减轻，睡眠有所改善，没有出现面部麻木，舌黯红，苔薄白，脉细涩。继续加减服用初诊方7剂，取得较好疗效。

【医案六】

贾某，女，50岁。发作性头痛两年，加重1月余。

初诊（2017年6月3日）：偏头痛，或左或右，多为掣痛，痛势较剧，甚者弥漫整个头部，持续时间或数分钟，或长达数天，近一个多月来因工作压力大而致睡眠不好，头痛频发且日渐加重，甚为痛苦。曾在数家大医院行多种检查均未发现异常，诊断为偏头痛，由神经血管功能失常所致，服用"盐酸氟桂利嗪胶囊"等西药，以及二十多剂中药，仍反复未愈。患者自述心烦、心悸，气短，失眠，神疲乏力。查：舌红瘦、有裂纹，苔少，脉细数。

辨证：阴血亏虚，阳气升腾，扰动清窍。

方药：西洋参10克、麦冬9克、五味子9克、天冬12克、生地黄12克、当归10克、白芍15克、柏子仁15克、酸枣仁20克、玄参15克、丹参15克、茯苓10克、夜交藤30克、远志9克。7剂，开水冲服。

二诊（2017年6月10日）：这一周头痛明显减轻，睡眠稍有改善，仍气短，神疲乏力，时心悸。查：舌红瘦，裂纹减少，苔少，脉细数。初诊方生地黄改为10克，继服7剂。

三诊（2017年6月17日）：诸症明显减轻。查：舌淡红，苔薄白，脉细数。服天王补心丸善后。

【按语】患者或左侧或右侧偏头痛，头痛频发加重，甚为痛苦。伴有心烦、心悸，气短失眠，神疲乏力，舌红瘦、有裂纹，苔少，脉细数，辨证为阴血亏虚，阳气升腾，扰动清窍，治疗重在补养阴血，清热安神。二诊时患者头痛明显减轻，说明辨证准确，用药得当，予初诊方继服。三诊时患者诸症明显减轻，予服天王补心丸善后。

【医案七】

张某，女，59岁。头痛1年半。

初诊（2018年9月22日）：患者近1年多来经常左侧偏头痛，多为隐痛，时胀痛，伴有头昏、头晕，神疲乏力，睡眠时好时差，纳可，大便偏稀。查：舌淡红，苔薄白润，脉细弱。

辨证：中气亏虚，清阳不升。

方药：黄芪30克、党参10克、炙甘草5克、当归12克、白芍15克、川芎15克、葛根30克、升麻3克、蔓荆子9克、菊花9克、夜交藤30克。7剂，开水冲服。

二诊（2018年9月29日）：头痛、头昏、头晕、神疲乏力减轻，睡眠较前好。查：舌淡红，苔薄白，脉细弱。初诊方继服10剂。

三诊（2018年10月13日）：头痛、头昏、头晕、神疲乏力都明显减轻，有两天早醒。查：舌淡红，苔薄白，脉弱。服补中益气丸善后。

【按语】患者近1年多来经常左侧偏头痛，多为隐痛，有时胀痛，伴有头昏、头晕，神疲乏力，睡眠时好时差，纳可，大便偏稀，舌淡红，苔薄白润，脉细弱。辨证为中气亏虚，清阳不升。选用李东垣益气聪明汤加味治疗，取得较好疗效。

【医案八】

曹某，女，37岁。头痛半年余。

初诊（2015年4月11日）：头痛，或左或右，或胀痛，或刺痛，曾行颅脑核磁、颅内多普勒血流图等检查，均未发现异常，诊断为偏头痛，服用中、西药均无明显疗效，伴有心烦，心悸，夜间口干，睡眠不好。查：舌黯，苔薄黄，脉沉弦涩。

辨证：血瘀气滞。

方药：柴胡10克、麸炒枳壳12克、桔梗9克、牛膝9克、当归10克、川芎15克、生地黄10克、赤芍15克、桃仁9克、红花9克、黄芩9克、菊花10克、合欢皮30克。5剂，开水冲服。

二诊（2015年4月18日）：头痛明显减轻，已不觉心悸，仍有心烦，睡眠不好。查：舌黯，苔薄黄，脉弦细涩。

方药：柴胡12克、麸炒枳壳12克、桔梗6克、牛膝9克、当归15克、白芍15克、川芎15克、生地黄9克、桃仁9克、红花6克、黄芩9克、合欢皮30克、夜交藤30克、珍珠母（先煎）20克。6剂，开水冲服。

【按语】舌黯、脉涩均为瘀血之象，瘀血阻滞，气血不通，筋脉失于濡养而致头痛，瘀而化热，血不养心，故出现心烦、心悸，睡眠不好，夜间口干，此即王清任的血府逐瘀汤所治之病证也，故用血府逐瘀汤加清少阳郁火的黄芩，以及安神的合欢皮、夜交藤、珍珠母治之，头痛、失眠等症均愈，疗效较好。

【医案九】

薛某，男，52岁。左侧偏头痛10余年。

初诊（2014年8月16日）：10多年来经常头痛，或左或右，或胀痛，或掣痛，时发时休，于情绪急躁和劳累时多发。近几月来发作较频繁，且痛势较重。伴有头晕，耳鸣，睡眠不好，心烦易怒。查：舌红，苔白干，脉沉细弦。

辨证：肝肾阴虚，肝阳上亢。

方药：生地黄12克、熟地黄10克、山药15克、山茱萸9克、茯苓10克、泽泻10克、牡丹皮9克、女贞子15克、怀牛膝9克、磁石（先煎）15克、天麻10克、钩藤20克、菊花9克、川芎9克。5剂，水煎服。

二诊（2014年8月23日）：头痛、头晕、耳鸣减轻，仍心烦，睡眠不好。查：舌红，苔白，脉沉细弦。初诊方减去天麻，加珍珠母（先煎）15克、夜交藤30克。7剂，水煎服。

三诊（2014年8月30日）：睡眠好转，已无头晕，头痛轻且发作次数少，查：舌偏红，苔白，脉沉细。

方药：枸杞子15克、菊花10克、生地黄12克、山药15克、山茱萸9克、茯苓10克、牡丹皮9克、白芍15克、炙甘草3克、钩藤20克、夜交藤30克、珍珠母（先煎）15克。7剂，水煎服。

【按语】患者是中年男性，主因偏头痛10余年就诊，于情绪急躁和劳累时多发，近几月来发作较频繁，且痛势较重。伴有头晕，耳鸣，睡眠不好，心烦易怒，舌红，苔白干，脉沉细弦。诊断属于头痛，辨证为肝肾阴虚，肝阳上亢，选用杞菊地黄丸合天麻钩藤饮加减治疗，取得较好疗效。

【医案十】

崔某，男，10岁。头痛两月余。

初诊（2012年4月28日）：患者本学期转学，在新学校自觉不愉快而出现神情抑郁，默默寡欢，心烦，胸闷，之后出现头痛，以前额、太阳穴部位为甚，夜晚痛甚，以致影响睡眠。查：消瘦，面色黄白无华，舌淡红，苔薄白，脉弦细。

辨证：气郁痰阻，少阳不和。

方药：柴胡12克、黄芩6克、姜半夏6克、党参10克、茯苓9克、桂枝6克、生龙骨（先煎）15克、生牡蛎（先煎）15克、枳壳8克、厚朴5克、合欢皮12克、白僵蚕10克、白芷8克、川芎15克。7剂，水煎服。

二诊（2012年5月5日）：头痛减轻，晚上睡眠转好，仍心烦，默默寡欢。查：舌淡红，苔薄白腻，脉弦细。初诊方加炒麦芽10克，继服5剂。

三诊（2012年5月12日）：这周头痛未发，睡眠较好，仍心烦，默默寡欢。查：舌淡红，苔薄白，脉弦细。

方药：柴胡12克、黄芩6克、姜半夏6克、党参10克、茯苓9克、桂枝6克、生龙骨（先煎）15克、生牡蛎（先煎）15克、枳壳8克、当归10克、白芍10克、合欢皮15克。7剂，水煎服。

【按语】患者因情绪不畅而出现神情抑郁，默默寡欢，心烦，胸闷，之后出现头痛，以前额、太阳穴部位为甚，夜晚痛甚，以致影响睡眠，消瘦，面色黄白无华，舌淡红，苔薄白，脉弦细，辨证为气郁痰阻，少阳不和，故以柴胡加龙骨牡蛎汤为基础方治疗，取得较好效果。

【医案十一】

薛某，女，53岁。头顶及左侧偏头痛，经常呕吐两月余。

初诊（2006年12月6日）：患者冬月去邻县农村亲戚家，概因受寒而导致头顶及左侧偏头痛，胃脘胀痛，频繁呕吐，在本市一家医院就诊，诊断为：①偏头痛；②急性胃炎。给予西药治疗，初服有效，停药又发，又服一月无效。要求中医治疗。除左侧偏头痛、胃脘胀痛、经常呕吐外，手足不温，烦躁。查：舌淡红，苔白，脉紧。

辨证：肝寒犯胃，逆气上冲。

方药：吴茱萸9克、人参9克、桂枝9克、藁本9克、川芎15克，加生姜4片、大枣10枚。4剂，水煎服。

二诊（2006年12月11日）：胃脘胀痛、左侧偏头痛、频繁呕吐都明显减轻。查：舌淡红，苔白，脉稍弦。初诊方大枣改为6枚，继服5剂。

【按语】患者发病有明显感受风寒的诱因，既有头顶及左侧偏头痛，同时又有胃脘胀痛，经常呕吐，西医按偏头痛和急性胃炎诊治，初服有效，停药又发，又服1月无效，病程已有两月之久，综合辨证为肝寒犯胃，逆气上冲，《伤寒论·辨厥阴病脉证并治》中有："头痛，干呕，吐涎沫，吴茱萸汤主之。"正合此患者之病情，故用吴茱萸汤加味治疗有较明显的效果。

【医案十二】

黄某，男，20岁。前额头痛5天。

初诊（2010年6月7日）：前额及眉棱骨处憋胀疼痛，有脓浊涕已5天，发热，体温38.6℃，牙痛，近日期末考试复习，较为紧张，有心理压力，烦躁易怒。查：舌红，苔薄黄，脉弦数。

辨证：肝胃火旺。

方药：生石膏（先煎）30克、知母9克、黄连9克、黄芩12克、栀子9克、鱼腥草30克、金银花20克、芦根20克、夏枯草12克、白芷10克、辛夷花10克、苍耳子9克、生地黄10克、生白芍15克、大黄9克（后下）。5剂，水煎服。另按说明书剂量服人工牛黄甲硝唑片3～5天。

二诊（2010年6月14日）：发热已退，前额头痛明显减轻，牙已不痛，大便通畅，一日2次。查：舌红，苔薄黄，脉数。

方药：知母9克、黄连9克、黄芩9克、栀子9克、鱼腥草30克、金银花15克、芦根20克、白芷9克、辛夷花10克、苍耳子9克、生地黄10克、白芍15克。5剂，水煎服。

【按语】本例为肝胃火旺，热毒壅于阳明经及鼻窍引起的头痛，故治疗以清泻阳明胃肠热毒为主，其中，用大黄配生白芍泻下，大便得通，阳明之热得泻；生石膏、知母、黄连、黄芩、栀子、鱼腥草、金银花、芦根、夏枯草大剂量清泻肝胃之火，清热解毒；白芷、辛夷花、苍耳子通窍止痛。

【医案十三】

李某，男，66岁。经常头痛1年余。

初诊（2021年10月15日）：近1年多来经常头痛，在两家三甲医院就诊，头颅核磁、颅内多普勒血流图、脑电图都做过，结果都是未见明显异常。服中药、西药均不见减轻。以巅顶部最明显，经常腰酸痛，夜尿多，头晕，神疲乏力，不耐劳作。查：舌淡胖，苔薄白，脉弱。

辨证：肾虚头痛。

方药：熟地黄9克、山药15克、山茱萸10克、制附子（先煎）9克、巴戟天10克、枸杞子15克、人参9克、当归10克、川芎15克、炒白芍10克、杜仲15克、桑寄生30克、五味子9克、补骨脂12克、怀牛膝15克、防风9克。7剂，水煎服。

二诊（2021年10月22日）：巅顶头痛减轻，腰酸痛、夜尿多也减轻。查：舌淡胖，苔薄白，脉弱。初诊方中防风改为6克。14剂，水煎服。

三诊（2021年11月5日）：巅顶头痛明显减轻，夜尿多也明显减轻，腰酸痛减轻，精力、体力较前好，时头晕。查：舌淡胖，苔薄白，脉弱。

方药：枸杞子15克、菊花10克、生地黄9克、山药15克、山茱萸10克、黄芪30克、人参9克、当归10克、川芎15克、炒白芍10克、葛根30克、天麻10克、五味子9克、怀牛膝15克。10剂，水煎服。

【按语】此患者经常头痛1年余，检查均未见明显异常。头痛以巅顶部最明显，前中医辨证为厥阴头痛，用吴茱萸汤加减治疗，头痛不见减轻。细审其兼症，为肾虚之象，改用补肾和补益气血之法治疗，取得较好疗效。读《树德中医内科》，焦老认为："头之巅顶部痛，肾虚时可见，肝虚时亦可见，又须结合其他症状，如兼见眩晕，脉弦细者，为肝虚；兼见腰腿无力（或腰痛），无眩晕，尺脉弱者，为肾虚，主要是临床时，相互参悟而确定证候。"故此患者当属肾虚头痛，而不属厥阴头痛。

眩 晕

一、概述

眩晕是以目眩与头晕为主要临床表现的病证。眩是眼花或眼前发黑；晕是感觉自身或外界景物旋转。二者常同时并见，故统称为"眩晕"。轻者闭目即止；重者如坐车船，旋转不定，不能站立，或伴有恶心、呕吐、汗出等症状。

导致眩晕的病因有情志内伤，饮食不节，年老体虚，久病劳倦，跌仆外伤。眩晕的病机概括起来主要有风、火、痰、虚、瘀诸端，以内伤为主。因于风、火者，多责之情志不遂，气郁化火，风阳上扰，所谓"诸风掉眩，皆属于肝"。因于痰者，多责之恣食肥甘，脾失健运，痰浊中阻，清阳不升，所谓"无痰不作眩"。因于虚者，多责之年高体弱，肾精亏虚，髓海空虚，或久病劳倦，饮食衰少，气血生化乏源，甚合"无虚不作眩"。若风、火、痰、虚日久，久病入络，或因跌仆外伤，损伤脑络，皆可因瘀而眩。临证上述诸因常相互影响，或相兼为病。

眩晕病位在脑，与肝、脾、肾三脏密切相关。

眩晕的病理性质有虚实两端。脾胃化生气血不足，或肝肾亏虚，髓海空虚皆可导致脑窍失养而发眩晕，属虚证；因肝阳上亢、肝火上炎、痰浊中阻、瘀血阻络导致清窍不利而发眩晕，属实证。临床以虚实夹杂证和虚证为多。

眩晕的辨证要点是：辨标本虚实。病程较长，反复发作，遇劳即发，伴两目干涩，腰膝酸软，或面色白，神疲乏力，脉细或弱者，多属虚证，由肾精不足或气血亏虚所致。病程短，或突然发作，眩晕重，视物旋转，伴呕恶痰涎，头痛，面赤，形体壮实者，多属实证。其中，痰湿所致者，头重昏蒙，胸闷呕恶，苔腻脉滑；肝阳风火所致者，眩晕，面赤，烦躁，口苦，肢麻震颤，甚则昏仆，脉弦有力；瘀血所致者，头昏、头痛，痛处固定，唇舌紫暗，舌有瘀斑。

眩晕的治疗要点是补虚泻实，调整阴阳。虚证当滋养肝肾，填精生髓，补益气血。实证当平肝潜阳，清肝泻火，化痰行瘀。

眩晕是临床常见的病证，病情复杂，西医诊断与治疗和中医辨证施治都有一定难度，必须正确诊断和准确辨证，才能取得较好疗效。

二、诊治经验

（一）风证眩晕

少阳胆与厥阴肝互为表里，应风木，风木之气善动，动则可发眩晕，故肝胆病最易导致眩晕。这种眩晕总称为"风证眩晕"。

1. 阳亢火旺，肝风内动

肝阳上亢，肝火旺盛，引动肝风，上扰清窍而发眩晕。此类眩晕较为多见，尤其是高血压病患者，每遇烦劳恼怒而发病或加重，表现为眩晕，头目胀痛，急躁易怒，口苦，失眠，甚则面红目赤，舌红苔黄，脉弦数。

治法：平肝潜阳，清火息风。

基础方：天麻钩藤饮加减。天麻、钩藤、石决明、黄芩、栀子、菊花、夏枯草、龙胆草、杜仲、桑寄生、川牛膝、茯神、夜交藤。

2. 阴虚阳亢，肝风内动

多见于肝肾阴虚之体因精神刺激而发。肝肾阴虚，肝阳上亢，气血逆乱，侵扰脑窍而发眩晕。表现为眩晕，耳鸣，目胀，腰膝酸软，舌红少苔，脉弦细。

治法：滋养肝肾，潜阳息风。

基础方：镇肝息风汤加减。龙骨、牡蛎、代赭石、白芍、天冬、玄参、龟甲、怀牛膝、川楝子、茵陈、生麦芽。

3.肝气郁结

因精神刺激而发眩晕，伴有情志不畅，闷闷不乐，或胸胁胀痛，喜太息，脉弦。

治法：疏肝柔肝息风。

基础方：逍遥散加味。柴胡、香附、当归、白芍、茯苓、白术、薄荷、黄芩、钩藤。

4.少阳（胆）不和，相火生风

情志不畅，少阳之气郁滞，相火失于温煦则肝风上旋，出现眩晕，伴有往来寒热，胸胁苦满，默默不欲饮食，心烦喜呕，口苦，咽干，脉弦。《伤寒论》中云："少阳之为病，口苦、咽干、目眩也。"

治法：疏泄少阳，清泄相火。

基础方：柴胡、黄芩、姜半夏（或清半夏）、党参、炙甘草、天麻、钩藤、郁金。

（二）火证眩晕

肝胃火旺生风

火性炎上，火能生风，风火上扰清窍而致眩晕，伴有心烦口渴，头昏或胀痛，便秘，尿黄，舌红苔黄，脉洪大或滑数。

治法：清热降火。

基础方：黄连、黄芩、黄柏、栀子、夏枯草、大黄、生地黄、羚羊角、石决明、钩藤。

（三）痰证眩晕

痰浊中阻，清阳不升，浊阴不降，上蒙清窍而致眩晕，头重如蒙，或伴视物旋转，胸闷恶心，呕吐痰涎，食少多寐，眩晕常在饭后或饱食后发作，舌苔白腻，脉濡滑。

治法：化痰祛湿，健脾和胃。

基础方：半夏白术天麻汤加减。半夏、陈皮、茯苓、白术、苍术、天麻、防风。

（四）饮证眩晕

1. 水蓄下焦

水蓄下焦，气化不利，水气上冲头目而致眩晕，伴有小便不利，小腹满，口渴喜饮。《金匮要略》中记载："假令瘦人脐下悸，吐涎沫而癫眩，水也。五苓散主之。"

治法：化气行水。

基础方：五苓散。桂枝、白术、茯苓、猪苓、泽泻。

2. 水蓄中焦

水停中焦，水气上冲头目而致眩晕，伴有心下逆满，气上冲胸，胸闷短气，舌淡红，苔白或白滑，脉弦。

治法：温心脾之阳而消饮。

基础方：苓桂术甘汤。茯苓、桂枝、白术、炙甘草。

3. 水饮在上

水饮在上，阻碍头目而致眩晕，"其人苦冒眩"，伴有恶心，呕吐，舌淡胖，苔水滑，脉弦。

治法：降水除饮。

基础方：泽泻汤。泽泻、白术。

4. 阳虚水泛

脾肾阳虚，水饮内停，清阳不升而致眩晕。表现为眩晕，气短，或呕，或咳，小便不利，或肢体水肿，四肢沉重、疼痛，舌淡胖，苔白水滑，脉沉。

治法：温阳利水。

基础方：真武汤。附子、白术、茯苓、白芍、生姜。

（五）虚证眩晕

1. 气血亏虚

气血亏虚，气虚则清阳不展，血虚则脑失所养，导致眩晕。表现为眩晕动则加剧，劳累即发，面色白，神疲乏力，倦怠懒言，唇甲不华，发色不泽，心悸少寐，纳少，舌淡，苔薄白，脉细弱。

治法：补益气血，调养心脾。

基础方：归脾汤加减。黄芪、党参、白术、炙甘草、当归、龙眼肉、茯神、炒酸枣仁、夜交藤、木香。

2. 肾精不足

肾精不足，髓海空虚，脑失所养而导致眩晕。表现为眩晕日久不愈，精神萎靡，腰酸膝软，少寐多梦，健忘，两目干涩，视力减退；或遗精滑泄，耳鸣齿摇；或颧红咽干，五心烦热，舌红少苔，脉细数。

治法：滋养肝肾，益精填髓。

基础方：左归丸加减。熟地黄、山药、山茱萸、枸杞子、川牛膝、菟丝子、鹿角胶、龟甲胶。

若阴损及阳，肾阳虚明显，表现为四肢不温，形寒怕冷，精神萎靡，舌淡脉沉者，宜右归丸温补肾阳，填精补髓。但附子、肉桂辛温刚燥，短期可用，不宜久服，若久服宜改用巴戟天、淫羊藿等温润之品。

（六）瘀证眩晕

瘀血阻络，气血不畅，脑失所养导致眩晕，表现为眩晕，头痛，兼见健忘，失眠，心悸，精神不振，耳鸣、耳聋，面唇紫暗，舌暗有瘀斑，脉涩或细涩。

治法：祛瘀生新，活血通窍。

基础方：通窍活血汤加减。赤芍、川芎、桃仁、红花、老葱、葛根。

三、医案实录

【医案一】

马某，女，59岁。眩晕3月余。

初诊（2017年7月8日）：患者素有高血压病史，近3月来自觉头晕，昏沉，伴有脘腹痞闷，四肢不温，腰膝酸软，嗜睡，饮食尚可，小便不利，形体肥胖，舌淡胖，有齿痕，苔白润滑，脉沉迟细。

辨证：脾肾两虚，水气不化。

方药：制附子（先煎）9克、茯苓10克、黄芪30克、党参15克、白术10克、泽泻30克、陈皮10克、白芍10克、天麻10克、钩藤30克、石菖蒲10克、桂枝9克、木香9克、生姜4片。7剂，水煎服。

二诊（2017年7月15日）：患者脘腹痞满明显减轻，饮食、二便尚可，头晕减轻，查：舌淡红而胖，有齿痕，苔白润滑，脉沉迟细。辨证：脾肾两虚，水气不化。初诊方减去木香，继服7剂，水煎服。

三诊（2017年7月22日）：头晕进一步减轻，嗜睡减轻，仍四肢不温，腰膝酸软，查：舌淡红而胖，有齿痕，苔白润，脉沉迟细，二诊方减去钩藤，加怀牛膝15克、杜仲15克，继服7剂，水煎服。

四诊（2017年7月29日）：四肢不温，腰膝酸软有好转。查：舌淡红而胖，有齿痕，苔白润，脉细弱。三诊方减去制附子，白芍、天麻、石菖蒲、泽泻改为15克，继服7剂，水煎服。

【按语】患者平素有高血压病史，近3月来自觉头晕昏沉，伴有脘腹痞闷，四肢不温，腰膝酸软，嗜睡，饮食尚可，小便不利，形体肥胖，舌淡胖，有齿痕，苔白润滑，脉沉迟细。辨证为脾肾两虚，水气不化。治疗当温肾健脾，化气利水，方药中制附子、茯苓、白术、白芍、生姜组成真武汤，再加桂枝、泽泻，有温阳化气利水之功；黄芪、党参补脾益气；天麻、钩藤息风止眩晕；木香行气，除脘腹痞闷；石菖蒲开窍。

【医案二】

田某，女，36岁。眩晕两天。

初诊（2022年4月6日）：两天前凌晨翻身时突然眩晕，有明显旋转感，伴恶心，呕吐两次，无耳鸣，自服甲磺酸倍他司汀片，1片/次，3次/日，眩晕减轻。昨天晚上睡眠中又发作眩晕，仍有明显旋转感，伴恶心，持续至刻下，行前庭功能检查，提示：左侧半规管结石。查：舌淡红，苔黄白腻，脉弦滑。

辨证：肝风引动痰热上扰。

方药：清半夏9克、化橘红12克、茯苓12克、甘草

5克、麸炒枳壳12克、竹茹10克、代赭石30克、防风9克、天麻10克、钩藤30克、红花9克、石菖蒲12克。6剂，开水冲服。

【按语】患者为青年女性，因眩晕两天就诊。两天前凌晨翻身时突然眩晕，有明显旋转感，伴恶心，呕吐两次，无耳鸣，自服"甲磺酸倍他司汀片"，1片/次，3次/日，眩晕减轻。昨天晚上睡眠中又发作眩晕，仍有明显旋转感，伴恶心，持续至刻下，行前庭功能检查，提示：左侧半规管结石。现代研究认为：耳石症的引发主要是耳内的平衡石移位导致的眩晕症状，引发平衡石移位的原因包括外伤等病理状况引起的突然震动导致平衡石脱离黏液，进入特殊的位置而刺激神经；失眠、着急、上火、生气、过度劳累等引发自主神经功能紊乱，造成血管痉挛，导致发生缺血，功能下降，分泌的黏液质量下降，黏性差而使平衡石易脱落。患者舌淡红，苔黄白腻，脉弦滑。辨证当属于肝风引动痰热上扰。以半夏白术天麻汤为基础方治疗，收到较好疗效。

【医案三】

王某，女，64岁。眩晕5天。

初诊（2020年6月20日）：平素有高血压病史，服苯磺酸左旋氨氯地平片6年，血压基本稳定。一周前因与邻居发生口角而致眩晕，头胀痛，血压升高至170/110mmHg。心烦，失眠，口苦，大便干。查：舌红，苔黄，脉弦数。

辨证：阳亢火旺，肝风内动。

方药：天麻10克、钩藤30克、石决明30克、决明子30克、黄芩12克、栀子9克、菊花10克、夏枯草12克、龙胆草6克、白芍20克、大黄3克、川牛膝9克、益母草30克、夜交藤30克、茯神9克、珍珠母30克。6剂，开水冲服。

二诊（2020年6月27日）：血压140/90mmHg，眩晕和头痛明显减轻，大便通畅，仍有心烦，入睡难。查：舌红，苔黄，脉弦。

辨证：肝阳上亢。

方药：牡丹皮9克、栀子9克、柴胡12克、麸炒枳壳12克、白芍15克、茯苓15克、薄荷6克、龙骨15克、牡蛎15克、珍珠母30克、合欢皮30克、夜交藤30克。7剂，开水冲服。

三诊（2020年7月4日）：已不心烦，入睡转好。查：舌红，苔白，脉弦细。辨证：肝郁血虚，二诊方减龙骨、牡蛎。

【按语】患者为老年女性，平素有高血压病史，服降压药6年，血压基本稳定。一周前因与邻居发生口角而致眩晕，头胀痛，血压升高，心烦，失眠，口苦，大便干，舌红，苔黄，脉弦数，辨证为阳亢火旺，肝风内动，选用天麻钩藤饮加减。其中，天麻、钩藤、石决明平肝息风；黄芩、栀子、菊花、夏枯草、龙胆草清肝火；川牛膝补肝肾，还可引上逆之气血下行；茯神、夜交藤安神。二诊时患者眩晕和头痛明显减轻，大便通畅，仍有心烦，入睡难，舌红，苔黄，脉弦，辨证为肝阳亢火旺，改用丹栀逍遥散为主方治疗。三诊时患者已不心烦，入睡转好，舌红，苔白，脉弦细。辨证属于肝郁血虚，用二诊方减龙骨、牡蛎继服。

【医案四】

黄某，男，68岁。头晕1周余。

初诊（2018年3月20日）：近年来数次发生头晕，昏沉，遇劳加重，伴有两目干涩，时耳鸣，腰膝酸软，心烦少寐，面色不华，大便干燥，舌淡红，苔薄白腻，脉弦细。

辨证：肝肾阴虚，中气虚弱。

方药：黄芪20克、党参9克、白术10克、炙甘草6克、茯苓10克、枸杞子15克、菊花10克、山药15克、山茱萸9克、生地黄12克、牡丹皮9克、龟甲15克、天麻10克、决明子30克。7剂，开水冲服。

二诊（2018年3月27日）：头晕减轻，大便不干燥，初诊时其他症状仍在。舌淡红，苔薄白腻，脉弦细。初诊方加白芍15克、石斛15克。7剂，开水冲服。

三诊（2018年4月3日）：已不头晕，大便通畅，两目不干涩，腰膝酸软及心烦少寐减轻，舌淡红，苔薄白，脉弦细。二诊方减去牡丹皮，加牛膝15克。7剂，开水冲服。

【按语】患者近年来数次发生头晕昏沉，遇劳加重，伴有两目干涩，时耳鸣，腰膝酸软，心烦少寐，面色不华，大便干燥，舌淡红，苔薄白腻，脉弦细。辨证为肝肾阴虚，中气虚弱。选方用杞菊地黄丸滋补肝肾之阴，加补益中气药治疗，使眩晕得愈，疗效明显。

【医案五】

李某，女，71岁。眩晕3天。

初诊（2022年4月6日）：患者平素血压偏低，面色不华，心悸，神疲气短，自去年11月6日至今已发作眩晕4次，3天前突发眩晕，每于头位改变时突发眩晕，自觉天旋地转，伴有恶心，呕吐，胸闷，左耳鸣，舌淡，苔白腻，脉细滑。行前庭功能检查，提示：左侧半规管结石。复位后眩晕减轻，约半小时后又眩晕。

辨证：肝风痰浊，气血虚弱。

方药：法半夏9克、陈皮15克、茯苓15克、白术10克、泽泻25克、天麻10克、石菖蒲12克、生代赭石15克、生石决明15克、牛膝15克、山药15克、黄芪30克、白芍15克。7剂，开水冲服。

二诊（2022年4月13日）：眩晕明显减轻，胸闷、恶心已止。仍左耳鸣，舌淡，苔薄白腻，脉细弱。初诊方减去生代赭石、生石决明、泽泻；加山茱萸10克、川芎10克、当归10克、磁石15克。7剂，开水冲服。

【按语】患者平素血压偏低，面色不华，心悸，神疲气短，近期眩晕频繁发作，3天前突发眩晕，每于头位改变时突发眩晕，自觉天旋地转，伴有恶心、呕吐，胸闷，左耳鸣，舌淡，苔白腻，脉细滑。行前庭功能检查，提示：左侧半规管结石。复位后眩晕减轻，约半小时后又眩晕。辨证为肝风痰浊，气血虚弱。选用半夏白术天麻汤为基础方，加镇肝息风之品。二诊眩晕明显减轻，胸闷、恶心已止。仍左耳鸣，舌淡，苔薄白腻，脉细弱。初诊方减去生代赭石、生石决明、泽泻；加山茱萸、川芎、当归补肾养血，磁石重镇以治耳鸣。

【医案六】

孟某，男，59岁。头晕昏沉两年余。

初诊（2022年4月6日）：患者平素血压偏低，经常自觉脑中空虚昏晕，神疲乏力，纳呆，大便稀薄，两耳低鸣，腰困，身体羸瘦，面色无华，舌淡，边有齿痕，苔薄白，脉细弱。曾行头颅核磁、颅内多普勒血流图均未发现异常。

辨证：中气虚弱为主，兼脾肾阳虚。

方药：黄芪30克、人参10克、麸炒白术12克、炙甘草6克、陈皮10克、制附子（先煎）9克、杜仲15克、桑寄生15克、葛根30克、升麻3克、砂仁（后下）6克、生姜3片、大枣5枚。7剂，水煎服。

二诊（2022年4月13日）：头昏晕减轻，初诊时神疲乏力，纳呆，大便稀薄都减轻。查：身体羸瘦，面色无华，舌淡，边有齿痕，苔薄白，脉细弱。初诊方制附子减为6克，加山药15克。10剂，水煎服。

三诊（2022年4月23日）：耳鸣减轻，自觉体力、精力较前为好，面色有光泽，舌淡红，苔薄白，脉细弱。二诊方减去制附子、砂仁。7剂，水煎服。

【按语】患者平素体质虚弱，血压偏低，经常自觉脑中空虚昏晕，神疲乏力，纳呆，大便稀薄，两耳低鸣，身体羸瘦，面色无华，舌淡，边有齿痕，苔薄白，脉细弱，一派虚弱之象。辨证为中气虚弱为主，兼有脾肾阳虚。治疗选用补中益气汤为基础方加温阳补肾之品。二诊时患者昏晕和神疲乏力、纳呆、大便稀薄都减轻，身体羸瘦，面色无华，舌淡，边有齿痕，苔薄白，脉细弱。效不更方，初诊方加山药，继服10剂。三诊时患者耳鸣减轻，自觉体力、精力较前为好，面色有光泽，舌淡红，苔薄白，脉细弱。二诊方减制附子、砂仁，继续服用7剂治疗。

【医案七】

陶某，男，68岁。近1年来经常头晕，近日加重。

初诊（2018年10月13日）：患高血压病10余年，服"苯磺酸左旋氨氯地平"片，血压基本稳定。近1年来经常头晕，近日加重，行走如踩棉絮，伴有心悸气短，神疲，五心烦热，夜间尤甚，舌淡红，苔少而干，脉弦细数。

辨证：阴亏阳浮。

方药：枸杞子15克、菊花10克、山药15克、山茱萸9克、熟地黄20克、牡丹皮9克、茯苓10克、泽泻10克、白芍15克、玄参15克、麦冬15克、柏子仁15克、肉桂3克、生石决明30克、生龙骨30克、生牡蛎30克。7剂，开水冲服。

二诊（2018年10月20日）：患者眩晕明显减轻，夜间五心烦热减轻。心悸，气短，神疲，口干，舌淡红，苔少而干，脉弦细数。初诊方生龙骨、生牡蛎均减为15克，继服10剂，开水冲服。

三诊（2018年10月30日）：仍心悸，气短，神疲，舌淡红，苔薄白，脉细弱。初诊方减去生龙骨、生牡蛎，加黄芪30克、西洋参10克、五味子9克。7剂，开水冲服。

【按语】患者为老年男性，近1年来经常头晕，近日加重，行走如踩棉絮，伴有心悸，气短，神疲，五心烦热，夜间尤甚，舌淡红，苔少而干，脉弦细数。辨证为阴亏阳浮，选用杞菊地黄丸加味滋补肾阴，加生石决明、生龙骨、生牡蛎潜纳阳气。二诊时患者眩晕明显减轻，夜间五心烦热减轻。心悸气短，神疲，口干，舌淡红，苔少而干，脉弦细数。效不更方，初诊方减少生龙骨、生牡蛎用量。三诊时患者仍心悸，气短，神疲，舌淡红，苔薄白，脉细弱，辨证为气阴两虚，初诊方减去生龙骨、生牡蛎，加黄芪、西洋参、五味子益气养阴。

【医案八】

张某，女，28岁。眩晕1月。

初诊（2015年6月23日）：约1个月前患者因孩子生病着急，而出现头晕，头胀痛，心烦易怒，几天后又增加失眠，耳鸣，口干、口苦，便秘，小便短赤。查：舌红，苔黄，脉弦数。

辨证：肝胃火旺，火热生风。

方药：黄芩12克、黄连6克、栀子9克、大黄3克、天麻10克、钩藤30克、石决明30克、生地黄10克、牡丹皮10克、夏枯草15克、龙胆草6克、白芍30克、菊花10克、珍珠母30克。6剂，开水冲服。

二诊（2015年6月30日）：大便通畅，眩晕、头胀痛、耳鸣、口苦都明显减轻，仍有心烦，入睡难。查：舌红，苔黄，脉弦数。辨证：肝火扰心。方药：黄连6克、牡丹皮9克、栀子9克、柴胡12克、白芍15克、生地黄9克、茯苓15克、薄荷6克、珍珠母30克、合欢皮30克、夜交藤30克。7剂，开水冲服。

三诊（2015年7月7日）：仍心烦，入睡较难。查：舌淡红，苔薄黄，脉弦。二诊方减黄连，加当归15克，7剂，开水冲服。

【按语】患者为青年女性，因眩晕1月而就诊，起病是因为孩子生病着急而出现头晕，头胀痛，心烦易怒，几天后又增加失眠，耳鸣，口干、口苦，便秘，小便短赤，舌红苔黄，脉弦数。辨证为肝胃火旺，火热生风。治疗以黄芩、黄连、栀子、大黄、夏枯草、龙胆草、菊花、牡丹皮当清泻肝火胃火；以天麻、钩藤、石决明、珍珠母息风。二诊时患者大便通畅，眩晕、头胀痛、耳鸣、口苦都明显减轻，仍有心烦，入睡难，舌红，苔黄，脉弦数，辨证为肝火扰心，选用丹栀逍遥散加黄连、珍珠母、合欢皮、夜交藤，疏肝清热安神。三诊时患者已不头晕，但仍心烦，入睡较难，舌淡红，苔薄黄，脉弦。二诊方减黄连，加当归继服，巩固疗效。

【医案九】

杨某，女，34岁。眩晕3周。

初诊（2017年11月11日）：3周来患者头晕目眩，口苦，心烦，胸脘痞闷，纳呆，大便不爽。查：舌红，苔浊腻稍黄，脉弦细。

辨证：气郁痰阻，少阳不和。

方药：柴胡12克、黄芩9克、清半夏9克、茯苓10克、党参9克、甘草6克、大黄（后下）9克、陈皮12克、石菖蒲12克、郁金12克、枳壳12克、栀子9克、茵陈20克。6剂，水煎服。

二诊（2017年11月18日）：泻下黏腻浊物较多，胸脘痞闷、纳呆、心烦都消除。舌偏红，苔薄黄腻，脉弦细。初诊方减去大黄、茵陈，加竹茹10克，6剂，水煎服。

【按语】患者为青年女性，因眩晕3周就诊。初诊时患者头晕目眩，口苦，心烦，胸脘痞闷，纳呆，大便不爽，舌红，苔浊腻稍黄，脉弦细有力，辨证为气郁痰阻，少阳不和，选用小柴胡汤合温胆汤加减治疗。二诊时患者诉泻下黏腻浊物较多，胸脘痞闷、纳呆、心烦都消除，舌偏红，苔薄黄腻，脉弦细，故初诊方减去大黄、茵陈，加竹茹10克。本病例辨证准确，用药得当，疗效明显。

【医案十】

王某，女，48岁。头晕两月余。

初诊（2017年10月14日）：两个多月前，患者从小型卡车上向后仰着摔向地面而导致头晕、后枕部头痛，到医院行颅脑CT检查未见明显异常。之后一直头晕、头痛，近日又出现失眠，心悸，神疲乏力。查：舌黯淡，苔薄白，脉细涩。

辨证：血瘀气虚。

方药：川芎18克、赤芍15克、桃仁9克、红花9克、葛根30克、黄芪30克、地龙9克、桂枝9克、石菖蒲10克、合欢皮30克、夜交藤30克。7剂，开水冲服。

二诊（2017年10月21日）：头晕、头痛减轻，有睡意，仍心悸，神疲乏力。查：舌黯淡，苔薄白，脉细涩。初诊方加党参10克、麦冬10克、五味子9克、龙骨30克、牡蛎30克。7剂，开水冲服。后服人参归脾丸合血府逐瘀片两周。

【按语】患者因外伤导致眩晕、后枕部疼痛，到医院行颅脑CT检查未见明显异常。之后一直头晕、头痛，近日又出现失眠，心悸，神疲乏力，舌黯淡，苔薄白，脉细涩。辨证为血瘀气虚。治疗选用补阳还五汤加味并配合安神之品。二诊时患者头晕、头痛减轻，有睡意，仍心悸，神疲乏力，舌黯淡，苔薄白，脉细涩。初诊方加生脉饮和龙骨、牡蛎继服。之后服人参归脾丸合血府逐瘀片两周善后。

中　风

一、概述

中风又名"卒中"，是以突然昏仆，不省人事，半身不遂，口舌㖞斜，或不经昏仆，仅以半身不遂、口舌㖞斜、语言不利、偏身麻木为主要表现的一种病证。

中风的病因可分为原发病因和诱发病因，原发病因包括：①内伤积损。②情志所伤。五志过极，可引动内风而发卒中，其中以恼怒伤肝为多。③劳欲过度。烦劳过度，阳气暴张，引动风阳上旋，或因纵欲过度，房事不节，亦能引动心火，耗伤肾水，水不制火，则阳亢风动。④饮食不节。嗜食肥甘厚味，或饮酒过度，痰湿生热，热极生风。诱发病因包括情志相激、烦劳过度、跌仆、过度用力、饮酒饱食，以及气候骤变等，此类病因常可诱发中风急性发作。

中风的基本病机总属阴阳失调，气血逆乱。病理基础则为肝肾阴虚。中风的发生，病机虽然复杂，但归纳起来不外虚（阴虚、血虚）、火（肝火、心火）、风（肝风、外风）、痰（风痰、湿痰）、气（气逆、气滞）、血（血瘀）六端。病位主在心、脑，与肝、肾关系密切。

病理性质多属本虚标实。肝肾阴虚，气血衰少为致病之本，风、火、痰、气、瘀为病之标，两者可互为因果。

中风病的病机转化决定于肝风、邪热、痰浊、瘀血等病邪与人体正气相争及其消长变化。初起中经络者，正气虚而不甚，邪虽盛而病位浅，病情尚轻。初起即中脏腑者，邪气炽盛，正气渐衰，病位较深，病情危重。

中风病的辨证要点有：

1. 辨中经络与中脏腑

中风有中经络和中脏腑之分，神志障碍的有无是其划分的标准。中经络虽有半身不遂、口眼㖞斜、语言不利，但神志清楚；中脏腑则昏不知人，或神志昏糊、迷蒙，伴见半身不遂、口舌㖞斜。中经络者病位浅，病情相对较轻；中脏腑者病位深，病情相对较重。

2. 辨病程的不同阶段（病期）

中风病的病程分为急性期、恢复期、后遗症期三个阶段。急性期为发病后两周以内，中脏腑者可至1个月；恢复期指发病两周后或1个月至半年内；后遗症期指发病半年以上。

3. 辨闭证与脱证

中脏腑有闭证与脱证之分。闭证属实，因邪气内闭清窍所致，症见神志昏迷、牙关紧闭、口噤不开、两手握固、肢体强痉等。脱证属虚，乃为五脏真阳散脱，阴阳即将离决之候，临床可见神志昏愦无知、目合口开、四肢松懈瘫软、手撒肢冷、汗多、二便自遗、鼻息低微等。闭证常见于骤起，脱证则由闭证恶变转化而成。临床还可见到内闭外脱之候。

4. 辨阳闭和阴闭

闭证有阳闭和阴闭之分。阳闭有瘀热痰火之象，如身热面赤、气粗鼻鼾、痰声如拽锯、便秘溲黄、舌苔黄腻、舌绛干，甚则舌体卷缩，脉弦滑而数。阴闭有寒湿痰浊之征，如面白唇紫、痰涎壅盛、四肢不温、舌苔白腻、脉沉滑等。

5. 辨病势的顺逆

临床要注意观察患者的神志和瞳孔的变化。若起病即见神志不清，表明病位深、病情重。如患者渐至神昏，瞳孔变化，甚至呕吐、头痛者，为病情加重。先中脏腑，如神志逐渐转清，半身不遂未再加重或恢复者，病势为顺，预后多好。若瞳孔大小不等，或突见呃逆频频，或突然昏聩，四肢抽搐不已，四肢厥冷，或见呕血等症，均为病势逆转，难以救治。

中风病的治疗要点：急性期应以急则治其标为原则，

分别采用平肝息风、清热涤痰、化痰通腑、活血通络等法；脱证急宜救阴回阳，扶正固脱；对内闭外脱之证，则须醒神开窍与扶正固脱兼用。恢复期及后遗症期，多为虚实兼夹，治当扶正祛邪，标本兼顾，常用育阴息风、益气活血等法，并当配合针灸、按摩及康复治疗。

二、诊治经验

对中风病的中医治疗，张教授始终是遵循焦树德老先生的辨证治疗方法，即按中络证、中经证、中腑证、中脏证的不同部位而辨治。

（一）中络证

本证为真中风，是中风病中病情最轻的一种。临证最多见于口僻。口僻在机体免疫力下降的内因基础上，多有面部受冷风吹的诱因，西医认为与病毒感染面神经而造成面神经炎有密切关系。表现为神志清醒，患侧面部肌肉有不同程度的瘫痪，眼睑不能闭合，或闭合无力，眉毛不能上抬或上抬较健侧幅度小，口㖞，部分患者舌体味觉减退。

1. 风寒侵袭

大部分患者有明确的面部受冷风吹的诱因，表现为患侧面部肌肉不同程度的瘫痪，僵而不适，眼睑不能闭合，或闭合无力，眉毛不能上抬或上抬较健侧幅度小，口㖞，部分患者舌体味觉减退，舌苔薄白，脉弦紧或浮弦。

治法：祛风散寒，活血通络。

基础方：焦树德先生的正颜汤加减。荆芥、防风、白芷、葛根、桃仁、红花、川芎、蜈蚣、全蝎、制白附子、僵蚕、钩藤。

2. 风邪化热

多见于阳盛体质的人，其人感受风邪而化热，或夏季感受风热之邪而导致，表现为患侧面部肌肉不同程度的瘫痪，眼睛不能闭合，或闭合无力，眉毛不能上抬或上抬较健侧幅度小，口㖞，部分患者舌体味觉减退。伴有面红，口渴，舌红，苔薄黄，脉弦数。

治法：疏风清热，活血通络。

基础方：荆芥、防风、白芷、羌活、葛根、赤芍、当归、川芎、生地黄、黄芩、生石膏、全蝎、制白附子、僵蚕。

3. 风痰入络

多见于平素多痰多湿之人，风邪入中而导致，表现为患侧面部肌肉不同程度的瘫痪，发沉、发僵，眼睛不能闭合，或闭合无力，眉毛不能上抬或上抬较健侧幅度小，口㖞，部分患者舌体味觉减退。舌苔白腻，脉滑。

治法：燥湿化痰通络。

基础方：荆芥、防风、白芷、羌活、半夏、陈皮、苍术、茯苓、炙甘草、白芥子、葛根、当归、川芎、全蝎、制白附子、僵蚕。

（二）中经证

1. 经脉空虚，风痰入中

素体虚弱、病后、产后、失血等情况导致气血亏虚，经脉空虚，风邪兼痰窜犯经络而成。表现为手足麻木、酸楚、拘急、重滞，甚者不遂，舌苔白腻，脉浮滑。

治法：祛风化痰通络。

基础方：大秦艽汤加减。秦艽、羌活、独活、防风、细辛、川芎、当归、白术、茯苓、白芥子。

2. 肝肾阴虚，风痰上扰

由肾阴素亏，水不涵木，风阳上扰，夹痰窜扰经脉而致，多有情绪激动、劳累过度等诱因，表现为口舌㖞斜，言语謇涩，半身不遂，伴有头晕，耳鸣，腰酸，舌红瘦，苔薄黄腻，或苔少不匀，有部分薄黄腻苔，脉弦细滑数。

治法：滋阴潜阳，息风通络。

基础方：镇肝息风汤加减。代赭石、龙骨、牡蛎、龟甲、怀牛膝、白芍、天冬、玄参、茵陈、生麦芽、甘草。

3. 阳亢风动

发病前头晕，头胀痛，耳鸣目眩，在情绪激动、饮酒饱食、跌仆用力、劳累过度等诱因作用下，突然发生口舌㖞斜、舌强语謇、手足重滞，甚则半身不遂等症，伴有眩晕，头胀痛，面红目赤，口苦咽干，舌红苔黄，脉弦有力。

治法：平肝潜阳，活血通络。

基础方：天麻钩藤饮加减。天麻、钩藤、石决明、黄芩、栀子、夏枯草、菊花、生地黄、川牛膝、杜仲、益母草。

4.痰浊腑实

发病前头晕、头痛，胸闷，恶心，在饮酒饱食、情绪激动、劳累过度等诱因作用下，突然发生口舌㖞斜、舌强语謇、手足重滞，甚则半身不遂等症，伴有大便不畅或大便秘结，数日排解一次，舌苔厚腻，脉弦滑有力。

治法：通腑化痰，息风活络。

基础方：焦树德先生的三化复遂汤。生大黄、枳实、厚朴、羌活、全瓜蒌、制半夏、防风、桃仁、钩藤、玄明粉。

5.瘀血阻滞

中风病程较长，半身不遂迟迟不能减轻，舌黯，或有瘀斑，脉涩。瘀血症状明显者。

治法：化瘀通络。

基础方：焦树德先生的活瘀复遂汤。桑枝、土鳖虫、红花、桃仁、皂角刺、赤芍、蜈蚣、钩藤、半夏、化橘红、茯苓、地龙、川续断、怀牛膝、炙山甲（注意使用替代品）。

6.气虚血瘀

用于中经证病程较久的患者，表现为肢体偏枯不用，肢软无力，或手足肿胀，伴有面色萎黄，气短乏力，自汗出，流涎，心悸，舌质淡紫或有瘀斑，苔薄白或白腻，脉细涩或细弱。

治法：益气养血，化瘀通络。

基础方：补阳还五汤加减。黄芪、当归、赤芍、桃仁、红花、川芎、地龙、葛根。

（三）中腑证（肝风内动，痰浊蒙窍）

由肝风内动，痰浊初蒙心窍而成。表现为神志昏惚，或嗜睡，呼之有应答，但言语不清，半身不遂，多有大便数日不行，舌苔厚腻，或黄或白，脉弦滑数。

治法：镇肝息风，化痰活络。

基础方：焦树德先生的镇肝复遂汤。生石决明25～35克、生代赭石20～30克、生牡蛎30克、胆南星10克、制半夏10克、化橘红12克、茯苓15克、钩藤30克、全蝎6～10克、桑枝30克、红花10克、桃仁10克、生白芍12克、赤芍12克、石菖蒲10克、郁金10克、炙山甲（注意使用替代品）6～9克、竹沥水50～60毫升、羚羊角粉（分冲，注意使用替代品）1～1.5克。

（四）中脏证

对中风中脏证中的闭证、脱证，须中西医结合抢救治疗。

1. 闭证

（1）阳闭（痰火瘀闭）

由阳亢火旺，肝风内动，痰浊蒙闭心窍而成。表现为神志昏迷，牙关紧闭，口噤不开，两手握固，肢体强痉，以及面赤身热，气粗口臭，躁扰不宁，苔黄腻，脉弦滑而数。

治法：息风清火，豁痰开窍。

基础方：安宫牛黄丸或至宝丹1丸，温水化开灌服。必要时可用鼻饲法。针刺合谷（双侧）、太冲（双侧）、水沟、百会。急煎羚角钩藤汤加减，方药组成为羚羊角、钩藤、珍珠母、石决明、胆南星、竹沥水、半夏、天竺黄、黄连、石菖蒲、郁金。

（2）阴闭（痰浊瘀闭）

由肝风内动，痰浊蒙闭心窍而成。表现为神志昏迷，牙关紧闭，口噤不开，两手握固，肢体强痉，以及痰涎壅盛。舌质暗淡，舌苔白腻，脉沉滑或沉缓。

治法：化痰息风，宣郁开窍。

基础方：急用苏合香丸1丸，温水化开灌服，必要时可用鼻饲法。针刺合谷（双侧）、太冲（双侧）、水沟、百会。涤痰汤加减，方药组成为半夏、化橘红、茯苓、竹茹、胆南星、石菖蒲、郁金、天麻、钩藤、僵蚕。

2. 脱证

出现在中风病的最重阶段。表现为突然昏仆，不省人事，目合口张，鼻鼾息微，手撒肢冷，汗多，大小便自遗，肢体软瘫，舌痿，脉细弱或脉微欲绝。

治法：回阳救阴，益气固脱。

基础方：可急用参麦注射液或生脉注射液静脉滴注。立即用大剂量参附汤合生脉散加味，方药组成为人参、制附子、麦冬、五味子、黄芪、山茱萸、煅龙骨、煅牡蛎。

二、医案实录

【医案一】

李某，男，27岁。左侧面瘫4天。

初诊（2022年7月23日）：患者1周前出现左耳后疼痛，左耳郭小疱疹，左耳垂上部疱疹溃烂，4天前自觉面部僵而不适，口㖞，味觉部分丧失，左眼闭合无力，左眉上抬无力。查：舌红，苔薄黄，脉弦数。

辨证：风邪化热。

方药：荆芥10克、防风10克、白芷10克、葛根15克、赤芍15克、当归10克、川芎15克、生地黄10克、黄芩10克、生石膏30克、全蝎3克、制白附子9克、僵蚕9克、地龙9克。7剂，开水冲服。

西药：①醋酸泼尼松片，5mg/片，晨起空腹顿服6片，服1周。②维生素B_1注射液，每日1次，每次1支，肌注，共10天。③维生素B_{12}注射液，每日1次，每次1支，肌注，共10天。④阿昔洛韦胶囊，每天3次，每次两粒，服5天。

针刺：从7月26日开始行针刺治疗。

二诊（2022年7月30日）：左侧面瘫有减轻，舌淡红，苔薄黄，脉弦数。初诊方减去生石膏、生地黄。4剂，开水冲服。继续服完初诊的西药，继续针灸。

三诊（2022年8月6日）：左侧面瘫消失，患者要求再服几剂中药调理。荆芥10克、防风10克、白芷10克、葛根15克、赤芍15克、当归10克、川芎15克、黄芩10克、僵蚕9克、地龙9克。4剂，开水冲服。

【按语】患者1周前出现左耳后疼痛，左耳郭小疱疹，左耳垂上部疱疹溃烂，均为病毒感染面神经的前期表现。4天前出现明显左侧面瘫，据暑热季发病、舌红、苔薄黄、脉弦数，辨证为风邪化热。患者为27岁男性，属年轻阳盛体质，故感受风邪易化热。组方选用荆芥、防风、白芷祛风；赤芍、当归、川芎、生地黄养血活血；黄芩、生石膏清热；全蝎、制白附子、僵蚕息风通络。加之西药醋酸泼尼松片消炎、维生素B_1注射液和维生素B_{12}注射液营养神经、阿昔洛韦胶囊抗病毒。再配合发病6天后行针刺治疗，约半个月痊愈。

【医案二】

刘某，男，49岁。左侧面瘫3天。

初诊（2010年9月7日）：患者旅游回到家的第二天早晨，自觉面部僵而不适，口㖞，左眼闭合无力，左眉上抬无力。查：舌淡红，苔薄白，脉浮缓。病人自述有乘火车睡觉受风的诱因。

辨证：风寒侵袭。

方药：荆芥10克、防风10克、白芷10克、葛根15克、桃仁9克、红花9克、川芎15克、蜈蚣2条、全蝎3克、制白附子9克、僵蚕9克、钩藤30克。6剂，水煎服。

西药：①醋酸泼尼松片，5mg/片，晨起空腹顿服6片，服1周。②维生素B_1注射液，每日1次，每次1支，肌注，共10天。③维生素B_{12}注射液，每日1次，每次1支，肌注，共10天。

针刺：第6天开始行针刺治疗。

二诊（2010年9月14日）：自觉面部僵而不适感减轻，仍口㖞，左眼闭合无力，左眉上抬无力。查：舌淡红，苔薄白，脉浮缓。初诊方减钩藤，6剂，开水冲服。继续服完初诊的西药，并继续针灸。

三诊（2010年9月21日）：左侧面瘫基本痊愈。查：舌淡红，苔薄白，脉缓。

方药：荆芥9克、防风9克、白芷9克、葛根15克、桃仁9克、红花9克、川芎15克、僵蚕9克。4剂，开水冲服。

【按语】患者乘火车睡觉受风着凉后导致面部僵而不适，口㖞，左眼闭合无力，左眉上抬无力，诊断为口僻（面神经炎）。据诱因，加之舌淡红，苔薄白，脉浮缓，辨证为风寒袭络。选用焦树德先生的正颜汤加减治疗，以荆芥祛散皮里膜外之风，且兼入血分，防风宣表祛风，兼散头目滞气，白芷芳香上达，入阳明经（走行头面部）散风除热，共同起祛风通络作用；葛根轻扬升发，入阳明经，解肌开腠，以利风邪外达；制白附子祛风燥痰，引药力上行，善治面部百病，全蝎入肝祛风，善治口眼㖞斜，僵蚕祛风化痰，其气轻浮，善治面、齿、咽喉等上部之风痰结滞，三药组合，为治口眼㖞斜的名方牵正散，再配蜈蚣祛风止痉，钩藤平肝息风，共同起到息风通络的作用；红花、桃仁活血散结，共奏"治风先治血，血行风自灭"之效。焦树德先生的正颜汤是临床治疗颜面不正、口眼㖞斜之有效方剂。

【医案三】

沈某，男，39岁。右侧面瘫4天。

初诊（2021年11月6日）：患者体胖，平素多痰多湿，4天前晨起锻炼受风而导致右侧面瘫，自觉患侧沉而僵，口㖞，右眼不能闭合，右眉上抬无力。查：舌苔白而厚腻，脉滑。

辨证：风痰入络。

方药：荆芥9克、防风9克、白芷9克、羌活9克、姜半夏9克、陈皮15克、苍术12克、茯苓12克、炙甘草3克、白芥子9克、葛根30克、当归12克、川芎15克、全蝎9克、制白附子9克、僵蚕9克。5剂，水煎服。

西药：①醋酸泼尼松片，5mg/片，晨起空腹顿服6片，服1周。②维生素B_1注射液，每日1次，每次1支，肌注，共10天。③维生素B_{12}注射液，每日1次，每次1支，肌注，共10天。

针刺：嘱其2天后行针刺治疗。

二诊（2021年11月13日）：右侧面瘫有减轻，舌淡红，苔白腻，脉濡滑。初诊方全蝎减为3克、制白附子减为6克，4剂，水煎服。继续用完初诊的西药，并继续针灸。

【按语】患者4天前晨起锻炼受风而导致右侧面瘫，患侧发沉发僵，口㖞，右眼不能闭合，右眉上抬无力，诊断为口僻（右侧面神经炎）。据诱因，加之患者平素体胖，多痰多湿，舌苔白而厚腻，脉滑，辨证为风痰入络证。选用药有：荆芥、防风、白芷、羌活祛风散寒通络；姜半夏、陈皮、苍术、茯苓、炙甘草、白芥子燥湿化痰通络；全蝎、制白附子、僵蚕息风通络；葛根、当归、川芎养血活血。

【医案四】

患者，男，69岁。左侧半身不遂，舌强言謇1月余。

初诊（2021年3月13日）：患者素体常感乏力气短，易疲劳，纳呆食少，大便溏泻，1个多月前，因劳累太过而突发左侧半身不遂，医院诊断为右侧基底节区脑梗死，收住院治疗14天后出院。左侧半身不遂减轻，上下肢肌力均为3级。现症：左侧半身不遂，肢软无力，上下肢肌力均为3级，言语謇涩。查：面色萎黄，舌质淡紫，有瘀斑，苔薄白，脉细涩。

辨证：气虚血瘀。

方药：黄芪40克、当归12克、赤芍15克、桃仁9克、红花9克、川芎10克、地龙9克、葛根30克、炒白术15克、茯苓12克。7剂，开水冲服。

二诊（2021年3月20日）：服药后自觉气短乏力减轻，大便正常。查：面色萎黄，舌质淡紫，有瘀斑，苔薄白，脉细涩。辨证：气虚血瘀证。初诊方加炙甘草5克，继服7剂。

三诊（2021年3月27日）：气短乏力进一步减轻，自觉患侧肢体较前有力一些，舌质淡红，右边有瘀斑，苔薄白，脉细涩。二诊方减去茯苓，加泽兰9克、鸡血藤15克、水蛭粉2克、羌活10克。7剂，水煎服。

四诊（2021年4月3日）：自觉患侧肢体较前有力，舌质淡红，右边有瘀斑，苔薄白，脉细涩。方药：芪蛭通络胶囊，每日两次，每次4粒。服两周。

五诊（2021年4月17日）：自觉患侧肢体较前有力，检查肌力达到4级，舌质淡红，苔薄白，脉涩。方药：芪蛭通络胶囊，每日两次，每次4粒。继服两周。

【按语】患者是老年男性，平素体弱，常感乏力气短，易疲劳，纳呆食少，大便溏泻，可见发病前即有气虚症状。1月前因劳倦太过突发半身不遂，现已进入中风恢复期。据初诊时肢体偏枯不用，肢软无力，面色萎黄，舌质淡紫，有瘀斑，苔薄白，脉细涩，辨证为气虚血瘀证，以补阳还五汤为基础方治疗，取得满意疗效。补阳还五汤是临床治疗中风偏瘫的常用中药方剂，具有补气、活血、通络等功效，由黄芪、当归、赤芍、地龙、川芎、红花、桃仁等组成。

【医案五】

患者，女性，65岁。左侧半身不遂，舌强语謇1天。

初诊（2019年4月13日）：昨天早晨突然发生左侧半身不遂，舌强语謇，大便已3日不通。查：左上肢肌力2级，左下肢肌力3级，舌质红，苔厚腻，脉弦滑有力。

辨证：痰热腑实。

方药：生大黄9克、枳实12克、厚朴10克、羌活10克、全瓜蒌30克、制半夏9克、防风9克、桃仁9克、钩藤30克、玄明粉10克。3剂，水煎服。同时配以西药治疗。

二诊（2019年4月17日）：大便通畅。查：左上肢肌力3级，左下肢肌力3级，舌红，苔白厚腻，脉弦有力。初诊方减去生大黄、玄明粉，加地龙9克、赤芍15克、川芎12克、陈皮12克，7剂，水煎服。

三诊（2019年4月24日）：左上肢肌力4级，左下肢肌力4级，舌淡红，苔薄白腻，脉弦。

方药：桑枝30克、土鳖虫6克、红花9克、桃仁9克、赤芍12克、蜈蚣2条、半夏9克、化橘红12克、地龙9克、牛膝15克。5剂，水煎服。

【按语】患者为老年女性，1天前突然发生左侧半身不遂，舌强语謇，经头颅核磁检查，诊断为脑梗死。因费用问题不愿住院，要求门诊治疗。大便已3日不通，舌质红，苔腻，脉弦滑有力。辨证为中风-中经证-痰热腑实证。立即给予焦树德先生的三化复遂汤3剂治疗，同时配以西药治疗。二诊时患者大便通畅，身体感觉较前舒服，故初诊方减生大黄、玄明粉，加地龙、赤芍、川芎、陈皮等活血理气之品。三诊时患者患侧肢体较前有力，检查均为4级，舌淡红，苔薄白腻，脉弦。给予活瘀复遂汤加减巩固疗效。

【医案六】

患者，男性，60岁。半身不遂5月余。

初诊（2017年12月2日）：今年6月28日早晨起床时发现左半身无力，不能站立，左上肢不能抬起，经入院治疗14天，症状减轻而出院。出院时左上肢肌力3级，左下肢肌力3级。出院后近5个月来，左侧半身不遂迟迟不能减轻，舌黯，苔薄白腻，脉涩。

辨证：瘀血阻络。

方药：桑枝30克、土鳖虫9克、红花9克、桃仁9克、皂角刺6克、赤芍15克、蜈蚣2条、钩藤30克、姜半夏9克、化橘红12克、茯苓15克、地龙9克、川续断15克、怀牛膝15克、炙山甲6克。7剂，水煎服。

二诊（2017年12月9日）：自觉左半身轻快舒适一些。查：左上肢肌力3级，左下肢肌力3级。舌黯，苔薄白，脉涩。初诊方减去茯苓，加川芎12克。7剂，水煎服。

三诊（2017年12月16日）：左上肢肌力3级，左下肢肌力4级。舌黯，苔薄白，脉涩。二诊方继服7剂。

四诊（2017年12月23日）：左上肢肌力4级，左下肢肌力4级。舌黯，苔薄白，脉涩。方药：芪蛭通络胶囊，每日两次，每次4粒。继服两周。

【按语】患者为老年男性，患中风5月余，疾病尚在恢复期。据左侧半身不遂迟迟不能减轻，且舌黯，苔薄白腻，脉涩，辨证为瘀血阻络。选用焦树德先生的活瘀复遂汤为基础方治疗。其中，以桑枝通利四肢关节，祛风活络；土鳖虫破血通瘀，搜剔血积，通经活络，共为主药。红花、桃仁破瘀通经，行血润燥；皂角刺搜风通络，溃散壅结；赤芍散瘀，行血中之滞；蜈蚣入肝祛风，并善走散；钩藤息风舒筋；姜半夏、化橘红、茯苓化痰祛湿；地龙性寒，祛湿清热，以防瘀血久郁化热，并善通下肢。

癫　狂

一、概述

癫狂为临床常见的精神失常疾病。癫病以精神抑郁，表情淡漠，沉默痴呆，语无伦次，静而多喜为特征；狂病以精神亢奋，狂躁不安，喧扰不宁，骂詈毁物，动而多怒为特征。以青壮年患者为多。因二者在临床症状上不能截然分开，且又能相互转化，故以癫狂并称。

癫狂的发生与七情内伤、饮食失节、禀赋不足相关，损及心、脾、肝、胆、肾，导致脏腑功能失调和阴阳失于平秘，进而产生气滞、痰结、郁火、瘀血等，蒙蔽心窍或心神被扰，神明逆乱而引起神志异常。

癫与狂的病机特点各有不同。癫为痰气郁结，蒙蔽神机；狂为痰火上扰，神明失主。但癫证之痰气郁而化火，可转化为狂证；狂证日久，郁火宣泄而痰气留结，又可转化为癫证，故两者不能截然分开。本病初起多属实证，久则虚实夹杂。癫证多由痰气郁结，蒙蔽心窍，久则心脾耗伤，气血不足。狂证多因痰火上扰，心神不安，久则火盛伤阴，心肾失调。

癫狂的辨证要点：①区分癫证与狂证之不同。癫证初期以情感障碍为主，表现为情感淡漠，生活懒散，少与人交往，喜静恶动。若病情进一步发展，可出现思维障碍，情绪低下，沉默寡言，学习成绩下降，直至丧失生活和工作能力。进一步发展，病情更甚者，可出现淡漠不知，喃喃自语，终日闭户，不知饥饱。狂证初期以情绪高涨为主，多见兴奋话多，夜不寐，好外走，喜冷饮，喜动恶静。病情进一步发展，渐至频繁外走，气力倍增，刚暴易怒，登高而歌，自觉高贤，自认尊贵，部分患者亦可出现呼号骂叫、不避水火、不避亲疏的严重症状。②辨病性虚实。初病属实，久病则多虚实夹杂。癫为气郁、痰阻、血瘀，久延则脾气心血亏耗。狂为火郁、痰积、热瘀，久延心肾阴伤，水不济火，而致阴虚火旺。

癫狂的治疗要点：初期多以邪实为主，治当理气解郁，畅达神机，降（泄）火豁痰，化瘀通窍；后期以正虚为主，治当补益心脾，滋阴养血，调整阴阳。同时，移情易性，加强护理，不但是防病治病的需要，也是防止病情反复与发生意外时不可忽视的措施。

癫狂的转归预后，关键在于早期诊断，及时治疗，重视精神调护，避免精神刺激。若失治、误治，或多次复发，则病情往往加重，形神俱坏，难以逆转。

二、诊治经验

（一）实证

1. 痰气郁结

思虑太过，所愿不遂，使肝气郁滞，进而横逆犯脾，脾失健运，水湿不化，聚而成痰，气郁痰结，蒙蔽心窍。表现为精神抑郁，表情淡漠，沉默痴呆，或语无伦次，多疑多虑，喜怒无常，不思饮食。苔白腻，脉弦滑。

治法：疏肝解郁，化痰醒神。

基础方：柴胡、当归、白芍、茯苓、白术、麸炒枳壳、香附、半夏、陈皮、竹茹、石菖蒲。

2. 气郁痰火

所愿不遂，忧郁恚怒，肝气郁滞，日久化火，灼津生痰，以致气、火、痰积聚，扰乱心神，则发癫狂。表现为烦躁不安，夜寐不安，言语喋喋不休且混乱，或哭笑无常，舌红苔黄，脉弦数或滑数。

治法：清心解郁化痰。

基础方：瓜蒌、制南星、法半夏、黄连、栀子、枳实、竹沥水、橘红、柴胡、大黄、甘草。

3. 痰热瘀结

气郁日久，痰结日深，血气凝滞，瘀热互结，神窍被塞。表现为情绪躁扰不安，恼怒不休，头痛，心悸而烦。舌质紫暗，有瘀斑，少苔或薄黄苔干，脉弦细或细涩。

治法：解郁化痰，活血开窍。

基础方：癫狂梦醒汤加减。柴胡、黄芩、法半夏、桃仁、青皮、香附、茯苓、赤芍、紫苏子、大黄、甘草、木通、枳壳、川芎。

4. 蓄血发狂

热与血久结，而瘀比热重，证见"少腹硬满"，瘀已成形，势为深重。《黄帝内经》云："瘀血在下，使人发狂；瘀血在上，使人善忘。"表现为狂躁，夜晚为甚，少腹硬满而痛，大便燥结，数日一行，舌苔黄燥，脉沉滑数。

治法：攻下瘀血。

基础方：抵当汤加减。桃仁、大黄、水蛭、虻虫。

5. 气血亏虚，气结痰阻

对癫证，医书多论其虚，认为癫证日久则心脾两虚，然验之临床，纯虚者甚少，多为气血亏虚，气结痰阻，虚实夹杂。表现为抑郁，呆木无知，善悲欲哭，魂梦颠倒，面色白而无华，舌淡苔白，脉弦细。

治法：解郁化痰，补益气血。

基础方：十味温胆汤加减。姜半夏、陈皮、茯苓、炙甘草、麸炒枳壳、姜竹茹、党参、熟地黄、炒酸枣仁、远志。

三、医案实录

【医案一】

马某，女，31岁。发狂3月余。

初诊（2012年3月10日）：去年离婚后出现精神失常，在当地精神病院诊断为躁狂抑郁双相情感障碍，住院治疗半月，病情减轻而出院。之后经常抑郁，呆坐或躺着，情绪易受激惹而暴躁发狂，自觉头部拘紧，如有铁箍束缚，记忆力明显下降，注意力不能集中，少腹硬满而痛，月经后期量少，痛经。查：双目呆滞，表情淡漠，舌黯红，有瘀条，苔薄黄腻，脉沉涩。

辨证：蓄血发狂。

方药：桃仁10克、炒水蛭6克、炒虻虫6克、大黄（后下）9克、柴胡12克、黄芩10克、清半夏9克、石菖蒲12克、郁金12克。4剂，水煎服。

二诊（2012年3月13日）：2剂后泻下较多，色黑褐臭秽，困乏，睡眠时间延长，现已不觉头部拘紧，少腹硬满明显减轻。查：双目呆滞较前好转，舌黯红，有瘀条，苔薄黄腻，脉沉涩。

方药：桃仁9克、桂枝9克、大黄（后下）9克、芒硝（兑入）9克、甘草6克、柴胡12克、黄芩9克、清半夏9克、石菖蒲12克、郁金12克。5剂，水煎服。

三诊（2012年3月20日）：自述初诊时症状明显好转，表情已不呆滞，舌淡红，瘀条变小、变淡，苔薄黄腻，脉弦。

方药：柴胡12克、黄芩10克、清半夏9克、茯苓9克、桂枝9克、大黄6克、党参9克、龙骨（先煎）20克、牡蛎（先煎）20克、桃仁10克、川芎15克、石菖蒲12克、郁金12克。7剂，水煎服。

【按语】狂证，诸家多从痰、火、气论治，如《杂病源流犀烛》："狂由心家邪热……狂属脏，痰聚心主，故发而不止。"而临证所见，蓄血发狂者也不少，当有发狂，少腹硬满，或月经后期，闭经，痛经，善忘，用抵当汤治疗，往往可以取效。然抵当汤用水蛭、虻虫，下瘀血力猛，不可过用，泻下较多后需改用桃核承气汤加减治疗。

【医案二】

王某，女，27岁。出现幻觉5个月。

初诊（2015年11月7日）：平素性格内向孤僻，因恋爱不顺而郁郁寡欢，经常悲哀哭泣，双目呆滞，不自主地躁动不安，近5月来出现幻听，胆怯、恐惧，有被迫害感，常有噩梦。查：舌淡红，苔白腻，脉弦滑。

辨证：气郁痰阻。

方药：柴胡12克、黄芩9克、姜半夏9克、党参10克、茯苓9克、桂枝9克、生龙骨（先煎）30克、生牡蛎（先煎）15克、陈皮9克、炙甘草6克、枳壳8克、竹茹10克、石菖蒲12克、青礞石（先煎）20克。7剂，水煎服。同时服利培酮片，每日两次，一次1毫克。

二诊（2015年11月14日）：不自主的躁动不安及胆怯、恐惧减轻。查：舌淡红，苔白腻，脉弦滑。

方药：姜半夏9克、陈皮9克、茯苓9克、炙甘草6克、枳壳8克、竹茹10克、石菖蒲12克、柴胡12克、黄芩9克、党参10克、桂枝9克、生龙骨（先煎）30克、生牡蛎（先煎）15克、合欢皮30克、远志10克。7剂，水煎服。继服利培酮片，每日两次，一次2毫克。

三诊（2015年11月21日）：郁郁寡欢，经常悲哀哭泣，双目呆滞均减轻。查：舌淡红，苔薄白，脉弦。

方药：柴胡12克、黄芩9克、姜半夏9克、党参10克、茯苓9克、桂枝6克、生龙骨（先煎）30克、生牡蛎（先煎）15克、陈皮9克、炙甘草6克、枳壳8克、合欢皮30克、远志12克、石菖蒲12克。7剂，水煎服。继服利培酮片，每日两次，一次2毫克。服1周。

【按语】患者为青年女性，主因出现幻觉5个月就诊。西医诊断为精神分裂症，中医诊断为癫狂。平素性格内向孤僻，因恋爱不顺而郁郁寡欢，经常悲哀哭泣，双目呆滞，不自主地躁动不安，胆怯、恐惧，有被迫害感，常有噩梦，舌淡红，苔白腻，脉弦滑，辨证为气郁痰阻证。选用柴胡加龙骨牡蛎汤合温胆汤加减治疗，同时服利培酮片，取得较好疗效。

【医案三】

郝某，女，25岁。精神失常1月余。

初诊（2013年9月7日）：平素性格内向孤僻，因母亲交通事故丧生的精神刺激而致呆木无知，昼夜不眠，所问不答，月经推后，时小腹痛。查：舌淡红，左边有瘀斑，苔白稍腻，脉沉弦滑。

辨证：气郁痰阻，瘀血阻窍。

方药：柴胡12克、黄芩9克、姜半夏9克、茯苓10克、香附9克、赤芍15克、郁金12克、桃仁12克、大腹皮10克、青皮9克、陈皮10克、桑白皮10克、紫苏子10克。5剂，水煎服。

二诊（2013年9月14日）：初诊所述症状均减轻，能睡眠5小时左右，有食欲，少量进食，自述胸满，心烦。查：舌淡红，左边有瘀斑，苔白，脉弦滑。

方药：柴胡12克、黄芩9克、姜半夏9克、茯苓10克、香附9克、赤芍15克、麸炒枳壳15克、栀子9克、郁金12克、桃仁12克、陈皮10克、合欢皮30克。7剂，水煎服。

三诊（2013年9月21日）：胸满、心烦减轻，睡眠仍不好，抑郁多哭，焦虑。查：舌淡红，苔白，脉弦滑。

方药：牡丹皮9克、栀子9克、柴胡12克、当归15克、白芍10克、赤芍10克、茯苓12克、白术12克、薄荷（后下）5克。7剂，水煎服。

【按语】癫狂发病急、病程短，多实多郁。脉沉，沉为气郁为主，故用癫狂梦醒汤以解郁为主，有瘀血之征，稍加活血之品。苔白稍腻，脉滑均为痰阻之征，原方有姜半夏、陈皮、茯苓、紫苏子、桑白皮化痰降气。

【医案四】

魏某，女，56岁。精神失常半年余。

初诊（2016年5月5日）：因丈夫去世，伤心过度而抑郁，呆木无知，不语、不食、不眠，经常夜里外出，漫无目的地乱走，时奔跑、叫喊，数次住精神病院而没有得到改善。查：面色白而无华，舌淡苔白，脉弦细。

辨证：痰气交阻，气血亏虚。

方药：姜半夏9克、陈皮12克、茯苓12克、炙甘草5克、麸炒枳壳12克、姜竹茹10克、党参12克、熟地黄9克、炒酸枣仁30克、远志10克、黄芪20克、当归12克、石菖蒲12克、柴胡15克。7剂，水煎服。

二诊（2016年5月12日）：呆木无知减轻，能与人简单对话，仅漫无目的地外出乱走1次，睡眠仍不好，纳呆，舌淡，苔薄白腻，脉弦细。

方药：姜半夏9克、陈皮12克、茯苓12克、炙甘草5克、麸炒枳壳12克、姜竹茹10克、党参12克、熟地黄9克、炒酸枣仁30克、远志10克、石菖蒲12克、合欢皮30克、夜交藤30克。7剂，水煎服。

三诊（2016年5月19日）：呆木无知进一步减轻，睡眠较前有改善，仍纳呆，舌淡，苔薄白腻，脉弦细。

方药：姜半夏9克、陈皮12克、茯苓12克、炙甘草5克、麸炒枳壳12克、姜竹茹10克、党参12克、黄芪20克、砂仁（后下）6克、炒酸枣仁30克、远志10克、石菖蒲12克、合欢皮30克、夜交藤30克。7剂，水煎服。

四诊（2016年5月26日）：睡眠转好，纳食改善，精神基本正常，仍抑郁，时胸闷，时欲哭，舌淡红，苔薄白稍腻，脉弦细。

方药：柴胡12克、黄芩5克、姜半夏9克、茯苓10克、香附9克、桂枝5克、党参9克、龙骨（先煎）20克、牡蛎（先煎）20克、当归15克、白芍15克、白术12克、合欢皮30克、夜交藤30克。7剂，水煎服。

【按语】患者为中年女性，因精神失常半年余而就诊。因丈夫去世，伤心过度而抑郁并引发精神失常，数次住精神病院而没有得到改善，面色白而无华，舌淡苔白，脉弦细。辨证为痰气交阻，气血亏虚。治疗选用十味温胆汤加减，其中，姜半夏、陈皮、茯苓、炙甘草、麸炒枳壳、姜竹茹化痰降气；石菖蒲化痰开窍；党参、熟地黄、黄芪、当归补益气血；炒酸枣仁、远志安神。二诊时患者呆木无知减轻，能与人简单对话，仅漫无目的地外出乱走1次，睡眠仍不好，纳呆，舌淡，苔薄白腻，脉弦细。守方继服。三诊时患者呆木无知进一步减轻，睡眠较前有改善。四诊睡眠转好，纳食改善，精神基本正常，仍抑郁，时胸闷，时欲哭，舌淡红，苔薄白稍腻，脉弦细。改用柴胡加龙骨牡蛎汤为基础方继续治疗以巩固疗效。

【医案五】

黄某，男，33岁。精神失常5月余。

初诊（2010年8月7日）：工作所愿不遂，以致精神失常，狂躁不安，夜不安寐，言语喋喋不休且混乱，或哭笑无常，尿黄。查：舌红，苔黄腻，脉弦滑。

辨证：痰火扰心。

方药：瓜蒌40克、胆南星9克、法半夏9克、黄连9克、栀子9克、枳实15克、橘红10克、柴胡12克、大黄（后下）10克、石菖蒲12克、郁金12克、礞石（先煎）12克、珍珠母（先煎）30克、甘草5克。5剂，水煎服。

二诊（2010年8月14日）：服药2剂后开始泻下，泻下数次后自觉狂躁不安减轻，舌红，苔薄黄，脉弦滑数。初诊方枳实15克改为枳壳12克、礞石改为10克、大黄改为6克，继服5剂。

三诊（2010年8月21日）：前述诸症都明显减轻，思维基本正常，睡眠少，偏头痛，舌红，尖红，苔薄黄，脉弦。

方药：栀子9克、牡丹皮9克、柴胡12克、夏枯草12克、麸炒枳壳12克、清半夏9克、石菖蒲12克、郁金12克、白芍15克、当归15克、川芎15克、合欢皮30克、珍珠母（先煎）30克、夜交藤30克、远志10克、炙甘草5克。7剂，水煎服。

四诊（2010年8月28日）：睡眠改善，时偏头痛，舌淡红，苔薄黄，脉弦细。

方药：牡丹皮9克、栀子9克、柴胡12克、白芍15克、当归15克、川芎15克、茯苓12克、白术12克、郁金12克、合欢皮30克、珍珠母（先煎）30克、夜交藤30克、远志10克、炙甘草5克。7剂，水煎服。

【按语】此患者为青年男性，因精神失常5月余就诊。因工作所愿不遂，以致精神失常，狂躁不安，夜不安寐，言语喋喋不休且混乱，或哭笑无常，尿黄便秘，舌红苔黄腻，脉弦滑数，辨证为痰火扰心证。治疗应当清心解郁化痰。选用瓜蒌、胆南星、法半夏、枳实、橘红、甘草、礞石、大黄化痰涤痰；黄连、栀子、珍珠母清火平肝；柴胡疏肝；石菖

蒲、郁金开窍。待诸症都明显减轻，思维基本正常后，改用
丹栀逍遥散加减治疗。丹栀逍遥散现代临床也常用于肝郁化
火、烦闷急躁等精神失常性疾病。

痫 病

一、概述

痫病是一种反复发作性神志异常的病证，临床以突然意识丧失，甚则仆倒，不省人事，强直抽搐，口吐涎沫，两目上视，或口中怪叫，移时苏醒，一如常人为特征。可由先天或后天因素导致。

西医学的癫痫包括原发性癫痫和继发性癫痫，可以参考中医的痫病辨证论治。

导致痫病的原发病因有：①七情失调（主要责之于惊恐）；②先天因素（禀赋即遗传、胎气受损）；③脑部疾病（包括脑外伤）。诱发病因有七情失调、饮食不节、劳累过度，或患他病之后。这些病因造成脏腑失调，痰浊阻滞，气机逆乱，风阳内动即可导致癫痫，而尤以痰邪作祟最为重要。

痫之为病，病理因素总以痰为主，每由风、火触动，痰瘀内阻，蒙蔽清窍而发病。以心脑神机失用为本，风、火、痰、瘀致病为标。其中痰浊内阻，脏气不平，阴阳偏胜，神机受累，元神失控是病机的关键所在。而痫病之痰，具有随风气而聚散和胶固难化两大特点，因而痫病之所以久发难愈，反复不止，正是由于胶固于心胸的"顽痰"所致。至于发作时间的久暂、间歇期的长短，则与气机顺逆和痰浊内聚程度有密切关系。

痫病与五脏均有关联，但主要责之于心肝，顽痰闭阻心窍，肝经风火内动是痫病的主要病机特点。久发耗伤精气，可致心肾亏虚，气血不足，可见心脾两虚。

痫病的病机转化决定于正气的盛衰及痰邪的深浅。发病初期，痰瘀阻窍，肝郁化火生风，风痰闭阻，或痰火炽盛等以实证为主，因正气尚足，痰浊尚浅，易于康复；若日久不愈，损伤正气，首伤心脾，继损肝肾，加以痰瘀凝结胶固，表现虚实夹杂，则治愈较难，甚至神情呆滞，智力减退。

癫痫的辨证要点：①确定病性。来势急骤，神昏卒倒，不省人事，口噤牙紧，颈项强直，四肢抽搐者，病性属风；发作时口吐涎沫，气粗痰鸣，呆木无知，发作后或有情志错乱，幻听，错觉，或有梦游者，病情属痰；有卒倒啼叫，面赤身热，口流血沫，平素或发作后有大便秘结，口臭苔黄者，病性属热；发作时面色潮红、紫红，继则青紫，口唇发绀，或有颅脑外伤、产伤等病史者，病性属瘀。②辨病情轻重。判断本病之轻重要注意两个方面，一是病发持续时间之长短，一般持续时间长则病重，短则病轻；二是发作间隔时间之久暂，即间隔时间短暂则病重，间隔时间长久则病轻。其临床表现的轻重与痰浊之浅深和正气之盛衰密切相关。

癫痫的治疗要点：病发即急，以开窍醒神豁痰治其标；平时病缓则祛邪补虚以治其本，是谓治疗本病之大法。临证时前者多以豁痰息风、开窍定痫法，后者宜健脾化痰、补益肝肾、养心安神法治之。而调养精神、注意饮食、劳逸适度实属重要。

二、诊治经验

1.风痰闭阻

素有痰浊内蕴，复因恼怒等而诱发，肝阳化风，痰随风动，风痰闭阻，上干清窍而发病。发病前常有眩晕，头昏，胸闷，乏力，痰多，心情不悦。发作呈多样性，或见突然跌倒，神志不清，抽搐吐涎，或伴尖叫与二便失禁，或短暂神志不清，双目发呆，茫然如有所失，谈话中断，持物落地，或精神恍惚而无抽搐，舌质红，苔白腻，脉多弦滑有力。

治法：化痰息风，开窍定痫。

基础方：定痫丸加减。天麻、全蝎、僵蚕、半夏、陈皮、茯苓、甘草、川贝母、胆南星、石菖蒲、茯神、远志、琥珀、丹参。

2. 肝火痰热

素有痰浊蕴结，复因肝气郁结化火，痰火内盛，上扰脑神而发作。表现为昏仆，伴有口苦咽干，便秘溲黄，目赤，心烦失眠。舌红，苔黄腻，脉弦滑数。

治法：清肝泻火，化痰定痫。

基础方：龙胆泻肝汤合温胆汤加减。龙胆草、黄芩、栀子、柴胡、白芍、生地黄、车前子、法半夏、化橘红、竹茹、麸炒枳实、天麻、石决明、钩藤、地龙、全蝎。

3. 气郁痰阻

小儿和青少年癫痫，常因惊恐而发。表现为短暂神志不清，双目发呆，茫然如有所失，谈话中断，持物落地，或见突然跌倒，神志不清，抽搐吐涎，发作时有明显恐惧感，舌淡红，苔薄白腻，脉弦滑。

治法：解郁安神，化痰定痫。

基础方：柴胡加龙骨牡蛎汤加减。柴胡、黄芩、半夏、茯苓、党参、桂枝、大黄、龙骨、牡蛎、礞石、郁金、钩藤。

4. 瘀血阻窍

平素头晕、头痛，痛有定处，常伴单侧肢体抽搐，或一侧面部抽动，额面口唇青紫，舌质暗红或有瘀斑，舌苔薄白，脉涩或弦。多继发于颅脑外伤、产伤、颅内感染性疾患后，或先天脑发育不全。

治法：祛瘀通络。

基础方：通窍活血汤加减。柴胡、麸炒枳壳、当归、赤芍、川芎、生地黄、桃仁、红花、郁金、石菖蒲、地龙、远志、全蝎、老葱白。

5. 脾虚痰阻

痫发日久，耗伤气血，心脾两伤，心神失养而发痫。表现为反复发痫，神疲乏力，心悸气短，失眠多梦，面色苍白，体瘦纳呆，大便溏薄，舌质淡，苔白腻，脉沉细而弱。

治法：健脾化痰。

基础方：六君子汤加减。党参、白术、茯苓、甘草、半夏、陈皮、石菖蒲、远志、地龙。

6. 肝肾阴虚

痫病日久，心肾精血亏虚，髓海不足，脑失所养。表现为痫病频发，神思恍惚，心悸，健忘，失眠，头晕目眩，两目干涩，面色晦暗，耳轮焦枯不泽，腰膝酸软，大便干燥，舌质淡红，脉沉细而数。

治法：滋养肝肾，填精益髓。

基础方：大补元煎加减。人参、山药、山茱萸、熟地黄、杜仲、当归、枸杞子。

三、医案实录

【医案一】

姚某，男，8岁。患癫痫3个月。

初诊（2013年11月16日）：3个月前受父亲手掌击打头部数下且惊吓后而致突然昏倒，四肢抽搐，口吐白沫，两目上视，约5分钟后清醒，哭闹不止，急送当地儿童医院就诊，经脑电图检查有棘慢波，诊断为癫痫。经询问，患者家族无癫痫病人，排除遗传，顺产出生，之前没有头部磕碰外伤史。因是首次发作，建议观察，先不用治疗癫痫的药物。3周后，概因患者与同学闹矛盾，心里不痛快，又出现癫痫表现。之后两个月又发作两次。因担心治疗癫痫的西药不良反应大，来门诊要求服中药。刻下患者情绪不舒畅，喜太息，胸闷，烦躁，自述恐惧癫痫再发作，睡眠没有以前好。查：舌淡红，苔薄白稍腻，脉弦滑。

辨证：气郁痰阻。

方药：柴胡9克、黄芩6克、姜半夏6克、茯苓9克、党参6克、桂枝6克、大黄2克、龙骨15克、牡蛎15克、礞石15克、郁金9克、钩藤20克。7剂，开水冲服。

二诊（2013年11月23日）：情绪不舒畅、喜太息、胸闷、烦躁都减轻，仍恐惧再发作。查：舌淡红，苔薄白稍腻，脉弦滑。

方药：柴胡9克、黄芩6克、姜半夏6克、茯苓9克、党参6克、桂枝6克、龙骨15克、牡蛎15克、礞石15克、郁金9克、钩藤20克、合欢皮20克、地龙6克。5剂，开水冲服。

三诊（2013年11月30日）：身体无明显不适症状，要求服药避免再次发作。二诊方礞石改为10克，减去郁金，5剂，开水冲服。日服1次。

四诊（2013年12月14日）：身体无明显不适症状，三诊方减去礞石，5剂，开水冲服。日服1次。嘱其停药两周后再来就诊。

五诊（2014年1月14日）：没有再发作，身体无明显不适症状，仍用四诊方5剂，开水冲服。日服1次。

之后随访，此患者两年多没有再发作癫痫。

【按语】此方即柴胡加龙骨牡蛎汤加味，清代著名医家徐灵胎在《伤寒论类方》中曰："此方能下肝胆之惊痰，以之治癫痫必效。"用此方治疗痫病，不用磁石和代赭石，而用礞石专攻闭阻心窍之痰。加入地龙祛痰止痉，是抗痫的要药；钩藤平肝息风；合欢皮疏肝解郁安神。注意：礞石不宜较长时间服用，以免碍胃。

【医案二】

罗某，女，28岁。自觉意识轻度丧失而就诊。

初诊（2019年5月9日）：约10年前因头晕、头痛而就诊于某三甲医院，经头颅核磁检查发现脑血管瘤，经手术治疗，没有明显不适。之后3年多在一次惊吓后出现痫样发作，突然意识短时轻度丧失，尚能维持原体位。经原医院检查诊断为癫痫。之后一年内又发作6次。每于脑力劳动过度或精神紧张时发作，其母不愿女儿服西医治疗癫痫的药物，要求中医治疗。昨天晚上加班到近9点发作，仍表现为突然意识短时轻度丧失，尚能维持原体位。近来自觉工作压力大，烦躁易怒，入睡困难，眠浅易醒。查：舌红，苔薄黄腻，脉弦滑数。

辨证：肝火痰热。

方药：龙胆草6克、黄芩12克、栀子9克、柴胡15克、白芍15克、生地黄9克、法半夏9克、化橘红10克、竹茹12克、麸炒枳实10克、天麻10克、礞石（先煎）30克、钩藤30克、地龙9克、全蝎3克、珍珠母（先煎）20克、远志10克。5剂，水煎服。

二诊（2019年5月16日）：急躁易怒减轻，情绪平稳，睡眠仍困难。查：舌淡红，苔薄黄腻，脉弦滑。

辨证：气郁痰热。

方药：柴胡12克、黄芩10克、清半夏9克、茯苓9克、大黄2克、生龙骨（先煎）15克、生牡蛎（先煎）15克、礞石（先煎）30克、地龙9克、钩藤30克、陈皮12克、麸炒枳壳10克、姜竹茹10克、合欢皮30克、夜交藤30克、远志10克。5剂，水煎服。

三诊（2019年5月23日）：睡眠转好，时头痛，程度不重，自述近1年多来月经量少。查：舌淡红，苔薄黄腻，脉弦细。

辨证：肝郁痰阻血虚。

方药：柴胡12克、当归15克、白芍15克、川芎15克、茯苓12克、白术12克、陈皮10克、香附9克、生龙骨（先煎）20克、生牡蛎（先煎）15克、合欢皮30克、夜交藤30克。7剂，水煎服。

四诊（2019年5月30日）：无不适表现。查：舌淡红，苔薄白，脉弦细。辨证：肝郁血虚。三诊方加枸杞子15克，继服7剂。

8个月后随访，没有再发作癫痫。

【按语】患者因癫痫频繁发作而就诊，自觉工作压力大，烦躁易怒，入睡困难，眠浅易醒，舌红，苔薄黄腻，脉弦滑数。辨证为肝火痰热证。肝火痰热证素有痰浊蕴结，复因肝气郁结化火，痰火内盛，上扰脑神而发作。治疗当清肝泻火，化痰定痫。用龙胆泻肝汤合温胆汤加钩藤、地龙、全蝎等息风通络。中医认为，地龙味咸，性寒，归肝、肾、肺经，具有清热定惊、平喘、通络等作用。地龙适用于热极生风所致的神昏谵语、痉挛抽搐及小儿惊风，或癫痫、癫狂等症。如《本草拾遗》治痰热癫痫，即以地龙同盐化为水，饮服；《摄生众妙方》治小儿急慢惊风，则用地龙研烂，同朱砂做丸服。

【医案三】

王某，女，16岁。患癫痫多年。

初诊（2016年10月15日）：患癫痫多年，服拉莫三嗪（50毫克，每日1次）已3年，因出现头晕、头痛、嗜睡、恶心而自行停药，造成最近发作较频繁。患者现已初中三年级，学习紧张，不想服西药，要求中医治疗看看效果。患者及其父亲叙述症状如下：多在白天不定时发作，先是左侧上肢及肩背麻木抽动不适，不能活动，或有短时神志模糊，持续时间较短，能保持原体位。学习紧张，学习压力较大，时烦躁易怒，睡眠浅。查：面色较黄黯，舌淡红，苔白腻，脉弦滑。

辨证：风痰内阻。

方药：柴胡10克、黄芩6克、姜半夏9克、茯苓9克、党参9克、桂枝9克、大黄2克、龙骨30克、牡蛎20克、礞石30克、地龙9克、钩藤30克、陈皮12克、麸炒枳壳10克、姜竹茹10克。7剂，开水冲服。服拉莫三嗪25毫克，每日1次。

二诊（2016年10月22日）：这周没有发作癫痫，情绪不舒畅，烦躁。查：舌淡红，苔薄白腻，脉弦滑。方药：初诊方减去大黄，加栀子9克、合欢皮30克，7剂，开水冲服。继服拉莫三嗪25毫克，每日1次。

三诊（2016年10月29日）：没有发作癫痫，睡眠好，烦躁减轻，开始早上外出慢跑，自觉身体状态较好。舌淡红，苔薄白腻，脉弦细。

方药：二诊方减去栀子，改龙骨为20克、礞石为20克，每日服1次。7剂，开水冲服。继服拉莫三嗪12.5毫克，每日1次。

四诊（2016年11月12日）：没有发作癫痫，因天气转凉，锻炼身体改为晚自习后家长陪同慢跑一会儿，身体状态和精神状态都较好。查：舌淡红，苔薄白腻，脉和缓有力，面色红润。继服拉莫三嗪12.5毫克，每日1次。

方药：柴胡9克、黄芩6克、姜半夏9克、茯苓9克、党参9克、桂枝9克、龙骨20克、牡蛎15克、礞石15克、地龙9克、陈皮9克、麸炒枳壳9克。7剂，开水冲服。每日1次。

随访：患者一直服拉莫三嗪（12.5毫克，每日1次），已近1年没有发作。

【按语】患者因患癫痫多年而就诊，因出现头晕、头痛、嗜睡、恶心而自行停用西药，造成发作较频繁，烦躁易怒，睡眠较浅，面色较黄黯，舌淡红，苔白腻，脉弦滑。辨证当属风痰内阻证。治疗应化痰息风，开窍定痫，选用柴胡加龙骨牡蛎汤为基础方，配合地龙清热息风止痉，钩藤以平肝息风见长，主要治疗肝风内动而致的惊痫抽搐诸证。陈皮、麸炒枳壳、姜竹茹可以健脾化湿逐痰。诸药合用，疗效显著。

【医案四】

赵某，男，22岁。患癫痫3年。

初诊（2015年8月8日）：患者3年前在路上行走时被摩托车撞倒，大约1个月后开始出现突发跌倒，神志不清，伴抽搐，持续10分钟左右清醒，醒后头痛较重，神疲乏力，数小时后才能缓解。约1个月发作1次。在山西省及北京几家西医医院，经脑电图、头颅核磁等检查，诊断为癫痫，但没有找到引起癫痫发作的原发病。服用卡马西平等3种西药5个月，疗效不明显，仍大约1个月发作1次，且有头晕、头痛等不适感觉，要求中医治疗。患者经常入睡困难，但平素体力、精力尚好。查：舌质暗红，边有瘀斑，舌苔薄白，脉弦涩。

辨证：瘀阻脑络。

方药：柴胡12克、麸炒枳壳12克、当归10克、赤芍15克、川芎15克、生地黄12克、桃仁9克、红花9克、葛根30克、郁金10克、石菖蒲12克、地龙9克、远志10克、全蝎3克、夜交藤30克。7剂，水煎服。煎煮时放入一段（约寸半）老葱白。

西药：卡马西平每日1次，每次1片。

二诊（2015年8月15日）：服药这周癫痫没有发作，入睡较前有好转。查：舌质暗红，边有瘀斑，舌苔薄白，脉涩。初诊方继服7剂。

西药：卡马西平每日1次，每次半片。

三诊（2015年8月22日）：癫痫没有发作，入睡较前进一步好转，约半个多小时可入睡。查：舌质暗，边有瘀斑，舌苔薄白，脉涩。初诊方继服7剂，每日上午服1次。

西药：卡马西平每次半片，每日1次。

四诊（2015年9月5日）：服药这段时间癫痫没有发作，现身体状况较好。查：舌质淡红，舌边瘀斑变淡，舌苔薄白，脉涩。初诊方继服7剂，每日上午服1次。

西药：卡马西平每次四分之一片，每日1次，服两周后停服。

随访：患者已1年没有发作。

【按语】患者为年轻男性，因头部外伤而发癫痫，加之舌质暗，边有瘀斑，舌苔薄白，脉弦涩，辨证为瘀阻脑络。治疗选用血府逐瘀汤加郁金、石菖蒲、远志开窍；地龙、全蝎息风；夜交藤安神，经28剂中药治疗，历时1年，未发癫痫。张教授在临床治疗脑外伤造成的癫痫时，往往用此方加减，均取得了较好疗效。

【医案五】

王某，男，62岁。患癫痫50多年，加重两年。

初诊（2013年4月20日）：自5岁首发癫痫，至今已有50多年，一直服用卡马西平等西药控制，其间换过几次药，仍不能完全控制发作，时轻时重。两年前因老伴去世而致反复发痫，伴有神疲乏力，心悸气短，失眠多梦，面色苍白，体瘦纳呆，大便溏薄。查：舌质淡，苔白腻，脉沉细而弱。

辨证：脾虚、痰阻、肝郁。

方药：黄芪20克、党参10克、白术12克、茯苓12克、炙甘草5克、姜半夏9克、陈皮12克、石菖蒲12克、远志10克、胆南星9克、地龙9克、柴胡12克、黄芩6克、礞石（先煎）15克、炒白芍15克。7剂，水煎服。

二诊（2013年4月27日）：服药这周没有发作癫痫，仍神疲乏力，心悸气短，失眠多梦。查：舌质淡，苔白腻，脉沉细而弱。初诊方加夜交藤30克，14剂，水煎服。

三诊（2013年5月11日）：服药这两周没有发作癫痫，神疲乏力、心悸气短均减轻，仍睡眠不好。查：舌质淡，苔薄白腻，脉细而弱。二诊方减去石菖蒲、胆南星，加合欢皮30克、炒酸枣仁30克，14剂，水煎服。每日晚服1次。

随访：患者已1年多没有发作癫痫，体力、精力尚好。

【按语】患者自幼儿期患癫痫，已有50多年病史。痫发日久，耗伤气血，心脾两伤，痰浊内扰，心神失养而发。近两年因精神刺激而致发作频繁，又有肝郁之病机。故治疗选用六君子汤、小柴胡汤加减，其中，黄芪、党参、白术、茯苓、炙甘草健脾益气；姜半夏、陈皮、石菖蒲、远志、胆南星、地龙、礞石化痰逐痰开窍；小柴胡汤解郁化痰。取得较好疗效。

多　寐

一、概述

多寐是指不分昼夜，时时欲睡，呼之能醒，醒后复睡的病证。即嗜睡。

多寐的病因、病机可概括为：①痰湿蒙窍。久处湿地，或长时间冒雨涉水而感受湿邪；或过食生冷、肥甘厚腻，以及饮酒过度，损伤脾胃，湿痰内生，闭阻阳气而发多寐。②脾气不足。思虑劳倦，饮食不节，损伤脾胃，气血亏虚，而成多寐。③阳气虚衰。年老久病，脾肾不足，阴寒内生，或亡血失精，阴损及阳，阳气虚衰不能充养神明而导致多寐，正如《素问·生气通天论》中"阳气者，精则养神，柔则养筋"所言。④瘀血阻窍。头部外伤，血脉闭阻，气血运行不畅，阳气闭阻而致多寐。

多寐一证，与阳气不足及阳气闭阻关系最为密切，阳气闭阻又与痰湿、瘀血等有关。

多寐的辨证要点：①区分虚实。脾气不足和阳气虚衰属虚，痰湿、瘀血闭阻阳气属实。②明辨标本。多寐虽分虚实，但由于病程较久，症状较为复杂，往往是虚中夹实，实中有虚。因此辨证时要根据患者的具体表现来判断标本。

治疗多寐，湿困者当祛湿，痰闭者当化痰开窍，血瘀者当活血通窍，脾虚者当健脾补益气血，阳虚者当温补脾肾阳气，病程久、病情复杂者当辨清标本，兼顾治之。

二、诊治经验

1. 湿困脾阳

多发于雨湿之季，外湿弥漫，侵袭人体之肌肉，进一步困脾，脾阳不振，清气不升，清窍不利而导致多寐，表现为舌淡，苔白润或白滑，脉濡弱。

治法：燥湿健脾。

基础方：平胃散加减。苍术、厚朴、陈皮、甘草、藿香、佩兰、薏苡仁、茯苓。

2. 痰浊闭阻

多见于肥胖之人，胖人多湿多痰，闭阻阳气而发病。表现为精神萎靡，嗜睡，胸脘胀满，舌苔厚腻，脉滑。

治法：燥湿健脾。

基础方：涤痰汤加减。半夏、陈皮、茯苓、甘草、麸炒枳实、竹茹、瓜蒌、石菖蒲、胆南星。

3. 脾气虚弱

由于中气不足，脾胃运化迟滞无力，气血虚弱而导致。表现为嗜睡，饭后尤甚，舌淡，苔白润或白滑，脉濡弱。

治法：益气健脾。

基础方：六君子汤加减。人参、炒白术、茯苓、炙甘草、法半夏、陈皮、远志。

4. 阳气虚衰

大病后或年高之人，阳气虚衰，不能充养神明而导致。表现为神疲，嗜睡，食少，少气懒言，畏寒肢冷，脉沉迟虚弱。正如《素问·生气通天论》中所云："阳气者，精则养神，柔则养筋。"

治法：温补脾肾，益气醒神。

基础方：制附子、人参、干姜、炒白术、炙甘草、黄芪、当归、补骨脂、肉苁蓉、葛根、桂枝。

5. 瘀血阻窍

头部外伤，瘀血阻窍，或气郁日久，血行瘀滞，均可导致气血运行不畅，阳气闭阻发生多寐。表现为头昏、头痛，神倦嗜睡，病程较长，舌质紫黯或有瘀斑，脉涩。

治法：活血通络。

基础方：赤芍、川芎、桃仁、红花、葱白、麸炒枳壳、路路通、郁金。

三、医案实录

【医案一】

刘某，男，15岁。嗜睡半年余。

初诊（2018年9月8日）：患者正值初三，学习紧张，但每天上午头脑昏沉，欲睡，经常上课时就睡着。患者消瘦，食少，舌淡，苔白而水润，脉濡弱。

辨证：脾虚湿盛。

方药：人参9克、炒白术12克、茯苓12克、炙甘草5克、法半夏9克、陈皮12克、厚朴12克、苍术10克、砂仁（后下）6克、藿香9克、石菖蒲12克、葛根30克、麻黄6克。7剂，水煎服。

二诊（2018年9月15日）：昏昏欲睡感稍减轻，有食欲。查：舌淡，苔白润，脉濡弱。初诊方加薏苡仁30克。7剂，水煎服。

三诊（2018年9月22日）：食欲较好，昏昏欲睡感进一步减轻，能坚持上课。查：舌淡，苔薄白，脉濡。初诊方减去砂仁，人参9克改为党参10克。7剂，水煎服。

【按语】患者因嗜睡半年余就诊，伴有体形消瘦，食少，舌淡，苔白水润，脉濡弱。辨证属于脾虚湿盛，此证型多由于中气不足，脾胃运化迟滞无力而导致嗜睡，饭后尤甚。治疗选用六君子汤加厚朴、苍术燥湿，藿香芳香化湿，石菖蒲、葛根、麻黄开窍醒神。患者经治疗后取得了较好疗效。

【医案二】

张某，男，38岁。嗜睡两年余。

初诊（2012年11月10日）：患者是医院药房的职工，因昏昏欲睡且能沉睡而经常影响工作，颇感不安。查：舌淡红，苔黄白厚腻，脉滑有力。

辨证：痰湿蒙窍。

方药：法半夏9克、陈皮15克、茯苓15克、甘草5克、麸炒枳实10克、竹茹12克、瓜蒌30克、石菖蒲12克、郁金12克、胆南星6克、白术12克、苍术10克。7剂，水煎服。

二诊（2012年11月17日）：昏昏欲睡且能沉睡症状减轻。查：舌淡红，苔黄白腻，脉滑有力。初诊方继服7剂。

三诊（2012年11月24日）：昏昏欲睡且能沉睡症状进一步减轻，自觉口干。查：唇干燥起皮，舌淡红，苔白腻，脉滑有力。继服7剂。

方药：法半夏9克、陈皮12克、茯苓12克、甘草5克、麸炒枳实10克、竹茹12克、瓜蒌30克、石菖蒲12克、郁金12克、胆南星6克、麦冬12克。7剂，水煎服。

四诊（2012年12月1日）：昏昏欲睡且能沉睡症状明显减轻。查：唇干燥起皮，舌淡红，苔薄白腻，脉滑。三诊方继服7剂。

【按语】患者为中年男性，因嗜睡两年余就诊。38岁本当精神饱满，但该患者，因昏昏欲睡且能沉睡而经常影响工作，颇感不安。舌淡红，苔黄白厚腻，脉滑有力当属于痰湿蒙窍。治疗应燥湿健脾，选用涤痰汤加减。药用法半夏、陈皮、茯苓、甘草、麸炒枳实、竹茹、瓜蒌、白术、苍术燥湿化痰逐痰，用石菖蒲、郁金、胆南星化痰祛瘀开窍。取得了较好疗效。

【医案三】

李某，女，42岁。多寐半年余。

初诊（2017年3月11日）：患者患有再生障碍性贫血1年余，近半年来神疲乏力，整日昏昏欲睡。查：面色白而无华，唇淡，舌淡胖，苔白润，脉细无力。

辨证：脾肾亏虚，气血不足。

方药：黄芪30克、党参12克、麸炒白术12克、茯苓12克、当归15克、熟地黄9克、炒白芍9克、川芎12克、山药20克、补骨脂10克、巴戟天9克、鹿角胶9克、桂枝9克、麻黄6克、葛根30克、升麻5克。7剂，水煎服。

二诊（2017年3月18日）：神疲乏力，整日昏昏欲睡稍有减轻。查：面色白而无华，唇淡，舌淡胖，苔白，脉细弱。初诊方继服7剂。

三诊（2017年3月25日）：精力较前好转。查：面色白，唇淡红，舌淡胖，苔薄白腻，脉细弱。

方药：黄芪30克、党参12克、麸炒白术12克、茯苓12克、当归15克、熟地黄9克、炒白芍9克、川芎12克、制附子（先煎）9克、山药20克、补骨脂10克、巴戟天9克、肉桂6克、肉苁蓉15克、姜半夏9克、麦冬10克、生姜3片、大枣5枚。7剂，水煎服。

四诊（2017年4月1日）：精力进一步好转。查：面色白，唇淡红，舌淡，苔薄白腻，脉细弱。三诊方继服10剂。

【按语】患者因多寐半年余就诊，究其原因是患有再生障碍性贫血1年余，近半年多神疲乏力，整日昏昏欲睡，色白而无华，唇淡，舌淡胖，苔白润，脉细无力。辨证属于脾肾亏虚，气血不足。该患者之多寐呈一派虚象，用药当补气养血，温补脾肾。治疗以十全大补汤为基础方，酌情加入补肾之品，疗效显著。

【医案四】

宁某，男，36岁。神倦嗜睡两月。

初诊（2014年6月14日）：患者为装卸工人，自卡车上摔下，头部外伤，到附近医院行头颅CT检查，未发现明显异常。但一直头痛、头晕，近两月来头昏沉，嗜睡。查：舌质紫黯，有瘀斑，苔薄白腻，脉涩。

辨证：瘀血阻窍。

方药：赤芍15克、川芎15克、桃仁9克、红花9克、路路通9克、郁金12克、石菖蒲12克。加葱白一段，7剂，水煎服。

二诊（2014年6月21日）：头痛、头晕、嗜睡稍减轻。查：舌质紫黯，有瘀斑，苔薄白腻，脉涩。初诊方加防风9克，继服7剂。

三诊（2014年6月28日）：头痛明显减轻，头昏沉、嗜睡减轻，二诊方继服7剂。

【按语】患者因头部外伤导致神倦嗜睡两月就诊，头颅CT检查未发现明显异常，舌质紫黯，有瘀斑，苔薄白腻，脉涩。辨证为瘀血阻窍。选用通窍活血汤加减治疗，药用赤芍、川芎、桃仁、红花活血祛瘀；郁金行气以助血行；路路通、葱白通络祛瘀；石菖蒲开窍。用药后头痛、头昏、嗜睡明显减轻，疗效显著。

【医案五】

刘某，男，78岁。嗜睡9个月。

初诊（2008年1月5日）：患者既往性格尚活泼，近一年来语言动作减少，近9个月来嗜睡明显，头昏沉，但欲寐，呼之能醒，醒后少时又睡。西医院诊断为老年痴呆症，服半年西药（不详）无效。伴有畏寒喜暖，手足不温，小便多而清长，大便时溏时秘。查：舌淡胖，有齿痕，苔白润，脉沉迟细弱。

辨证：脾肾阳虚。

方药：制附子（先煎）6克、人参9克、干姜6克、炒白术12克、炙甘草5克、黄芪20克、当归12克、熟地黄9克、川芎15克、山药12克、山茱萸10克、桂枝6克、补骨脂10克、肉苁蓉15克、葛根20克、石菖蒲10克。5剂，水煎服。

二诊（2008年1月12日）：患者自述服药无上火表现，手足不温减轻，余症无明显变化。查：舌淡胖，有齿痕，苔白润，脉沉迟细弱。初诊方继服7剂。

三诊（2008年1月19日）：头昏沉、但欲寐减轻，畏寒喜暖，手足不温，小便多而清长均好转。查：舌淡胖，苔白润，脉沉细弱。初诊方人参9克改为党参12克，继服10剂。

四诊（2008年1月26日）：头昏沉、但欲寐进一步减轻，白天能精神5小时左右，初诊其他症状也进一步减轻。查：舌淡胖，苔白润，脉沉细弱。

方药：党参12克、干姜3克、炒白术12克、炙甘草5克、黄芪20克、当归12克、熟地黄9克、川芎15克、山药15克、山茱萸9克、补骨脂10克、肉苁蓉15克、葛根20克、石菖蒲10克。5剂，水煎服。

【按语】患者为老年男性，嗜睡明显，头昏欲寐伴有畏寒喜暖，手足不温，小便多而清长，大便时溏时秘，查：舌淡胖，有齿痕，苔白润，脉沉迟细弱。辨证为脾肾阳虚。

阳气虚衰证多见于大病后或年高之人。根据《素问·生气通天论》"阳气者，精则养神，柔则养筋"，治当温补脾肾，益气醒神。选用制附子、人参（或党参）、干姜、炒白术、炙甘草、黄芪、补骨脂、肉苁蓉温补脾肾之阳气；当归养血，且能防温补脾肾之药过于温燥，葛根、桂枝振奋精神。治疗1个月，取得显著疗效。

痉　证

一、概述

痉证是指由于外感六淫之邪，内伤阴血不足所引起的以项背强直，四肢抽搐，甚至口噤、角弓反张为主要临床表现的一种病证。

痉证的病因、病机，概括言之，可分为外感和内伤两个方面。外感由于感受风、寒、湿、热之邪，壅阻经络，气血不畅，或热盛动风而致痉。内伤是由于阴虚血少，或痰浊阻滞经脉，导致筋脉失养，虚风内动而致痉。

痉证病位主在筋脉，由肝所属，与心、脾、胃、肾等脏腑密切相关。因肝主筋脉，筋脉依赖肝血的濡养而保持柔和之性。如阴血不足，肝失濡养，则筋脉失去柔和之性，发为痉证。如热陷心包，逆乱神明，或脾失健运，津血不生，或胃热腑实，阴津耗伤，或肾精不足，阴血亏虚等，均与痉证的发生有关。

痉证的病理性质有虚实两方面，虚为阴血亏虚，津液不足，实者为邪气壅盛。外感风、寒、湿、热致痉者，病理性质以实为主。内伤久病、误治失治所致者病理性质以虚为主。总之，痉证的病理变化主要在于阴虚血少、筋脉失养。

痉证的辨证要点：①辨外感与内伤。外感致痉多有恶寒、发热、身体疼痛、脉浮等表证，即使热邪直中，可无恶寒，但必有发热。内伤发痉则多无恶寒发热。②辨虚证与实证。外邪壅滞经络、热盛发痉、瘀血内阻属实证，抽搐频繁有力而幅度大；产后失血、汗吐下后、久病体虚属虚证，手足蠕动无力而幅度小。

"急则治其标，缓则治其本"是痉证的治疗原则。治标应针药并施，舒筋解痉。缓则治其本，治以养血滋阴，舒筋止痉。因津伤血少在痉证的发病中具有重要作用，所以滋养营阴是治疗痉证的重要方法。

近代医家对风寒湿邪致痉者所述甚少，热甚致痉只发生在高热病中。张教授经验：在神经内科（脑病科）所见的痉证主要是由精神因素所致者和因阴血亏虚所致者。

二、诊治经验

1. 气郁痰阻，少阳不和

有情志不舒或精神刺激病史。表现为阵发性肢体、面部肌肉或肩颈等部位抽搐，甚至有快速的较大幅度的重复动作，伴有焦虑，或有失眠，心烦易怒，舌尖红，苔黄稍腻，脉细弦。

治法：解郁化痰，和解少阳。

基础方：柴胡、黄芩、姜半夏、茯苓、党参、桂枝、大黄、龙骨、牡蛎、磁石、钩藤。

2. 风痰阻络

由于风邪引动痰浊阻络而导致。表现为四肢或面部抽搐，或麻木，筋惕肉瞤，或头痛，或肢体酸重，或胸脘满闷，苔腻，脉弦滑。

治法：疏风化痰，息风止痉。

基础方：清半夏、陈皮、茯苓、蒺藜、钩藤、胆南星、地龙、僵蚕、白芍、甘草、全蝎。

3. 阴血亏虚

由于发热日久，或素体虚弱，或失血较多等因素导致阴血亏虚，筋脉失于濡养而成。表现为项背强急，四肢麻木，或抽搐，筋惕肉瞤，头目昏眩，自汗，神疲气短。舌质淡或舌红无苔，脉细数。

治法：滋阴养血，息风止痉。

基础方：当归、白芍、川芎、生地黄（或熟地黄）、麦冬、龟甲、鳖甲、阿胶、麻子仁、牡蛎。

三、医案实录

【医案一】

杨某，女，43岁。阵发头颈部抖动半年余。

初诊（2011年4月7日）：患者自述睡眠不好15年，烦躁，入睡困难，服用地西泮、氯硝西泮才能入睡。去年8月的一天烦热难耐，头面入冷水中，出水时头部猛动一下，后出现阵发性头颈部抖动，情绪不好时多发，今春明显加重。不抖时自觉双腿紧，面色黯黄。查：舌黯，尖红，苔黄稍腻，脉沉细弦。

辨证：气郁痰阻，少阳不和。

方药：柴胡12克、黄芩9克、姜半夏9克、党参6克、茯苓9克、桂枝6克、制大黄6克、生龙骨（先煎）20克、生牡蛎（先煎）20克、磁石（先煎）30克、炒酸枣仁30克、夜交藤30克、合欢皮15克、黄连3克、栀子9克、钩藤30克。7剂，水煎服。

二诊（2011年4月14日）：头颈部抖动次数减少，烦躁减轻，仍入睡困难，服阿普唑仑片1片方可入睡。查：舌黯，苔薄黄稍腻，脉细弦。初诊方减去黄连，继服7剂，水煎服。

三诊（2011年4月21日）：头颈部抖动次数进一步减少，双腿拘紧消失，近日自觉咽部不适，仍入睡困难，服阿普唑仑片1片，隔日服。查：舌黯，苔白腻，脉细弦。初诊方减去黄连、栀子、磁石，加竹茹12克、厚朴15克、紫苏叶15克，继服7剂，水煎服。

四诊（2011年4月28日）：头颈部抖动仅发作2次，仍自觉咽部不适，有3天不服阿普唑仑也能睡着。查：舌淡红，苔薄白，脉细弦。三诊方加白芍15克，继服7剂，水煎服。

【按语】患者因阵发头颈部抖动半年余而就诊，开始发病的时间为8月，诱因是天气太热而烦热难耐，头面入冷水中受寒而致。就诊时舌黯，舌尖红，苔黄稍腻，脉沉细弦，辨证为气郁痰阻，少阳不和。故以柴胡加龙骨牡蛎汤为基础方治疗，加黄连、栀子清心除烦，配合炒酸枣仁、夜交藤、合欢皮解郁安神、活血化瘀，钩藤清热平肝、镇静安神。诸药组合得当，故取得满意疗效。

【医案二】

李某，女，54岁。阵发右侧面部及肢体抽动3月余。

初诊（2013年9月12日）：3个多月前，发现右侧面部及肢体拘紧不舒，两日后右侧肢体出现不自主动作，后几日又出现面部不自主抽动，某三甲医院神经内科主任医师诊断为舞蹈病，具体的发生机理不清楚。西医治疗（不详）两月无效，建议中医诊治。某中医以滋补肝肾，平肝息风之法，选用镇肝息风汤加减治疗一个月无效。审其神志清楚，右侧面部及肢体不自主抽动，伴有失眠，烦躁易怒，头晕、头痛，口苦，舌红，苔薄黄腻，脉弦滑数。

辨证：气郁痰火。

方药：柴胡12克、黄芩9克、姜半夏9克、党参6克、茯苓9克、桂枝6克、制大黄6克、生龙骨（先煎）20克、生牡蛎（先煎）20克、磁石（先煎）30克、合欢皮15克、龙胆草6克、栀子9克、黄连6克、竹茹12克、钩藤30克、生姜3片、大枣5枚。7剂，水煎服。

二诊（2013年9月19日）：右侧面部及肢体抽动稍有减轻，口不苦，不烦躁，舌淡红，苔薄白腻，脉弦滑。初诊方减去龙胆草、黄连，继服7剂，水煎服。

三诊（2013年9月26日）：右侧面部及肢体抽动进一步减轻，睡眠时好时差，睡眠不好则头晕，时头痛，舌淡红，苔薄白，脉弦细。

方药：柴胡10克、黄芩9克、姜半夏9克、党参6克、茯苓9克、桂枝6克、生龙骨（先煎）20克、生牡蛎（先煎）20克、钩藤30克、白芍15克、当归15克、合欢皮15克、炒酸枣仁20克、夜交藤30克、川芎15克、知母6克。7剂，水煎服。

四诊：右侧面部及肢体抽动基本消失，睡眠转好，舌淡红，苔薄白，脉弦细。方药：三诊方减钩藤、夜交藤，继服5剂。

【按语】患者为中老年女性，主因阵发性右侧面部及肢体抽动3月余就诊，未诉明显发病诱因，但就诊时，患者除了右侧面部及肢体不自主乱动外，尚有失眠，烦躁易怒，头晕、头痛，口苦，舌红，苔薄黄腻，脉弦滑数。辨证为气郁痰火证，故以柴胡加龙骨牡蛎汤为基础方治疗，诸药组合得当，取得满意疗效。

【医案三】

谢某，女，73岁。发作性双上肢内外舞动两个月。

初诊（2018年8月4日）：近两个月来基本每天早晨醒后双上肢内外舞动两分钟左右，神志昏糊，家人录了视频。曾去北京某大医院就诊，经颅脑核磁、脑电图、肌电图等检查，未发现异常，诊断为癔症发作。在太原某三甲医院就诊，仍维持原诊断。服用西药（不详）无效，建议中医诊治。患者一年多前有精神刺激病史，抑郁，焦虑，睡眠不好。查：舌淡红，苔薄黄腻，脉弦滑。

辨证：气郁痰阻，少阳不和。

方药：柴胡12克、黄芩9克、姜半夏9克、党参9克、茯苓9克、桂枝5克、大黄2克、生龙骨30克、生牡蛎30克、磁石20克、麸炒枳壳15克、竹茹12克、白芍15克、地龙9克、钩藤30克、炙甘草6克。7剂，开水冲服。

二诊（2018年8月11日）：服药第四天早晨开始双上肢内外舞动未再发作，仍有抑郁，焦虑，睡眠不好，眠浅易醒。查：舌淡红，苔薄黄腻，脉弦滑。初诊方白芍加至20克，麸炒枳壳减至12克，加合欢皮30克、夜交藤30克。7剂，开水冲服。

三诊（2018年8月18日）：双上肢内外舞动未再发作，抑郁减轻，仍有焦虑，烦躁，夜里约两小时一醒，半小时左右才能又睡着。查：舌淡红，苔薄白，脉弦细。

辨证：气郁血虚。

方药：柴胡10克、当归15克、白芍20克、茯苓12克、白术10克、黄芩9克、清半夏9克、西洋参10克、麦冬12克、五味子9克、龙骨20克、牡蛎20克、珍珠母20克、合欢皮30克、夜交藤30克、炙甘草5克。7剂，水冲服。

四诊（2018年8月25日）：双上肢内外舞动未再发作，情绪平稳，睡眠有改善。查：舌淡红，苔薄白，脉弦细。三诊方继服7剂，水冲服。

【按语】患者为老年女性，主因发作性双上肢内外舞动两个月就诊，此前多方就诊，均疗效一般，患者1年多前有精神刺激病史，抑郁，焦虑，睡眠不好，舌淡红，苔薄黄腻，脉弦滑。辨证为气郁痰阻，少阳不和，选用柴胡加龙骨牡蛎汤加减治疗。柴胡加龙骨牡蛎汤出自《伤寒论》，治疗往来寒热、胸胁苦满、烦躁、惊狂不安、时有谵语、身重难以转侧。现代多用于治疗癫痫病、神经官能症、梅尼埃病、癔症发作、高血压病等以胸满烦惊为主要症状的疾病。

【医案四】

杨某，女，26岁。阵发左下肢抽动半月余。

初诊（2022年7月9日）：半个多月前，患者发现左下肢阵发抽动，精神紧张或专注于此时更加严重。患者平素性格内向，谨慎多疑，大学毕业后考公务员3年，期间压力大，渐渐发展为抑郁症、焦虑症。近半个多月来又出现阵发左下肢抽动，患者语言慢、动作慢，悲观，闷闷不乐，大便2~3天一次，不干硬。查：舌淡尖红，苔薄黄腻，脉弦细滑。

辨证：气郁痰阻，少阳不和。

方药：柴胡12克、黄芩9克、姜半夏9克、党参9克、茯苓9克、桂枝5克、大黄2克、生龙骨20克、生牡蛎20克、磁石20克、栀子9克、黄连6克、麸炒枳壳15克、竹茹12克、白芍15克、地龙9克、钩藤30克、炙甘草6克。7剂，开水冲服。

二诊（2022年7月16日）：左下肢阵发抽动减轻，大便转好，心情和精力较前有改善。查：舌淡红，苔薄白腻，脉弦细滑。初诊方减去栀子、黄连，继服7剂，开水冲服。

三诊（2022年7月23日）：左下肢阵发抽动进一步减

轻，大便通畅，心情和精力较前又改善，查：舌淡红，苔薄白腻，脉弦细滑。二诊方减去大黄、竹茹、麸炒枳壳，加当归15克、巴戟天15克、补骨脂15克，继服7剂，开水冲服。

【按语】患者为青年女性，主因阵发左下肢抽动半月余就诊，精神紧张或专注于此时更加严重。平素性格内向，谨慎多疑，大学毕业后考公务员3年，期间压力大，焦虑紧张，渐渐发展为抑郁症、焦虑症。近半个多月来又出现阵发左下肢抽动，悲观和闷闷不乐，舌淡尖红，苔薄黄腻，脉弦细滑均为气郁痰阻，少阳不和的表现，选用柴胡加龙骨牡蛎汤为基础方治疗，取得较好疗效。该方现代多用于各种精神疾病。

【医案五】

胡某，女，38岁。右侧面肌痉挛1月余。

初诊（2013年6月8日）：患者先是患右侧面神经炎，经服药和针灸治疗后基本恢复，后出现右侧面肌痉挛，历经1月余不愈。发作性右侧下眼睑连及右面部抽动，半月前感冒后发作较前频繁，咽痛，口苦。查：舌红，苔薄黄腻，脉弦滑。

辨证：外感风热，风痰阻络。

方药：金银花30克、连翘9克、板蓝根30克、夏枯草12克、黄芩9克、蒺藜12克、钩藤30克、胆南星6克、清半夏9克、地龙9克、僵蚕9克、全蝎9克。5剂，水煎服。

二诊（2013年6月15日）：咽痛、口苦消失，右侧面肌痉挛好转不明显。查：舌淡红，苔薄黄腻，脉弦滑。

方药：夏枯草12克、黄芩9克、蒺藜12克、钩藤30克、胆南星6克、清半夏9克、地龙9克、僵蚕9克、全蝎9克、蜈蚣2条、白芍20克、甘草9克。5剂，水煎服。

三诊（2013年6月22日）：右侧面肌痉挛好转，发作次数少，仅右侧下眼睑周围一小片轻微抽动。余无不适。舌淡红，苔薄白腻，脉弦滑。二诊方减去夏枯草，加天麻10克。5剂，水煎服。

【按语】患者为青年女性，主因右侧面肌痉挛1月余未诊。先是右侧面神经炎，经服药和针灸治疗后基本恢复，后出现右侧面肌痉挛，历经1月余不愈。发作性右侧下眼睑连及右面部抽动，半月前感冒后发作较前频繁，咽痛，口苦，舌红，苔薄黄腻，脉弦滑。辨证考虑为外感风热，风痰阻络，选用自拟方疏风化痰，息风止痉。方中地龙、僵蚕、全蝎、蜈蚣等虫类药有舒筋通络、活血止痉等功效，但不能久用，以免引起头昏症状。

口僻（特发性面神经麻痹）

一、概述

口僻多由风邪入中面部，夹痰浊瘀血阻滞经络所致。本病是以突发一侧面部麻木，口眼㖞斜为主要临床表现的一种疾病。《诸病源候论》云："夫风邪入于足阳明、手太阳之经，遇寒则筋急引颊，故使口㖞僻，言语不正，而目不能平视。"明代张介宾《类经十七卷·疾病类六十九》注："僻，歪斜也。"

口僻相当于西医的特发性面神经麻痹，亦称"面神经炎"或"贝尔麻痹"，是因茎乳孔内面神经非特异性炎症所致的周围性面瘫。面神经炎的病因至今尚未完全清楚。因骨性的面神经管仅能容纳面神经通过，面神经一旦发生缺血、水肿，必然导致面神经受压。激发因素可能是风寒、病毒感染和自主神经功能紊乱等引起局部的神经营养血管痉挛，导致神经缺血水肿。特发性面神经麻痹（面神经炎）的早期病理改变为神经的水肿和脱髓鞘，严重者可有轴突变性。

本证是由于正气不足，络脉空虚，卫外不固，风邪乘虚入中面部经络，或为风寒，或为风热，或夹痰浊，或夹瘀血，经络气血阻闭，面部经脉失养，肌肉迟缓不收而成。以风、痰、瘀、虚为基本病机。隋代巢元方《诸病源候论·偏风口㖞候》云："偏风口㖞是体虚受风，风入于夹口之筋也。足阳明之筋，上夹于口，其筋偏虚，而风因乘之，使其筋急而不调，故令口㖞僻也。"

临证有感受风寒、风热的不同，风痰、瘀血阻滞脉络也能导致口僻。初期病邪在络易治，久之内居筋肉则难愈。

二、诊治经验

1.风寒侵袭

多有深秋和冬季感受风寒之邪，或夏季受空调、电扇冷风直吹的病史，表现为突然出现一侧面部不适，患侧眉上抬受限，眼睑闭合不全，口㖞斜，或有口角流涎，或伴有恶风寒，头痛，鼻塞，耳后疼痛，舌苔薄白，脉浮紧。

治法：祛风散寒，温经通络。

基础方：荆芥、防风、羌活、桂枝、白芷、当归、川芎、白附子、全蝎。

2. 风邪化热

多有春、夏季感受风热的病史，表现为突然出现一侧面部不适，患侧眉上抬受限，眼睑闭合不全，口㖞斜，或有口角流涎，或伴有恶风，发热，头痛，面热，或伴有心烦，口渴，耳后疼痛，舌边尖红，舌苔薄黄，脉浮数。

治法：祛风、清热、通络。

基础方：荆芥、防风、金银花、连翘、白芷、当归、川芎、僵蚕、地龙、白附子、全蝎。

3. 风痰阻络

表现为突然出现一侧面部不适，患侧眉上抬受限，眼睑闭合不全，口㖞斜，或有口角流涎，面肌麻木或抽搐，伴有头重或头晕，胸脘满闷，痰多，舌胖大，苔白腻，脉滑。

治法：祛风、化痰、通络。

基础方：防风、羌活、白芷、当归、川芎、白附子、全蝎、半夏、陈皮、茯苓、白芥子、竹茹。

4. 瘀血阻络

表现为突然出现一侧面部不适，患侧眉上抬受限，眼睑闭合不全，口㖞斜，或有口角流涎，面肌麻木或抽搐，舌黯，或有瘀斑、瘀点，脉弦涩。

治法：活血化瘀通络。

基础方：荆芥、防风、桂枝、白芷、当归、川芎、红花、桃仁、白附子、全蝎、蜈蚣。

5. 气虚瘀阻

表现为口眼㖞斜，日久不愈，面肌时有抽搐，舌黯淡，或有瘀斑、瘀点，脉细涩无力。

治法：活血化瘀，和营通络。

基础方：黄芪、桂枝、当归、赤芍、川芎、红花、防风、白芷、白附子、全蝎、蜈蚣。

三、医案实录

【医案一】

王某，男，52岁。左侧面部肌肉瘫痪，口眼㖞斜两月余。

初诊（2012年10月20日）：两个多月前外出旅游，劳累加之受风吹，出现左面部肌肉瘫痪，左侧眉毛不能上抬，左眼不能完全闭合，口㖞，在某西医院诊断为面神经炎，服用西药（不详）及理疗治疗4周，疗效很不明显。后又配合中药及针灸治疗约1个月，疗效也不好。查：左眼不能完全闭合，口不能鼓气，口㖞，左眉上抬幅度小，舌淡红，苔薄白腻，脉浮紧。

辨证：风寒郁闭夹痰湿。

方药：荆芥10克、防风10克、白芷10克、细辛3克、羌活10克、薄荷（后下）6克、川芎12克、蝉蜕9克、僵蚕

9克、地龙9克、姜半夏9克、陈皮9克、竹茹10克、石菖蒲12克。5剂，水煎服。配合针灸。

西药：①维生素B$_1$片，每日3次，每次1片，口服。②甲钴胺片，每日3次，每次1片，口服。

二诊（2012年10月27日）：患者自述左面部僵紧不适感减轻。查：左眼勉强可以闭合，仍口㖞，舌淡红，苔薄白腻，脉弦。方药：初诊方中改荆芥为9克、防风为6克、白芷为9克、羌活为9克，其余药量不变。5剂，水煎服。西药继服。配合针灸。

三诊（2012年11月3日）：患者自述左面部僵紧不适感明显减轻。查：左眼可以闭合，仍口㖞，较初诊时有改善，舌淡红，苔薄白腻，脉弦滑。初诊方减去防风、羌活、蝉蜕，加当归10克，4剂，水煎服。西药继服。配合针灸。

【按语】患者左侧面部肌肉瘫痪，口眼㖞斜两月余，已过了急性期。现仍左眼不能完全闭合，口不能鼓气，口㖞，左眉上抬幅度小，据舌淡红，苔薄白腻，脉浮紧，辨证为风寒郁闭夹痰湿。治疗选用荆芥、防风、白芷、细辛、羌活、薄荷祛风寒通络；川芎活血，且祛血中之风，行血中之气，体现了"治风先治血，血行风自灭"之意；用虫类药蝉蜕、僵蚕、地龙入络搜风；姜半夏、陈皮、竹茹、石菖蒲祛痰开窍。配合针灸治疗，并配合维生素B$_1$和甲钴胺营养神经。收到较好疗效。

🔍【医案二】

刘某，男，46岁。左侧面部肌肉瘫痪，左侧口眼㖞斜3月余。

初诊（2020年11月11日）：患者3个月前睡觉时电扇吹风而致第二天晨起出现左面部发僵发紧感，刷牙时含不住水，照镜子看到口眼㖞斜，当天上午即到当地一所省级医院神经内科就诊，诊断为面神经炎，服用西药（不详）及理疗1个月，疗效不明显。后又配合中药牵正散加疏散风寒药及针灸治疗，约1个月，疗效也不好。现仍左面部发僵发紧，刷牙时含不住水，口眼㖞斜，伴有口苦、口干，经常眩晕。查：舌淡红，苔黄白腻，脉弦滑。

辨证：痰热内扰加风寒阻滞。

方药：羌活10克、白芷10克、防风9克、川芎15克、龙胆草6克、胆南星9克、黄芩10克、清半夏9克、化橘红9克、竹茹10克、麸炒枳实10克、天麻10克、钩藤20克、地龙9克、僵蚕9克、全蝎3克。5剂，开水冲服。配合针灸。

西药：①维生素B$_1$片：每日3次，每次1片，口服。②甲钴胺片，每日3次，每次1片，口服。

二诊（2020年11月18日）：患者自述左面部僵紧不适感减轻。查：左眼不能闭合，仅有1毫米眼裂，但较前好转，眩晕减轻，仍口㖞。查：舌红，苔黄腻，脉弦滑。初诊方继服5剂。西药继服。配合针灸。

三诊（2020年11月25日）：患者自述左面部僵紧不适感明显减轻。查：左眼可以闭合，仍口㖞，较初诊时有改善，舌淡红，苔薄黄腻，脉弦滑。

方药：白芷10克、防风9克、川芎15克、胆南星9克、黄芩10克、清半夏9克、化橘红9克、竹茹10克、麸炒枳实10克、天麻10克、钩藤20克、地龙9克、僵蚕9克、全蝎3克。5剂，开水冲服。西药继服。配合针灸。

【按语】患者左侧面部肌肉瘫痪，左侧口眼㖞斜3月余，已过了急性期。现仍左面部发僵发紧，刷牙时含不住水，口眼㖞斜，据口苦、口干，经常眩晕，舌淡红，苔黄白腻，脉弦滑，辨证为痰热内扰加风寒阻滞，治疗选用羌活、白芷、防风祛风寒通络；川芎活血，且祛血中之风，行血中之气，体现"治风先治血，血行风自灭"之意；以胆南星、清半夏、化橘红、竹茹、麸炒枳实祛痰开窍；用龙胆草、黄芩清热；用虫类药地龙、僵蚕、全蝎入络搜风；以天麻、钩藤息风。配合针灸治疗，配合维生素B$_1$和甲钴胺营养神经。收到较好疗效。

【医案三】

范某，男，29岁。右侧面部肌肉瘫痪，口眼㖞斜9天。

初诊（2022年8月27日）：9天前自觉右侧耳后及面部不适，右侧眉毛不能上抬，右眼不能完全闭合，有2毫米眼裂，口㖞，在某西医院诊断为面神经炎。西药：口服醋酸泼尼松片；肌肉注射维生素B_1和B_{12}注射液，以及理疗治疗1周，疗效不明显。伴有经常头痛，口苦，大便秘结，月经量少色黯，有血块。查：舌黯，有瘀斑，苔黄白腻，脉弦滑。

辨证：痰热瘀血加风寒阻滞。

方药：防风10克、白芷10克、川芎15克、天麻10克、僵蚕10克、地龙10克、全蝎3克、法半夏9克、陈皮10克、甘草5克、麸炒枳实12克、竹茹10克、黄芩12克、大黄3克、红花9克、桃仁9克。5剂，开水冲服。配合针灸治疗。

西药：①维生素B_1片，每日3次，每次1片，口服。②甲钴胺片，每日3次，每次1片，口服。

二诊（2022年9月3日）：患者自述右侧耳后及面部不适感减轻。查：右眼不能闭合，仅有1毫米眼裂，头痛减轻，仍口喎，舌黯，苔薄黄腻，脉弦滑。方药：初诊方继服5剂，开水冲服。配合针灸治疗。西药继服。

三诊（2022年9月10日）：患者自述右面部不适感明显减轻。查：右眼可以闭合，仍口喎，较初诊时有改善，舌黯，苔薄白，脉弦细。

方药：防风10克、白芷10克、川芎15克、当归10克、天麻10克、僵蚕10克、地龙10克、全蝎3克、法半夏9克、陈皮10克、红花9克、桃仁9克。5剂，开水冲服。配合针灸治疗。西药继服。

【按语】患者右侧面部肌肉瘫痪，口眼喎斜9天，刚过急性期。现仍自觉右侧面部不适，右侧眉毛不能上抬，右眼不能完全闭合，有2毫米眼裂，口㖞，据经常头痛，口苦，大便秘结，月经量少色黯，有血块、舌黯，有瘀斑，苔黄白腻，脉弦滑，辨证为痰热瘀血加风寒阻滞，治疗选用白芷、防风祛风寒通络；以红花、桃仁、川芎活血，且川芎祛血中之风，行血中之气，体现"治风先治血，血行风自灭"之意；以法半夏、陈皮、甘草、竹茹、麸炒枳实祛痰开窍；用黄芩、大黄清热泻下；用虫类药地龙、僵蚕、全蝎入络搜风；以天麻息风。配合针灸治疗。配合维生素B_1和甲钴胺营养神经。收到较好疗效。

【医案四】

吴某，女，32岁。右侧面部不适伴右耳后疼痛，口眼㖞斜7天。

初诊（2016年7月19日）：患者7天前午休时家里开着空调，醒后自觉右侧面部不适伴右耳后疼痛，没有给予注意。次日白天右耳后疼痛加重，因工作忙没有去医院诊治。第3天早晨起来刷牙时发现口含不住水，口眼㖞斜。去一家省级医院就诊，被诊断为面神经炎。给予口服醋酸泼尼松、肌肉注射维生素B_1和B_{12}，以及抗病毒药（具体药名不明）治疗，加之理疗，治疗6天未见疗效，患者要求中医治疗。现仍右侧面部不适伴右耳后疼痛，右眼不能闭合，口㖞，口不能鼓气，口渴喜饮，烦躁易怒，大便秘结，3日一行。查：舌红尖红，苔黄腻，脉弦滑。

辨证：痰热夹风热。

方药：僵蚕10克、地龙10克、全蝎3克、金银花20克、连翘15克、板蓝根30克、菊花20克、防风9克、白芷10克、栀子9克、钩藤30克、黄连6克、瓜蒌30克、竹茹12克、大黄（后下）9克、甘草5克。7剂，水煎服。配合针刺治疗。

西药：①维生素B_1片，每日3次，每次1片，口服。②甲钴胺片，每日3次，每次1片，口服。

二诊（2016年7月26日）：经服药和针刺治疗，右耳后疼痛消失，右眼勉强能闭合，仍口㖞，口不能鼓气，大便通畅。查：舌红尖红，苔薄黄稍腻，脉数。

方药：金银花20克、连翘15克、板蓝根30克、防风9克、白芷10克、黄连6克、清半夏9克、陈皮10克、胆南星6克、僵蚕10克、地龙10克、全蝎3克。5剂，水煎服。配合针刺治疗。西药继服。

三诊（2016年8月2日）：右眼能闭合，口㖞明显好转。继续针灸治疗。

【按语】患者右侧面部不适伴右耳后疼痛，口眼㖞斜，急性期西医治疗方案正确。7天后来诊，症状如前，患者发病正值夏季，伴有口渴喜饮，烦躁易怒，大便秘结，3日一行，舌红尖红，苔黄腻，脉弦滑，辨证为痰热夹风热，治疗选用金银花、连翘、板蓝根、菊花、防风、白芷祛风清热，且药理研究发现金银花、连翘、板蓝根有抗病毒功效；用黄连、栀子、大黄清热泻下；以瓜蒌、甘草、竹茹祛痰涤痰；用虫类药地龙、僵蚕、全蝎入络搜风；以钩藤息风。配合针灸治疗。配合维生素B_1和甲钴胺营养神经。收到较好疗效。

【医案五】

闫某，女，62岁。右侧面部肌肉瘫痪、口眼㖞斜4个月。

初诊（2015年8月8日）：患者4个多月前旅游去爬山，感受风寒后出现右侧面部不适和口眼㖞斜，发病第3天回来即到医院就诊，诊断为特发性面神经麻痹，给予口服醋酸泼尼松、肌肉注射维生素B_1和B_{12}，以及抗病毒药（阿昔洛韦）治疗，加之理疗，治疗1个多月，虽有效但恢复不明显。之后又针刺治疗20多天，恢复仍不好。现仍自觉右侧面肌不适，右眼不能闭合，口㖞斜，有时面肌抽搐。查：舌黯淡，有瘀斑，脉细涩无力。

辨证：气虚血瘀。

方药：黄芪30克、桂枝9克、当归10克、赤芍15克、川芎15克、红花9克、防风9克、白芷9克、制白附子9克、全蝎6克、蜈蚣2条、地龙9克、钩藤30克。7剂，水煎服。配合针刺治疗。

西药：①维生素B_1片，每日3次，每次1片，口服。②甲钴胺片，每日3次，每次1片，口服。

二诊（2015年8月15日）：自觉右侧面肌拘紧减轻，面肌抽搐减轻。查：舌黯淡，有瘀斑，脉细涩无力。初诊方黄芪改为40克，继服7剂，水煎服。继续配合针刺治疗。西药继服。

三诊（2015年8月22日）：右眼基本能闭合，口㖞不能鼓气。查：舌黯淡，有瘀斑，脉细涩。二诊方继服7剂。继续配合针刺治疗。西药继服。

四诊（2015年8月29日）：右眼能闭合，口㖞较前减轻，但仍不能鼓气。查：舌黯淡，有瘀斑，脉细涩。二诊方继服7剂。继续配合针刺治疗。西药继服。

【按语】患者右侧面部拘紧、口眼㖞斜4个月，已过了急性期。急性期西医治疗方案正确，但治疗1个多月，虽有效但恢复不明显，之后又针刺治疗20多天，恢复仍不好。据舌黯淡，有瘀斑，脉细涩无力，辨证为气虚血瘀，治疗选用补阳还五汤益气活血；牵正散加蜈蚣祛风化痰止痉；加防风、白芷祛风寒，钩藤息风。配合针灸治疗，并配合维生素 B_1 和甲钴胺营养神经。收到较好疗效。

【医案六】

沈某，男，39岁。右侧面瘫4天。

初诊（2021年11月6日）：患者体胖，平素多痰多湿，4天前晨练受风而导致右侧面瘫，口㖞，右眼不能闭合，右眉上抬无力。查：舌苔白而厚腻，脉滑。

辨证：风痰入络。

方药：荆芥9克、防风9克、白芷9克、羌活9克、姜半夏9克、陈皮15克、苍术12克、茯苓12克、炙甘草3克、白芥子9克、葛根30克、当归12克、川芎15克、全蝎9克、制白附子9克、僵蚕9克。5剂，水煎服。

西药：①醋酸泼尼松片，5毫克/片，晨起空腹顿服6片，服1周。②维生素B_1注射液，肌注，每日1次，每次1支，共10天。③维生素B_{12}注射液，肌注，每日1次，每次1支，共10天。

针刺：嘱其两天后针刺治疗。

二诊（2021年11月13日）：右侧面瘫有减轻，舌淡红，苔白腻，脉濡滑。初诊方改全蝎为3克、制白附子6克，其余不变，4剂，水煎服。继续用完初诊的西药，继续针灸。

【按语】患者4天前晨练受风而导致右侧面瘫，口喎，右眼不能闭合，右眉上抬无力，诊断为口僻（右侧面神经炎）。据诱因，加之患者平素体胖，多痰多湿，舌苔白而厚腻，脉滑，辨证为风痰入络证。选用药有：荆芥、防风、白芷、羌活祛风散寒通络；姜半夏、陈皮、苍术、茯苓、炙甘草、白芥子燥湿化痰通络；全蝎、制白附子、僵蚕息风通络；葛根、当归、川芎养血活血。

面痛（三叉神经痛，颞颌关节痛）

一、概述

三叉神经痛是一种原因未明的三叉神经分布区内短暂而反复发作的剧痛，又称"原发性三叉神经痛"。具有骤然发作，疼痛剧烈，时间短暂，突然停止，反复发作的特点，有"扳机点"。临床以三叉神经的第2支、第3支发生疼痛较多，多见单侧发作。三叉神经痛分为原发性和继发性两种，继发性三叉神经痛有明确的病因存在，原发性三叉神经痛的病因至今不完全清楚，以下所述均为对原发性三叉神经痛的诊治。

导致三叉神经痛的病因有外感和内伤两个方面。头为"诸阳之会"，手足三阳经均会于头部，"伤于风者，上先受之""巅高之上，惟风可到"，感受风邪可以导致头面痛，风邪又常兼夹寒、火、痰，或风寒凝滞，或风火扰动，或风痰壅滞，从而导致头面三阳经络受阻而发为面痛；又因风邪善行而数变，故三叉神经痛表现为突然发作，反复无常。内伤致病，多与火热有关，临床较多的是胃火炽盛、肝胆郁火，病程久的主要是阴虚阳亢。风火上攻头面而致头面疼痛，《证治准绳》有"面痛皆属火盛"之说；再者，头面痰瘀阻闭，三阳经络不通也可导致面痛。

本病外感、内伤常相互影响。外感致病，日久不愈，反复发作，可入里化热伤阴而成内伤。内伤致病亦多易感受外邪，使病情加重。本病日久，则阴虚阳亢合并痰瘀阻络而成顽疾。

总之，三叉神经痛病位在三阳经络，病因（病理因素）主要有风、火、痰、瘀、虚（日久阴虚），病程短者以风火夹痰多见，病程长者多兼痰、瘀、虚。

二、诊治经验

1. 风寒袭络

多有身体（面部）感受风寒病史，或由吸冷气而诱发。表现为突发一侧或两侧面、颊或眼角处发作性剧痛。舌淡红，苔薄白腻，脉弦紧。

治法：疏散风寒，祛痰息风。

基础方：防风、白芷、细辛、当归、僵蚕、地龙、全蝎、钩藤、延胡索。

2. 风火夹痰

多有胃（湿）热基础，又感受风热而诱发。表现为一侧或两侧面颊或眼角处发作性剧痛，或目赤，大便秘结，口臭，口有热气感，舌红，苔黄，脉弦滑。

治法：疏风清热，豁痰息风。

基础方：忍冬藤、连翘、荆芥、白芷、川芎、生石膏、钩藤、牡丹皮、白芍、甘草、延胡索、僵蚕、地龙、全蝎。

3. 胃火炽盛

多由一段时间饮酒过度，或过服辛热食物、药物所致，表现为一侧或两侧面颊或眼角处发作性剧痛，伴有灼热感，面红而热，前额胀痛，牙龈肿痛，口渴喜冷饮，口臭，大便秘结，舌红，苔黄燥，脉滑数。

治法：清泻胃火。

基础方：生石膏、知母、黄连、生地黄、牡丹皮、防风、钩藤、延胡索、僵蚕、地龙。

4. 肝胆火旺

多由情志不畅，气郁化火引起。表现为颜面阵发性电击样剧痛，面颊有热感，面红目赤，口苦咽干，烦躁易怒，便秘，舌红，苔黄燥，脉弦数。

治法：清泻肝火，止痛。

基础方：龙胆草、夏枯草、黄芩、栀子、牡丹皮、生地黄、白芍、甘草、柴胡、延胡索、钩藤、地龙。

5. 气郁痰火

多由情志不畅，气郁痰火，少阳不和引起。表现为一侧或两侧面颊处发作性剧痛，或颞颌关节痛，张口困难，不能咀嚼，伴有心烦，失眠，口苦咽干，恶心，头晕，苔薄白腻，脉弦紧。

治法：理气解郁，祛痰息风。

基础方：柴胡、黄芩、半夏、茯苓、党参、龙骨、牡蛎、磁石、竹茹。

6. 阴虚阳亢

多为热病进一步伤耗肝肾之阴，致使阳气上亢导致，表现为颜面阵发性剧痛屡屡发作，病程较久，或眩晕耳鸣，面部烘热，虚烦不寐，五心烦热，腰膝酸软，舌红而干，少苔或无苔，脉细数。

治法：滋阴潜阳。

基础方：知母、黄柏、生地黄、山药、山茱萸、泽泻、茯苓、牡丹皮、牛膝、代赭石、白芍、天冬、玄参。

7. 痰瘀阻络

多见于无明显寒热诱因的患者。表现为颜面阵发性剧痛屡屡发作，痛时如针刺，或如刀割，面黯唇黯，舌紫黯，或有瘀斑、瘀点，苔腻，脉弦涩或细涩。

治法：活血化瘀，豁痰止痛。

基础方：川芎、赤芍、桃仁、红花、当归、细辛、半夏、陈皮、石菖蒲、胆南星。

三、医案实录

【医案一】

陈某，女，83岁。右侧上颌部发作性剧痛多年，加重1月余。

初诊（2020年11月18日）：患者1个多月前镶牙导致右侧上颌部发作性剧痛，医院诊断为三叉神经（右下支）疼痛。口服加巴喷丁胶囊，每日两次，每次300毫克，初服有效，后效果不明显。此外，还经常出现坐骨神经痛，时上肢神经痛，大便秘结，口有热气感。查：舌红，苔黄，脉弦滑。

辨证：肝胃郁热夹风痰。

方药：生石膏30克、知母9克、夏枯草12克、忍冬藤30克、钩藤30克、白芷9克、牡丹皮9克、大黄3克、炒麻子仁30克、瓜蒌30克、白芍30克、甘草9克、延胡索15克、僵蚕15克、地龙15克、全蝎3克。7剂，开水冲服。

二诊（2020年11月25日）：三叉神经痛发作次数减少，程度减轻，大便变软，但在肛门处不好排出。查：舌红，苔薄黄，脉弦滑。初诊方减去白芷、大黄，加麸炒枳实12克。5剂，开水冲服。

三诊（2020年12月2日）：服药这一周三叉神经痛仅发作3次，时间短暂。大便每日2～3次。查：舌黯红，苔薄白腻，脉滑。

方药：僵蚕15克、地龙15克、牡丹皮9克、白芍15克、赤芍15克、甘草9克、忍冬藤15克、钩藤20克、白芷9克、炒麻子仁30克、瓜蒌30克、麸炒枳实12克。5剂，开水冲服。

【按语】患者为老年女性，主因右侧上颌部发作性剧痛1月余就诊。1个多月前镶牙导致右侧上颌部发作性剧痛，又有坐骨神经痛，时上肢神经痛，大便秘结，口有热气感。舌红，苔黄，脉弦滑。辨证为肝胃郁热夹风痰，治疗应清泻肝胃之热，豁痰息风。选用生石膏、知母、夏枯草、忍冬藤、牡丹皮清泻肝胃之火；白芍、甘草、延胡索缓急止痛；钩藤、僵蚕、地龙、全蝎息风。用药后疼痛发作次数减少，程度减轻。

【医案二】

洪某，男，43岁。左侧面颊部发作性剧痛两周。

初诊（2017年12月18日）：患者有多年三叉神经痛病史，两周前刷牙时引发，频繁发作，痛如电击。现服卡马西平效果不明显。查：舌淡，苔薄白腻，脉弦紧。

辨证：寒夹风痰。

方药：僵蚕15克、地龙15克、全蝎3克、蜈蚣3克、钩藤30克、细辛3克、防风9克、白芷10克、当归12克、延胡索20克、白芍20克、甘草6克。5剂，开水冲服。

二诊（2017年12月25日）：三叉神经痛发作次数明显减少，程度减轻。查：舌淡，苔薄白，脉弦。初诊方继服5剂，开水冲服。

【按语】患者为中青年男性，主因左侧面颊部发作性剧痛两周就诊。既往有多年三叉神经痛病史，两周前刷牙时引发，频繁发作，痛如电击。舌淡，苔薄白腻，脉弦紧。辨证属于寒夹风痰。此证型往往表现为一侧面颊或眼角处发作性剧痛，多有身体（面部）感受风寒病史，或由吸冷气而诱发。治法应当疏散风寒，祛痰息风。选用僵蚕、地龙、全蝎、钩藤息风；细辛、防风、白芷辛温疏散风寒；当归养血；延胡索止痛。患者二诊自诉用药后三叉神经痛发作次数明显减少，程度减轻，效不更方。

【医案三】

李某，女，74岁。左侧口角及上下颌发作性剧痛20天。

初诊（2019年7月13日）：有左侧上下颌发作性疼痛10余年，20天前概因左侧牙龈肿痛诱发左侧三叉神经第

2支、第3支剧痛，频繁发作，伴有胸脘痞闷，身重，四肢倦怠，口渴，大便溏薄，苔薄黄腻，脉濡。

辨证：暑湿夹痰。

方药：麦冬9克、石斛15克、黄连3克、竹叶6克、白芍15克、甘草5克、陈皮10克、白术12克、泽泻10克、苍术12克、黄柏6克、薏苡仁30克、延胡索15克、紫苏梗15克、地龙9克、僵蚕9克。5剂，水煎服。

二诊（2019年7月20日）：胸脘痞闷、身重、四肢倦怠、口渴和大便溏薄等暑湿症状都明显减轻，左侧三叉神经痛发作次数减少，苔薄黄腻，脉濡弱。

方药：西洋参6克、黄芪15克、竹叶6克、白芍15克、甘草5克、陈皮10克、白术12克、泽泻9克、苍术10克、延胡索15克、细辛3克、地龙9克、僵蚕9克。5剂，水煎服。

三诊（2019年7月27日）：左侧三叉神经痛明显减轻，苔薄白腻，脉细。二诊方减去泽泻和细辛，继服5剂，水煎服。

【按语】患者为老年女性，主因左侧口角及上下颌发作性剧痛20天就诊。患者既往有左侧上下颌发作性疼痛病史，20天前概因左侧牙龈肿痛又诱发左侧三叉神经第2支、第3支剧痛，频繁发作，伴有胸脘痞闷，身重，四肢倦怠，口渴，大便溏薄，苔薄黄腻，脉濡。辨证属于暑湿夹痰，治疗以清暑祛湿、化痰为主。治疗取得满意疗效。

【医案四】

柴某，男，80岁。右侧颞颌关节痛1周余。

初诊（2017年12月18日）：患者张口困难4个多月，诊断为右侧颞颌关节炎。到骨科行封闭治疗，效果不明显。1周多来无明显诱因而右侧颞颌关节痛加重，张口困难，不能咀嚼，只能进流质饮食，伴有心烦，失眠，口苦咽干，恶心，头晕。查：舌淡红，苔薄白腻，脉弦紧。

辨证：气郁痰阻，少阳不和。

方药：柴胡12克、黄芩9克、清半夏9克、茯苓9克、党参9克、桂枝6克、生龙骨（先煎）30克、生牡蛎（先煎）30克、磁石（先煎）20克、延胡索15克。7剂，水煎服。

二诊（2017年12月25日）：右侧颞颌关节痛明显减轻，能张口进食和咀嚼，口苦咽干、恶心和头晕消失，仍有心烦，失眠。查：舌淡红，苔薄白腻，脉弦细。

方药：柴胡12克、黄芩9克、姜半夏9克、茯苓9克、党参9克、桂枝6克、生龙骨（先煎）30克、生牡蛎（先煎）30克、磁石（先煎）15克、厚朴15克、紫苏叶15克、栀子9克、合欢皮30克、夜交藤30克。7剂，水煎服。

【按语】患者为老年男性，主因右侧颞颌关节痛1周余就诊。已经张口困难4个多月，被诊断为右侧颞颌关节炎。因伴有心烦，失眠，口苦咽干，恶心，头晕，舌淡红，苔薄白腻，脉弦紧，辨证为气郁痰阻，少阳不和。治疗选用柴胡加龙骨牡蛎汤为基础方，疗效明显。

【医案五】

李某，女，77岁。左侧面颊部发作性剧痛多年，加重约20天。

初诊（2019年9月5日）：左侧面颊部阵发性剧痛屡屡发作，病程较久，有时面部烘热，经常眩晕，耳鸣，虚烦不寐，五心烦热，腰膝酸软。查：舌红瘦而干，无苔，脉细数。

辨证：阴虚阳亢。

方药：知母9克、黄柏9克、生地黄10克、山药15克、山茱萸9克、泽泻9克、茯苓9克、牡丹皮9克、川牛膝15克、代赭石15克、白芍20克、天冬15克、玄参12克、炙甘草5克、珍珠母30克、蜈蚣3克。7剂，开水冲服。

二诊（2019年9月12日）：左侧面颊部阵发性剧痛稍减轻，眩晕、耳鸣、虚烦不寐减轻。查：舌红瘦而干，无苔，脉细数。初诊方改生地黄为15克、白芍为30克，继服7剂，开水冲服。

三诊（2019年9月19日）：左侧面颊部阵发性剧痛明显减轻，眩晕、耳鸣和面部烘热明显减轻，睡眠仍不好。查：舌红瘦而干，少苔，脉细数。二诊方继服7剂，开水冲服。

四诊（2019年9月26日）：这周左侧面颊部阵发性剧痛仅发作1次，眩晕、耳鸣和面部烘热明显减轻，入睡困难。

查：舌红瘦，少苔，脉细数。

方药：知母9克、黄柏9克、生地黄10克、山药12克、山茱萸9克、牡丹皮9克、炒酸枣仁20、茯神9克、川芎9克、白芍20克、当归15克、珍珠母30克、夜交藤30克、黄连5克。10剂，开水冲服。

五诊（2019年10月10日）：左侧面颊部阵发性剧痛没有再发作，初诊时其他症状明显减轻，入睡困难有好转。查：舌红瘦，少苔，脉细。

方药：生地黄10克、山药12克、山茱萸9克、牡丹皮9克、茯神9克、炒酸枣仁20克、知母6克、川芎9克、白芍20克、当归15克、珍珠母30克、夜交藤30克、黄连3克。7剂，开水冲服。

【按语】患者左侧面颊部阵发性剧痛屡屡发作，故诊断为三叉神经痛。据病程较久，伴有面部烘热，经常眩晕、耳鸣，虚烦不寐，五心烦热，腰膝酸软，舌红瘦而干，无苔，脉细数，辨证为阴虚阳亢证。治疗选用知柏地黄丸滋阴降火，加白芍、天冬、玄参滋阴；川牛膝、代赭石、珍珠母平肝降气；蜈蚣息风。阴虚难复，故疗程较长。随访时近1年没有发作。

【医案六】

秦某，男，49岁。左侧面颊部发作性疼痛两周。

初诊（2022年5月12日）：患者两周前突发左侧面、

颊发作性剧痛，有明显的"扳机点"。在某医院神经内科就诊，被诊断为三叉神经痛（左侧下支），服卡马西平片7天，有效，但停药又疼痛发作，要求中医治疗。左侧面、颊发作性剧痛，伴有灼热感，面红而热，前额胀痛，牙龈肿痛，口渴喜冷饮，口臭，大便黏滞不爽，2～3日一行。查：舌红，苔黄腻，脉滑数。

辨证：脾胃湿热。

方药：生石膏30克、知母9克、黄连9克、黄芩9克、栀子9克、大黄3克、连翘9克、防风9克、白芷10克、钩藤30克、延胡索15克、僵蚕9克、地龙9克。7剂，开水冲服。

二诊（2022年5月19日）：患者服药第二天泻出大量黄褐色臭秽粪便，之后大便通畅，左侧面颊部发作性疼痛明显减轻，前额胀痛、牙龈肿痛也明显减轻。查：舌红，苔薄黄腻，脉滑数。

方药：生石膏30克、黄连9克、黄芩9克、栀子9克、竹茹10克、瓜蒌30克、白芷9克、钩藤30克、延胡索15克、僵蚕9克、地龙9克。7剂，开水冲服。

【按语】患者首次出现左侧面颊部发作性剧痛，有明显的"扳机点"，被诊断为三叉神经痛。患者疼痛伴有灼热感，面红而热，前额胀痛，牙龈肿痛，口渴喜冷饮，口臭，大便黏滞不爽，2～3日一行。查：舌红，苔黄腻，脉滑数。通过以上表现辨证为脾胃湿热蕴积，用黄连上清丸加减治疗，其中，生石膏、知母清胃火，黄连、黄芩、栀子苦寒清热燥湿，大黄通便荡除脾胃湿热，防风、白芷、钩藤息风止痛，延胡索、僵蚕、地龙止痛。服药后随着大便通畅，脾胃湿热去除，诸症消除。

虚劳（慢性疲劳综合征）

一、概述

虚劳（慢性疲劳综合征）是一组以长期疲劳、乏力为突出表现的证候群，病程持续6个月以上，休息后不能缓解，同时伴有机体机能减退、记忆力减退、精神倦怠，情绪低落、心烦易怒、焦虑、注意力不集中、思维困难、健忘、头晕等神经精神症状和免疫低下症状，睡眠过多或失眠多梦等睡眠障碍；以及食欲不振、肩背酸痛、关节酸痛、肌肉酸楚不适、腰膝酸软无力等症状。多见于20~60岁的脑力劳动者，女性尤多。慢性疲劳综合征患者体检一般无大的异常发现，常规实验室检查一般也正常，免疫实验室检查有EB病毒抗体效价上升。

目前对慢性疲劳综合征的病因尚不明确，可能是多种因素共同引发的。现代医学对本病的发病机理尚不清楚，有资料表明，长期过度疲劳造成体力透支、心理压力大、精神紧张、生活不规律、应激能力差，进而导致神经-内分泌-免疫网络功能紊乱与慢性疲劳综合征的发生有密切关系。

中医虽无慢性疲劳综合征的病名，但这些症状在《黄帝内经》《金匮要略》《脾胃论》等著作中都有较详细的论述，基本归属于中医"虚劳""脏躁"的范围。中医认为慢性疲劳综合征的主要病机是脏腑功能失常，尤其是肝主疏泄失司，脾主运化失调，肝脾失和，始则气血运行不畅，久则气血生化之源不足，机体失于气血充养而出现以疲劳为主的证候群。日久还可以累及心肾，导致心之气血不足、肾之阴阳亏虚，而使病情加重。所以慢性疲劳综合征与肝、脾、肾、心四脏关系密切。

治疗当以"虚则补之""损则益之"为大法。对本虚标实患者，应"补其不足，泻其有余"和"标本兼治"。

二、诊治经验

1. 脾虚湿阻

由于中气不足，脾胃运化迟滞无力，水湿内生，导致倦怠乏力，纳差食少，少气懒言，大便溏薄，形体消瘦，面色萎黄，或肢体浮肿，舌淡苔白润，脉濡弱无力。

治法：健脾益气，化湿利水。

基础方：东垣清暑益气汤加减。黄芪、党参、白术、炙甘草、麦冬、五味子、当归、苍术、陈皮、升麻、泽泻、炒神曲、葛根。

2. 心脾两虚

长期忧愁思虑导致脾气虚弱，化生气血亏少，心失所养，表现为纳差食少，心悸不安，健忘，失眠，体倦乏力，面色萎黄，口唇色淡，舌质淡，苔白薄，脉细弱。

治法：健脾养心，益气补血。

基础方：归脾汤加减。人参、黄芪、炒白术、炙甘草、当归、远志、茯苓、生姜、大枣。

3. 肝郁化火伤阴

多由于工作繁忙，压力大，处事不顺而导致肝气不疏，气郁化火，火盛伤阴，表现为精神倦怠，情绪焦躁，心烦意乱，身体疲乏无力，失眠，舌质红，苔少而干，脉弦细数。

治法：清心肝之火，滋阴养心。

基础方：天王补心丹加减。西洋参、麦冬、五味子、生地黄、玄参、白芍、莲子心、炒酸枣仁、茯神、珍珠母。

4. 肝脾气（阳）虚

多见于性格内向，工作压力大，做事严谨认真，脑力劳动过度，且素体气虚之体，肝气虚疏泄无力，肝气郁结不畅，脾气虚运化失常，气血生化乏源，表现为神疲乏力，闷闷不乐，纳呆，脘腹易胀，少气懒言，失眠健忘，头脑昏沉，舌淡红，苔白或腻，脉弦细弱。

治法：补肝脾之气，佐以疏肝解郁。

基础方：自拟补气解郁抗疲劳汤加减。柴胡、炒白术、茯苓、当归、白芍、炙甘草、人参、黄芪、仙鹤草。

5. 肾气（阳）亏虚

大病久病之后，或房劳过度导致肾气（阳）虚弱，表现为怠惰乏力，精神不振，伴有头晕耳鸣，腰膝酸软，小便频数，遗精早泄，或阳痿，白带清稀量多，畏寒肢冷，舌质淡胖，脉沉细弱。正如《素问·生气通天论》所云："阳气者，精则养神，柔则养筋。"

治法：温补肾阳，固摄肾气。

基础方：制附子、肉桂、熟地黄、山药、山茱萸、枸杞子、杜仲、炙甘草。

三、医案实录

【医案一】

黄某，女，43岁。神疲乏力10个月。

初诊（2016年4月23日）：患者自觉精神倦怠，情绪焦躁，心烦意乱，身体疲乏无力，失眠。查：舌质红，苔少而干，脉弦细数。

辨证：心肝火旺伤阴。

方药：西洋参10克、麦冬12克、五味子9克、生地黄20克、玄参15克、当归15克、白芍15克、莲子心6克、淡豆豉12克、栀子9克、炒酸枣仁20克、茯神9克、珍珠母（先煎）30克。7剂，水煎服。

二诊（2016年4月30日）：身体仍疲乏无力，情绪焦躁、心烦意乱减轻，有睡意，但仍入睡困难。查：舌质红，苔少而干，脉弦细数。初诊方减去栀子，生地黄改为15克。7剂，水煎服。

三诊（2016年5月7日）：疲乏无力减轻，睡眠有好转，情绪焦躁、心烦意乱进一步减轻。查：舌质淡红，苔少，脉细数。

方药：西洋参10克、麦冬12克、五味子9克、生地黄10克、玄参12克、当归15克、白芍15克、莲子心6克、炒酸枣仁20克、茯神9克、珍珠母（先煎）30克、合欢皮30克。7剂，水煎服。

【按语】患者为中年女性，因神疲乏力10个月就诊。初诊时精神倦怠，情绪焦躁，心烦意乱，身体疲乏无力，失眠，舌质红，苔少而干，脉弦细数，辨证为心肝火旺伤阴。治以清心肝之火，滋阴养心。基础方选用天王补心丹加减。临床常用此方治疗神经衰弱、冠心病、精神分裂症、甲状腺功能亢进症等所致的失眠、心悸，以及复发性口疮等属于阴虚血少者。本方的适应证多由忧愁思虑太过，暗耗阴血，使心肾两亏，阴虚血少，心失所养，神疲倦怠。

【医案二】

张某，女，48岁。神疲乏力1年余。

初诊（2012年12月10日）：患者性格内向，工作压力大，做事严谨认真，且素体为虚寒体质，去年因晋升职称脑力劳动过度而出现神疲乏力，少气懒言，失眠健忘，头脑昏沉，闷闷不乐，纳呆，脘腹易胀。查：舌淡红，苔白，脉弦细弱。

辨证：肝脾气虚。

方药：人参10克、黄芪30克、仙鹤草30克、百合20克、柴胡10克、炒白术15克、茯苓10克、当归15克、炒白芍15克、川芎15克、陈皮12克、木香6克、炙甘草6克、炒酸枣仁15克。7剂，水煎服。

二诊（2012年12月17日）：神疲乏力、少气懒言和头脑昏沉均减轻，仍眠浅易醒，早醒。查：舌淡红，苔白，脉弦细弱。初诊方继服7剂，水煎服。

三诊（2012年12月24日）：神疲乏力、少气懒言和头脑昏沉进一步减轻，睡眠较前稍有好转。查：舌淡红，苔白，脉细弱。初诊方减去柴胡，继服7剂，水煎服。

四诊（2012年12月30日）：初诊时的症状明显减轻。

查：舌淡红，苔白，脉和缓。三诊方继服7剂，水煎服。

五诊（2013年1月6日）：患者自觉精神、体力较好，前天感受风寒而致腹胀。查：舌淡红，苔白腻，脉和缓。

方药：黄芪30克、党参12克、炒白术15克、茯苓10克、当归15克、陈皮12克、厚朴10克、干姜9克、乌药9克、木香9克、炙甘草6克。7剂，水煎服。

【按语】患者为中年女性，因神疲乏力1年余而就诊。性格内向，工作压力大，做事严谨认真，且素体为虚寒体质，去年因晋升职称脑力劳动过度而出现神疲乏力，少气懒言，失眠健忘，头脑昏沉，闷闷不乐，纳呆，脘腹易胀，舌淡红，苔白，脉弦细弱，辨证为肝脾气虚。肝气虚疏泄无力，郁结不畅，脾气虚运化失常，气血生化乏源，治疗当补肝脾之气，佐以疏肝解郁。选用自拟补气解郁抗疲劳汤加减，服药后效果明显。

【医案三】

李某，女，46岁。疲劳头晕半年余。

初诊（2018年9月15日）：患者2018年1月在单位组织的集中培训中被同事传染而患流行性感冒，高热3天，全身肌肉酸痛，头脑昏沉，极度乏力，经治疗好转后又参加学习，没有好好休息，之后一直感觉身体疲劳，头脑昏沉不清利，遇劳更加重，反复感冒4次，时自觉发热，伴有胸闷，默默不欲饮食，时恶心，喜叹息，西医诊断为慢性疲劳综合征。

查：舌淡红尖红，苔薄白腻，脉弦细。

辨证：少阳不和。

方药：柴胡12克、黄芩10克、姜半夏9克、党参9克、甘草6克、黄芪20克、白术9克、防风9克、白芍9克、桂枝9克、生姜3片、大枣4枚。7剂，水煎服。

二诊（2018年9月22日）：疲乏无力和头脑昏沉稍有减轻，胸闷和恶心明显减轻，有食欲。查：舌淡红尖红，苔薄白腻，脉弦细。初诊方继服7剂，水煎服。

三诊（2018年9月29日）：疲乏无力和头脑昏沉减轻。查：舌淡红，苔薄白，脉弦细。

方药：柴胡10克、黄芩9克、姜半夏9克、党参9克、甘草6克、黄芪20克、白术9克、防风9克、大枣4枚。10剂，水煎服。

四诊（2018年10月9日）：自觉精神、体力较好，服药以来没有再感冒，要求再服中药巩固。查：舌淡红，苔薄白，脉细稍弱。

方药：黄芪20克、西洋参10克、白术9克、防风9克、当归12克、炒白芍12克、川芎10克、陈皮9克。7剂，水煎服。

【按语】患者发病起因是患流行性感冒，高热3天，全身肌肉酸痛，头脑昏沉，极度乏力，经治疗好转后又参加学习，没有好好休息，之后一直感觉身体疲劳，头脑昏沉不清利，遇劳更加重，反复感冒4次，西医诊断为慢性疲劳综合征。据有时自觉发热，胸闷，默默不欲饮食，时恶心，喜叹息，舌淡红尖红，苔薄白腻，脉弦细，辨证为少阳不和。治疗当以和解少阳，处方初期选用小柴胡汤、玉屏风散、桂枝汤合用化裁。后用玉屏风散合四物汤巩固疗效。

【医案四】

何某，女，52岁。疲乏无力伴脘腹不舒半年余。

初诊（2015年3月14日）：患者素体脾胃虚弱，2014年8月份去南方旅游，天气炎热，劳累，加之饮食不适而出现脘腹不舒，疲乏无力，之后症状一直持续，遇劳加重。查：形体消瘦，面色萎黄，舌淡苔白润，脉濡弱无力。

辨证：脾虚湿阻。

方药：黄芪30克、党参12克、白术15克、炙甘草5克、仙鹤草30克、当归12克、苍术10克、陈皮10克、升麻5克、泽泻15克、炒神曲10克、葛根20克。7剂，水煎服。

二诊（2015年3月21日）：患者自述前天外出感受风寒而出现感冒症状，且脘腹胀痛，腹泻，今天已减轻。查：舌淡苔白腻，脉濡弱无力。

方药：藿香10克、大腹皮15克、紫苏叶15克、姜半夏9克、陈皮12克、白术15克、姜厚朴10克、炙甘草6克、桔梗9克、防风9克、白芷9克。4剂，水煎服。

三诊（2015年3月28日）：感冒和脘腹胀痛、腹泻已愈，仍脘腹不舒，疲乏无力。查：舌淡苔白润，脉濡弱无力。初诊方继服7剂，水煎服。

四诊（2015年4月4日）：已不感觉脘腹不舒，疲乏无力稍有好转。查：舌淡红，苔薄白，脉濡弱。初诊方减炒神曲和泽泻，加藿香9克，继服10剂，水煎服。

【按语】患者素体脾胃虚弱，2014年8月份去南方旅游，天气炎热，劳累，加之饮食不适而出现脘腹不舒，疲乏无力，之后症状一直持续，遇劳加重，形体消瘦，面色萎黄，舌淡苔白润，脉濡弱无力，辨证属于脾虚湿阻。虽然脾虚湿阻证在现代医学上不属于疾病，但严重影响生活质量。脾虚湿阻证是由于饮食不规律、劳累过度、思虑过度、久病等耗伤脾胃，导致脾气虚弱，而脾又主运化水液，脾气亏虚导致水液代谢失常，湿气内阻。此外，长期居住在潮湿的环境中也会导致湿邪内侵，湿邪在体内无法正常运化，会损伤脾胃，导致脾虚湿阻证。治法健脾益气，化湿利水，选用东垣清暑益气汤为基础方加减，取得较好疗效。

【医案五】

刘某，女，70岁。神疲乏力两年。

初诊（2020年11月14日）：患者两年前因饮凉茶水而致剧烈咳嗽，痰多而稀薄色白，大约1个月咳嗽才好转。纳呆，体重减轻3千克，神疲乏力。之后一直感觉疲乏无力，精神不振，在某三甲医院经多项体检均未发现明显异常，诊断为慢性疲劳综合征。伴有头晕耳鸣，腰膝酸软，畏寒肢冷。查：舌质淡胖，苔白润，脉沉细弱。

辨证：肾阳虚弱。

方药：制附子（先煎）9克、肉桂6克、熟地黄9克、山药15克、山茱萸9克、枸杞子12克、杜仲15克、补骨脂15克、牛膝15克、桑寄生30克、仙鹤草30克、炙甘草5克、砂仁（后下）6克。7剂，水煎服。

二诊（2020年11月21日）：疲乏无力、精神不振较前减轻，腰膝酸软亦减轻，有食欲。查：舌质淡胖，苔白润，脉沉细弱。初诊方继服10剂。

三诊（2020年12月2日）：初诊时诸症进一步减轻。查：舌质淡，苔薄白腻，脉细弱。

方药：黄芪20克、党参10克、炒白术10克、茯苓10克、炙甘草9克、当归10克、炒白芍10克、川芎10克、熟地黄10克、制附子（先煎）9克、肉桂6克、肉苁蓉15克、姜半夏9克、麦冬10克。10剂，水煎服。

【按语】患者两年前剧烈咳嗽约1个月，损耗肺肾之气，伴有纳呆，体重减轻，脾气虚弱。之后一直感觉疲乏无力，精神不振，伴有头晕耳鸣，腰膝酸软，畏寒肢冷，舌质淡胖，苔白润，脉沉细弱，辨证为脾肾阳虚。《素问·生气通天论》曰："阳气者，精则养神，柔则养筋。"初诊选用金匮肾气丸加补肾壮腰药治疗，服17剂后疲乏无力、精神不振和腰膝酸软好转，恐过于温燥，故三诊改为十四味建中汤温补脾肾，补益气血，收到较好疗效。

耳鸣、耳聋

一、概述

耳鸣、耳聋都是听觉功能异常的病证。耳鸣是指患者自觉耳内鸣响，如闻蝉声，或如闻潮声，或细或暴，妨碍听觉。耳聋是指不同程度的听觉减退，甚至听觉丧失，影响日常生活。耳鸣可以伴有耳聋，耳聋也可以由耳鸣发展而来，二者表现虽有不同，但发病机理基本一致，故合并讨论。

耳鸣、耳聋的病因、病机有肾之精气不足、清窍失养；脾胃虚弱，清气不升，阴血亏少，耳失充养；情志失调，肝胆之火循经上扰；脾胃湿热，痰火壅塞清窍；风热外乘，循经闭窍；瘀阻宗脉，耳失润聪。耳鸣、耳聋与肾、脾、肝、胆四脏功能失调密切有关，尤其与肾的关系更为密切。耳鸣、耳聋以肾虚为本，风、火、痰、瘀为标，临床往往标本互见，虚实夹杂。

耳鸣、耳聋的辨证要点：①区分暴聋久聋。暴聋多属外感、痰热、肝胆火旺；久聋多属肾虚。②辨虚实。一般暴聋初起者多实，渐起者多虚。实证宜分风、火、痰、瘀。耳鸣、耳聋伴有头痛发热，耳内作痒者为风；伴有心烦易怒，且在恼怒时耳鸣、耳聋加重者属火；形体肥胖，耳内如塞，苔腻者属痰；面色黧黑，耳聋闭塞，舌黯者属瘀。虚证宜分中气不足、阴（血）亏虚、肾精亏损。耳鸣、耳聋伴有倦怠乏力，烦劳加重，休息减轻者多属中气不足；耳鸣、耳聋伴有舌淡，脉细者多属阴（血）亏虚；耳鸣、耳聋伴有腰酸、遗精、眩晕者多属肾虚。

邪实治标，然后治本；正虚治本，以补脾肾、补气血为主；若肾虚而兼风、火、痰、瘀，则标本同治。治肝胆从实，治脾肾从虚，上宜清疏，中宜升补，下宜滋降。

二、诊治经验

（一）实证

1. 风热上扰

多因外感风邪或风热，循经上扰，阻闭耳窍导致。表现为卒然耳鸣、耳聋，伴有头痛，恶风，或发热，或耳内作痒，或耳聋连及耳根及牙龈肿痛，苔薄白，脉浮数。

治法：疏风清热。

基础方：荆芥、防风、羌活、菊花、石菖蒲、金银花、连翘。

2.肝胆火旺

多因情志不舒，肝气郁结化火，上扰清窍而导致。表现为卒然耳鸣、耳聋，伴有头痛面赤，心烦易怒，口苦咽干，夜寐不安，大便秘结，舌质红，苔黄，脉弦数。

治法：清肝泻热。

基础方：龙胆草、夏枯草、黄芩、栀子、大黄、芦荟、牡丹皮。

3.痰浊（火）壅塞

多由进食较多肥甘厚腻，饮酒过度而导致。表现为双侧耳鸣，有耳内闭塞不通感，或耳下胀痛，伴有胸脘痞闷，烦躁，痰多，口苦，大便黏滞不爽，舌苔黄腻，脉弦滑。

治法：化痰清火，和胃降浊。

基础方：黄连、半夏、陈皮、茯苓、甘草、白术、枳壳、竹茹、石菖蒲、胆南星。

4.瘀阻宗脉

由于耳部外伤，或肝气郁滞，日久成瘀，经脉瘀阻所致。表现为耳鸣、耳聋如塞，面色黯而不泽，舌紫黯或有瘀斑，脉涩。

治法：通窍活血。

基础方：当归、赤芍、红花、桃仁、丹参、郁金、石菖蒲、老葱。

5.痰瘀闭阻

耵聍与瘀血胶结，或肝气郁滞，日久克犯脾土，化瘀生痰，经脉瘀阻所致。表现为耳鸣、耳聋如塞，耳道油腻，耵聍多，面色黯而不泽，舌紫黯或有瘀斑，苔白腻或黄腻，脉涩。

治法：化痰活血通窍。

基础方：川芎、赤芍、丹参、磁石、石菖蒲、郁金、葛根、清半夏、贝母、昆布、甘草、胆南星。

（二）虚证

1.清气不升

多因长期饮食不节，或劳倦过度，或大病久病，脾胃虚弱，清气不升导致。表现为耳鸣、耳聋，时轻时重，休息减轻，烦劳加重，伴有头晕，神疲乏力，舌淡，苔薄白，脉细弱。

治法：益气升清。

基础方：黄芪、党参、炙甘草、当归、白芍、川芎、葛根、升麻、蔓荆子。

2.阴血亏虚

多由阴血素亏，或失血过多，或劳累过度，或病后脾胃虚弱，气血生化不足导致。表现为耳鸣，甚则耳聋，面色无华，唇甲苍白，舌淡，脉细弱。

治法：补益气血。

基础方：黄芪、当归、白芍、川芎、生地黄（或熟地黄）、枸杞子、蔓荆子。

3. 肾精亏虚

多因病后精血衰少，或恣情纵欲，耗伤肾精导致。表现为耳鸣、耳聋，多兼有眩晕，腰膝酸软，手足心热，舌红，苔少，脉细弱，或尺脉弦大。

治法：滋阴降火，收摄精气。

基础方：磁石、山药、山茱萸、熟地黄（或生地黄）、茯苓、泽泻、牡丹皮、五味子、龟甲、女贞子。

三、医案实录

【医案一】

孟某，女，57岁。耳鸣1周。

初诊（2015年6月6日）：1周前旅游途中突然自觉右耳鸣响，夜晚尤甚，以致影响睡眠。去当地人民医院耳鼻喉科就诊，经检查，耳部未发现异常，诊断为神经性耳鸣耳聋，服用西药6天，无效。要求中医治疗。患者右耳内有堵塞感，伴有头昏，偏头痛。查：面色红润，舌尖红，舌边有瘀斑，苔薄黄腻，脉弦涩。

辨证：痰瘀阻闭。

方药：川芎15克、赤芍15克、丹参15克、磁石20克、石决明20克、石菖蒲12克、郁金12克、葛根30克、清半夏9克、甘草5克、胆南星6克。5剂，开水冲服。

二诊（2015年6月13日）：患者自述服3剂后耳鸣明显减轻，现在晚上可以正常睡眠，头昏，不清利。查：面色红润，舌尖红，舌边有瘀斑，苔薄黄，脉弦。初诊方减清半夏，加薄荷5克、菊花10克，5剂，开水冲服。

【按语】患者旅游劳累突发右耳鸣响，耳内有堵塞感，头昏，偏头痛，面色红润，舌尖红，舌边有瘀斑，苔薄黄腻，脉弦涩。辨证属痰瘀阻闭。治疗选用川芎、赤芍、丹参、郁金、葛根活血开窍；石菖蒲、清半夏、甘草、胆南星化痰开窍；磁石镇摄，补充铁元素，为治疗耳鸣、耳聋的常用药。

【医案二】

王某，女，32岁。耳鸣耳聋1年余。

初诊（2020年4月18日）：患者近两年两次流产，导致气血亏虚，耳内如有蝉鸣，耳内胀，头晕，月经量少。查：舌黯淡胖，有瘀斑，苔薄白，脉细涩。

辨证：血虚，气血瘀滞。

方药：柴胡10克、当归15克、白芍15克、川芎15克、熟地黄10克、桃仁9克、红花9克、三棱9克、莪术9克、郁金

10克、石菖蒲12克、磁石（先煎）30克、山药15克、山茱萸9克。5剂，水煎服。

二诊（（2020年4月25日）：服药第三天来月经，血块较多，头晕，耳鸣减轻。查：舌暗淡胖，瘀斑缩小，苔薄白，脉细弱。

方药：黄芪30克、当归15克、白芍15克、川芎15克、熟地黄10克、桃仁9克、红花9克、石菖蒲12克、磁石（先煎）30克。5剂，水煎服。

三诊（（2020年4月29日）：头晕和耳鸣都减轻，查：舌暗淡胖，苔薄白，脉细弱。

方药：黄芪30克、当归15克、白芍15克、川芎15，熟地黄10克、葛根30克、升麻3克、桃仁9克、红花9克、山药15克、山茱萸9克、石菖蒲12克、磁石（先煎）30克。7剂，水煎服。

【按语】此患者因耳鸣、耳聋1年余就诊，究其原因是两次流产，导致气血亏虚，耳内如有蝉鸣，耳内胀，头晕，月经量少，舌暗淡胖，有瘀斑，苔薄白，脉细涩。辨证属血虚气血瘀滞。先理气活血改善瘀血停滞，再用补气养血，补肾祛瘀巩固疗效。

【医案三】

张某，女，50岁。耳鸣、耳聋半年余。

初诊（2018年3月3日）：不规则阴道出血近1年，失血较多致轻中度贫血，服硫酸亚铁剂而致胃痛，纳呆，气短乏力，面色白而不华，近半年来出现耳鸣，眠浅易醒，多梦。查：舌淡，苔薄白，脉细弱。

辨证：气血亏虚，清气不升。

方药：黄芪30克、党参9克、炙甘草5克、当归15克、白芍15克、川芎15克、葛根30克、升麻5克、蔓荆子9克、砂仁6克、炒酸枣仁20克、夜交藤30克。7剂，开水冲服。

二诊（2018年3月10日）：纳呆和气短乏力有改善，出血减少，仍耳鸣，眠浅易醒，多梦。查：面色白而不华，舌淡，苔薄白，脉细弱。初诊方继服7剂，开水冲服。

三诊（2018年3月17日）：患者自述出血明显减少，前天化验血常规，血红蛋白已接近正常低值，停服硫酸亚铁剂，胃痛、纳呆明显改善，有食欲，这两天每天进食两个鸡蛋，以及鱼、瘦猪肉、牛奶等优质蛋白和250克左右主食。仍耳鸣，多梦，夜晚睡眠不易醒。查：面色白而不华，舌淡，苔薄白，脉细弱。初诊方加龙眼肉15克、木香6克。14剂，开水冲服。

四诊（2018年3月31日）：时有少量出血，睡眠明显改善，耳鸣也明显好转，身体整体状况较好。查：舌淡红，苔薄白，脉和缓。三诊方减去砂仁。7剂，开水冲服。

【按语】此患者耳鸣、耳聋半年余，病因是失血较多致轻中度贫血，胃痛纳呆，气短乏力，面色白而不华，舌淡，苔薄白，脉细弱皆为一派虚弱表现。辨证当属气血亏虚，清气不升。处方选用补中益气汤配合养血安神药物，疗效明显。《素问·通评虚实论》中云："邪气盛则实，精气夺则虚。"辨别虚实，是治疗采用扶正（补虚）或攻邪（泻实）的依据，所谓"虚者补之，实者泻之"。此患者正是"虚者补之"的适应证。

【医案四】

汤某，男，44岁。耳鸣两周。

初诊（2020年5月12日）：为迎接上级的检查而操劳忙碌，出现头晕，头胀痛，耳鸣，声响如机器轰鸣，心烦易怒，睡眠不好，口苦。查：舌黯红，苔薄黄腻，脉弦数。

辨证：肝胆火旺兼痰瘀互阻。

方药：天麻10克、钩藤15克、夏枯草12克、黄芩9克、栀子9克、柴胡12克、白芍15克、生地黄9克、磁石（先煎）30克、珍珠母（先煎）15克、丹参15克、郁金10克、石菖蒲12克、陈皮10克、合欢皮30克、夜交藤30克。7剂，水煎服。

二诊（2020年5月19日）：头晕、头胀痛、耳鸣、心烦易怒都明显减轻。口不苦，睡眠仍不好。查：舌黯红，苔薄白腻，脉弦细。

方药：柴胡12克、当归12克、白芍15克、白术12克、茯苓15克、薄荷3克、磁石30克、石菖蒲12克、郁金10克、合欢皮30克、夜交藤30克、黄柏9克、知母9克、山药12克、山茱萸9克、生地黄9克。7剂，水煎服。

【按语】此患者耳鸣两周就诊，因为劳累和压力过大导致头晕，头胀痛，耳鸣，声响如机器轰鸣，心烦易怒，睡眠不好，口苦，舌暗红，苔薄黄腻，脉弦数。辨证属肝胆火旺兼痰瘀互阻，治疗用平息肝风，化痰祛瘀，药后头晕、头胀痛、耳鸣、心烦易怒明显减轻。继用逍遥散配合清热安神药善后。

【医案五】

李某，女，21岁。耳鸣、耳聋1周余。

初诊（2018年11月8日）：感冒后突然出现双侧耳鸣，双耳内痒，有时闭塞如聋，偏头痛，时左时右，身热，恶风。查：舌红，苔薄黄腻，脉浮滑数。

辨证：风热上扰兼痰热闭阻。

方药：金银花10克、连翘9克、淡豆豉10克、牛蒡子10克、薄荷（后下）3克、桔梗6克、芦根15克、荆芥穗10克、甘草3克、川芎15克、胆南星9克、石菖蒲12克、竹茹10克、蝉蜕3克、蒺藜10克。5剂，水煎服。

二诊（2018年11月15日）：耳鸣和偏头痛明显减轻，已无身热、恶风的感冒症状。查：舌淡红，苔薄黄腻，脉滑数。

方药：淡豆豉10克、牛蒡子10克、薄荷（后下）3克、桔梗6克、芦根15克、荆芥穗10克、甘草3克、川芎15克、胆南星9克、石菖蒲12克、竹茹10克、蝉蜕3克、蒺藜10克。4剂，水煎服。

【按语】此患者感冒后突然出现双侧耳鸣，双耳内痒，有时闭塞如聋，偏头痛，时左时右，身热，恶风，舌红，苔薄黄腻，脉浮滑数。辨证为风热上扰兼痰热闭阻，治疗选用银翘散为基础方加清化痰热之剂，用药精当，效果立显。

【医案六】

张某，女，34岁。耳聋3月余。

初诊（2020年5月9日）：2020年正月初四，因14个月大的孩子高热4天，又值疫情期间，去医院不方便，着急而致双耳突聋，在当地医院耳鼻喉科检查未见异常，被诊断为癔症性耳聋。几经治疗，均未见疗效，耳聋至今已3月余，伴有烦躁，失眠，经常头晕，左侧偏头痛，大便秘结，口苦。查：舌红，舌尖红赤有芒刺，苔薄黄腻，脉弦。

辨证：肝火痰热。

方药：牡丹皮10克、栀子9克、夏枯草12克、龙胆草6克、石决明（先煎）20克、菊花10克、黄芩10克、陈皮10克、石菖蒲12克、郁金10克、白芍15克、瓜蒌30克、珍珠母（先煎）20克、合欢皮30克、远志10克。5剂，水煎服。

二诊（2020年5月16日）：耳聋没有好转，大便已不秘结，已有4天没有出现偏头痛，口苦消失，烦躁减轻，睡眠不好。查：舌红，苔薄黄腻，脉弦。

方药：牡丹皮10克、栀子9克、菊花10克、黄芩10克、石决明（先煎）20克、陈皮10克、石菖蒲12克、郁金10克、白芍15克、珍珠母（先煎）20克、合欢皮30克、远志10克。7剂，水煎服。

三诊（2020年5月23日）：耳聋有好转，入睡状态较前好一些。查：舌红，苔薄黄，脉弦。二诊方减去牡丹皮，加连翘9克，继服7剂，水煎服。

四诊（2020年5月30日）：耳聋明显好转，大部分时间已能听清声音，睡眠较前改善。查：舌淡红，苔薄白，脉弦细。

方药：黄芪15克、白芍15克、生地黄9克、当归10克、石菖蒲12克、远志10克、菊花10克、石决明（先煎）15克、合欢皮30克、夜交藤30克、葛根20克。7剂，水煎服。

【按语】患者因孩子生病着急而致双耳突聋，在当地医院耳鼻喉科检查未见异常，被诊断为癔症性耳聋。据头痛面赤，心烦易怒，口苦咽干，夜寐不安，大便秘结，舌质红，苔黄，脉弦数，辨证为肝火痰热。治以清肝泄热，化痰开窍，1个月后耳聋明显好转，睡眠较前改善，后用补气养血安神药收功。

【医案七】

肖某，男，69岁。耳聋两月余。

初诊（2019年7月11日）：患膀胱癌1年多，手术后10个月，近两个多月来持续耳鸣，声音低细，时耳聋，神疲乏力，眩晕，腰膝酸软。查：舌红，苔少，脉细弱。

辨证：脾肾两虚。

方药：磁石30克、山药15克、山茱萸9克、生地黄9克、茯苓10克、牡丹皮9克、五味子9克、黄芪30克、党参10克、当归10克、川芎15克、葛根20克、龟甲30克、女贞子15克。7剂，开水冲服。

二诊（2019年7月18日）：眩晕明显减轻，神疲乏力有好转，耳鸣稍有减轻。查：舌红，苔少，脉细弱。初诊方继服10剂。

三诊（2019年8月1日）：初诊症状好转。查：舌红，苔薄白，脉细弱。初诊方减去葛根，加杜仲15克。继服10剂，开水冲服。

四诊（2019年8月15日）：症状进一步好转，耳不聋，仅有时耳鸣。查：舌红，苔薄白，脉较前有力。

方药：磁石15克、山药15克、山茱萸9克、生地黄9克、茯苓10克、牡丹皮9克、五味子9克、黄芪20克、党参10克、当归10克、白芍12克、川芎15克、葛根20克、龟甲15克、女贞子15克。7剂，开水冲服。

【按语】患者因膀胱癌术后精血衰少表现为耳鸣、耳聋，兼有眩晕，腰膝酸软，手足心热，舌红，苔少，脉细弱。辨证为脾肾两虚。治疗选用山药、山茱萸、生地黄、茯苓、牡丹皮、五味子、龟甲、女贞子补肾滋阴；黄芪、党参、当归、川芎、葛根补益气血。用药后耳鸣、耳聋、眩晕均明显减轻。

痹证（不安腿综合征）

一、概述

不安腿综合征又名"不宁腿综合征"，指小腿深部于休息时出现难以忍受的不适，运动、按摩可暂时缓解的一种综合征。其临床表现通常是夜间睡眠时双下肢出现极度的不适感，迫使患者不停地移动下肢或下地行走，导致患者严重的睡眠障碍。该病虽然对生命没有危害，但却严重影响患者的生活质量。国外的流行病学资料表明其患病率为总人口的1%～10%，我国的患病率估计在1.5%～5%，主要发生在中老年人，多数患者症状可持续终身。

不安腿综合征的病因不完全清楚，临床发现多种疾病、药物及遗传可导致本病的发病。

二、诊治经验

1. 气郁痰阻血瘀

多由于生活压力大，情志不畅且劳累，又缺少体育运动而导致。表现为夜间睡眠时双下肢出现酸胀不适，有时如蚁行，自觉难以忍受，烦躁，不停地屈伸、捶打，甚至得下床走动，严重影响睡眠。伴有焦虑，脉弦涩。

治法：和解少阳，解郁活血。

基础方：柴胡、黄芩、清半夏、党参、桂枝、茯苓、龙骨、牡蛎、赤芍、牡丹皮、桃仁、合欢皮、夜交藤。

2. 肝脏阴血亏虚

多发生于中老年人，或失血伤阴之后，可有糖尿病、贫血等病史。表现为双腿酸软不适，有时如蚁行，自觉难受烦躁，不停地屈伸、捶打，甚至得下床走动，严重影响睡眠，或伴有长期睡眠障碍，或目干涩，脉细。

治法：滋养阴血以舒筋。

基础方：白芍、炙甘草、当归、干地黄、木瓜、川牛膝、鸡血藤。

三、医案实录

【医案一】

范某，男，47岁。睡觉时双腿酸胀不适3月余。

初诊（2020年5月14日）：患者3个多月来，每天晚上睡觉时双腿酸胀不适，有时如蚁行，自觉难受烦躁，不停地屈伸、捶打，甚至得下床走动，严重影响睡眠，以致白天头脑不清利，心绪烦躁，焦虑，在本省的一家综合性三甲医院就诊，被诊断为不安腿综合征。服氯硝西泮，最初两周四分之一片有效，之后加至二分之一片，服用1个月后又无效，不愿再继续加量，要求中医诊治。查：舌黯红，苔薄黄腻，脉弦涩。

辨证：气郁痰阻血瘀。

方药：柴胡12克、黄芩9克、清半夏9克、党参9克、桂枝9克、茯苓9克、龙骨30克、牡蛎30克、远志10克、合欢皮30克、夜交藤30克、赤芍15克、牡丹皮15克、桃仁10克、厚朴15克。7剂，开水冲服。

二诊（2020年5月21日）：睡觉时双腿酸胀不适减轻。查：舌黯红，苔薄黄，脉弦涩。初诊方牡丹皮改为10克，继服7剂，开水冲服。

三诊（2020年5月28日）：睡觉时双腿酸胀不适明显减

轻，较易入睡。查：舌黯红，苔薄黄，脉弦涩。二诊方继服7剂，开水冲服。

【按语】这位患者是私立学校的校长，工作压力大且劳累，又缺少体育运动，以致患有焦虑症和不安腿综合征，中医辨证为气郁痰阻血瘀，选用柴胡加龙骨牡蛎汤合桂枝茯苓丸加减治疗，取得较好疗效。

【医案二】

王某，女，80岁。晚上睡觉时双腿酸软不适1年。

初诊（2018年9月8日）：患者这一年来，每天晚上睡觉时双腿酸软不适，自觉难受、烦躁，不停地屈伸、捶打，甚至得下床走动，严重影响睡眠，在本省的一家市级三甲医院就诊，被诊断为不安腿综合征，服氯硝西泮，最初四分之一片有效，之后加至二分之一片，现每晚服用1片，不愿再继续加量，要求中医诊治。患者有10余年的糖尿病史，伴有两目干涩，视物模糊。查：舌红，苔薄黄，脉细弱。

辨证：肝脏阴血亏虚。

方药：白芍30克、炙甘草9克、当归10克、生地黄10克、木瓜15克、川牛膝15克、玄参15克、石斛15克、龟甲（先煎）15克。7剂，水煎服。晚睡前服氯硝西泮二分之一片。

二诊（2018年9月15日）：晚上睡觉时双腿酸软不适减轻，双目干涩也有好转，查：舌红，苔薄黄，脉细弱。初诊方改白芍为40克，继服10剂。晚睡前服氯硝西泮四分之一片。

三诊（2018年9月26日）：晚上睡觉时双腿酸软不适明显减轻，两目干涩和视物模糊也有好转。查：舌红，苔薄白，脉细。二诊方减生地黄，继服10剂。晚睡前停服氯硝西泮片。

四诊（2018年10月10日）：这10天不再服氯硝西泮片，晚睡时双腿酸软不适也不明显，入睡尚可。查：舌红，苔薄白，脉细。三诊方继服7剂。后服麦味地黄丸善后。

【按语】这位患者有10余年的糖尿病史，糖尿病属于中医的"消渴"病范围，消渴的病机是阴虚为本，燥热为标，病久以肝肾阴虚为主，肝主筋，肝之阴血亏少，不能濡养下肢筋肉而导致睡觉时双腿酸软不适。参考脉象，辨证为肝脏阴血亏虚，治以补肝之阴血、缓急止痛的芍药甘草汤为主，经1个多月的治疗，停用氯硝西泮片，也能基本消除睡觉时双腿酸软不适的症状，安然入睡。

离魂症（梦游症）

一、概述

离魂症是一种常见的睡眠障碍，俗称"梦游"，是指发生在睡眠期间的离床行走，甚至迅速离床奔跑，活动可自行终止，梦游通常在主睡眠时段的前三分之一发作，发作后可自行睡眠。患者通常在发作期不容易被唤醒，如果被唤醒则处于意识错乱状态，表现出非常困惑不解，对所发生的事件部分或完全没有记忆。

离魂症多发生在幼儿和青少年，通常在青春期消失。本病也可发生在成人，但大多数在儿童期曾有发作，可能有家族史。

离魂症潜在的病理生理基础是睡眠状态分离，即大脑中一部分已处于清醒期而另一部分处于非快速眼球运动期，这种分离的结果是大脑已经足够清醒，并能执行较复杂的、持久的动作或语言行为，但它还没有完全清醒到能对这些动作做出反应。

睡眠行走的常见病因包括易感因素和诱发因素，但确切的病因尚未研究清楚。西医学缺乏有效的治疗方法。

中医学认为离魂症的病因、病机主要由于精神刺激、五志过极、精神紧张、焦虑导致，也可由于饮食不节，或顽痰瘀血阻滞而发，以致气郁化火，心肝火盛；或痰火扰心；或瘀血阻窍。日久伤及心、脾、肾，故虚证病机有心脾两虚，或心肾不交。临床实证明显居多。

郭子光老师认为离魂症皆可从心包痰热立论辨治，给张教授以很深的印象，验之临床3例离魂症患者，都取得了很好的效果。

二、临证经验

1. 心包痰热

表现为熟睡时起来穿衣，离床行走，甚至迅速离床奔跑，活动可自行终止，发作后可自行睡眠。伴有口黏、口渴，时口苦，大便黏滞不爽，舌红，苔薄黄腻，脉滑数。

治法：清泻心火，涤痰开窍。

基础方：郭子光老师的经验方加减。黄连、竹叶、栀子、清半夏、陈皮、茯苓、甘草、石菖蒲、郁金、琥珀、远志。

2. 气郁痰阻

多由于心理压力过大而导致，表现为熟睡时起来穿衣，离床行走，甚至迅速离床奔跑，活动可自行终止，发作后可自行睡眠。伴有焦虑，闷闷不乐，时偏头痛，舌淡红，苔白腻或黄腻，脉弦，或弦滑。

治法：解郁化痰开窍。

基础方：柴胡、黄芩、姜半夏、茯苓、桂枝、党参、生龙骨、生牡蛎、麸炒枳壳、化橘红、竹茹、石菖蒲、远志。

三、医案实录

【医案一】

庞某，男，9岁。

初诊（2018年9月22日）：患儿2017年曾有过一次梦游，2018年已发生5次梦游，上周发生两次，在一家西医综合医院就诊，头颅核磁检查结果示：颅内未见明显异常。被诊断为睡行症，让找中医治疗。表现为夜半熟睡后（12点多）起床，穿好衣服走到家门口，又返回至客厅，走一圈后回到卧室，脱衣睡下。妈妈跟着看到此过程，与患儿说话不应，就没有打扰患儿，次日妈妈问患儿，患儿说不知道晚上梦游的事。患儿发育正常，营养良好，神经系统检查未见异常。口黏、口渴，时口苦，大便黏滞不爽。查：舌红，苔薄黄腻，脉滑数。

辨证：痰热蒙蔽心包。

方药：黄连5克、竹叶9克、栀子6克、清半夏6克、陈皮9克、茯苓10克、甘草5克、竹茹6克、枳实8克、石菖蒲9克、郁金6克、琥珀15克、远志9克、炒酸枣仁15克。5剂，水冲服。

二诊（2018年9月29日）：这一周没有发生梦游，大便通畅。查：舌红，苔薄黄腻，脉滑数。初诊方继服6剂。

随访患儿两年没有发生梦游。

【按语】此患儿胃口好，喜食肥甘厚腻，食量较大，造成痰热内生，蒙蔽心包而出现梦游。治以清心火、泻痰热、开窍为法，选用郭子光老师的经验方加减治疗，取得了很好的效果。

【医案二】

李某，男，7岁。

初诊（2015年11月14日）：患儿近3个月出现6次梦游，昨晚表现为夜半睡着后（12点多）起床，穿好衣服走到客厅，在客厅碰触小凳发出响声，被妈妈发现，随即起来问患儿，患儿似未听见，未予回答。在客厅转了一圈后来到厨房，随即去到客厅，又回到卧室，脱衣躺下，继续睡觉。患儿妈妈述说患儿2015年9月份入小学学习，性格内向，经常闷闷不乐，时偏头痛。查：舌淡红，苔薄白腻，脉弦。

辨证：气郁痰阻，蒙蔽心窍。

方药：柴胡8克、黄芩5克、姜半夏6克、茯苓9克、桂枝5克、党参6克、生龙骨（先煎）15克、生牡蛎（先煎）15克、麸炒枳壳8克、化橘红8克、竹茹6克、石菖蒲9克、远志8克、炙甘草3克。5剂，水煎服。

二诊（2015年11月21日）：这一周没有发生梦游。查：舌红，苔薄白腻，脉弦。初诊方继服5剂，水煎服。

三诊（2015年11月28日）：这一周没有发生梦游，偏头痛1天。查：舌红，苔薄白，脉弦细。初诊方减去化橘红、竹茹，加川芎10克，继服5剂，水煎服。

随访患儿1年多没有发生梦游。

【按语】此患儿性格内向，2015年9月刚入小学学习，对学校环境不习惯，与陌生的老师和同学交往不好，经常闷闷不乐，心理压力较大而导致郁闷，时发偏头痛，辨证为肝气不疏，气郁痰阻，蒙蔽心窍出现离魂症，用柴胡加龙骨牡蛎汤合温胆汤加开窍药治疗，故收到较好疗效。

心　悸

一、概述

　　心悸的发生常与平素体质虚弱、情志所伤、劳倦、汗出受邪等有关。平素体质不强，或久病伤耗，导致心之气阴怯弱，心血不足；或忧思过度，劳伤心脾，均可使心神不能自主，发为心悸。或肾阴亏虚，水火不济，虚火妄动，上扰心神而致病；或脾肾阳虚，心阳虚衰，心失温养而致病；或脾肾阳虚，不能蒸化水液，停聚为饮，上犯于心，心阳被遏；或瘀血痹阻心脉；或痰火上扰心神，均可导致心悸。

　　心悸的病机不外气血阴阳亏虚，心失所养，或邪扰心神，心神不宁。其病位在心，而与肝、脾、肾、肺四脏密切相关。

　　心悸的病性主要有虚、实两方面。虚者为气血阴阳亏损，心神失养而致；实者多由痰火扰心，水饮凌心及瘀血阻脉而引起。虚实之间可以相互夹杂或转化。如实证日久，耗伤正气，可分别兼见气、血、阴、阳之亏损，而虚证也可因虚致实，而兼有实证表现，如临床上阴虚生内热者常兼火亢或夹痰热，阳虚不能蒸腾水湿而易夹水饮、痰湿，气血不足、气血运行滞涩而易出现气血瘀滞，瘀血与痰浊又常常互结为患。总之，心悸为本虚标实证，其本为气血不足，阴阳亏损，其标是气滞、血瘀、痰浊、水饮，临床表现多为虚实夹杂之证。

心悸的辨证要点：①辨惊悸与怔忡。惊悸与怔忡同属心悸，但有病因不同及病情程度轻重之别。惊悸常由外因而成，如受惊恐、恼怒等外来刺激所发，发则心悸，时作时止，病来虽速，但全身情况较好，病势浅而短暂，以实证为多，但也有内虚因素存在，且日久不愈，亦可发展为怔忡。怔忡每由内因引起，自觉心中惕惕，稍劳即发，并无外惊，病来虽渐，但全身情况较差，病情较为深重，以虚证居多，发则不能自控，甚则阵发心痛，也可因外惊而加重动悸。②辨虚实。一般起病较急或突然加重，发病时间相对较短，或发作时间短，或偶发，由饮食、情志或外邪等因素而引发者，多为实证。起病缓慢，发病时间较长，或发作持续时间较长，或经常发病，往往在五脏虚损基础上逐渐产生或因外来因素诱发加重者，多为虚证。实证须分清病邪性质，或为水饮，或为血瘀，或为痰火；虚证当分辨气血阴阳亏虚及病变脏腑定位。

心悸虚证由脏腑气血阴阳亏虚、心神失养所致者，治当补益气血，调理阴阳，以求气血调畅，阴平阳秘，并配合应用养心安神之品，以促进脏腑功能的恢复。心悸实证常因于痰饮、瘀血等所致，治当化痰、涤饮、活血化瘀，并配合应用重镇安神之品，以求邪去正安，心神得宁。临床上心悸表现为虚实夹杂时，当根据虚实之多少，攻补兼施，或以攻邪为主，或以扶正为主。

二、诊治经验

心悸临床多见，伴有症不同，病机不同，必须辨证论治，方可取得较好疗效。临床多见以下十种证型，分述如下。

1. 心气阴虚

多由素体虚弱，心气不足，或热病后期损伤气阴，则不能鼓动血液正常运行而导致。表现为心悸气短，头晕乏力，动则悸发，静则悸缓，舌淡红、少津，脉细弱。

治法：益气养阴补心。

基础方：人参、麦冬、五味子、黄芪、炙甘草、柏子仁。

2. 心胆气虚

多为先天心胆气虚，胆小易惊之人，后天遇到剧烈惊吓而发病。表现为心悸，善惊易恐，坐卧不安，少寐多噩梦，劳则加重，舌苔薄白或如常，脉象细数或虚弦。

治法：镇惊定志，养心安神。

基础方：人参、黄芪、炙甘草、桂枝、麦冬、五味子、远志、龙齿、茯神、合欢皮。

3. 心脾两虚

多由思虑劳心，暗耗心血，或脾气不足，生化乏源，导致心失血养而导致。表现为心悸气短，头晕目眩，失眠健忘，面色不华，倦怠乏力，舌质淡红，脉象细弱。

治法：补血养心，益气安神。

基础方：人参、黄芪、白术、炙甘草、当归、龙眼肉、茯神、炒酸枣仁、远志、木香。

4. 心阴亏虚

由素体阴虚，或热病后期导致心阴亏虚而成。表现为心悸，心烦，失眠，口干，五心烦热，舌红少津，脉细数。

治法：滋养心阴，宁心安神。

基础方：天王补心丹加减。人参、玄参、丹参、五味子、远志、当归、天冬、麦冬、柏子仁、酸枣仁、生地黄、朱砂。

5. 肝肾阴虚

由肾水亏虚，水不济火，心火偏亢，心神不宁而导致。表现为心悸、心烦，入睡困难，头晕目眩，手足心热，耳鸣腰酸，舌质红，少苔或无苔，脉象细数。

治法：滋补肝肾，养心安神。

基础方：沙参、麦冬、生地黄、枸杞子、当归、炒酸枣仁、川芎、知母、黄柏。

6. 脾肾阳虚

多由久病体虚，损伤心阳，心失温养，无力推动血行而导致。表现为心悸不安，胸闷气短，面色苍白，形寒肢冷，舌质淡白，脉象虚弱或沉细数而无力。

治法：温补心阳，安神定悸。

基础方：人参、制附子、桂枝、炙甘草、黄芪、龙骨、牡蛎。

7. 气郁痰阻

多因工作或生活压力大，情志不畅而导致。表现为心悸，胸闷，伴有心烦，焦虑明显，或抑郁，入睡困难，浅而易醒，胸胁苦满，经常头晕或头痛，舌淡红，苔薄白腻，脉弦。

治法：疏肝解郁，化痰宁心。

基础方：柴胡、黄芩、清半夏、茯苓、党参、炙甘草、桂枝、生龙骨、生牡蛎、磁石、麸炒枳壳、竹茹、远志。

8. 痰火扰心

多因恣食肥甘，酿生痰浊，阻滞心气，或痰郁化火，痰火扰心而导致。表现为心悸时发时止，受惊易作，胸闷烦躁，失眠多梦，舌苔黄腻，脉象滑数。

治法：清热化痰，宁心安神。

基础方：黄连温胆汤加减。黄连、清半夏、化橘红、茯苓、甘草、麸炒枳壳、竹茹、龙骨、远志。

9. 瘀阻心脉

心血瘀阻，心脉不畅，表现为心悸不安，胸闷不舒，心痛时作，痛如针刺，或见唇甲青紫，舌质紫暗或有瘀斑，脉涩或结代。

治法：活血化瘀，理气通络。

基础方：桃仁、红花、赤芍、川芎、当归、生地黄、麸炒枳壳、桂枝、炙甘草。

10. 阳虚水泛

多由心脏病日久，损及心阳，进一步发展为脾肾阳虚，阳虚不能化水，水饮内停，上凌于心而导致。表现为心悸气短，阵发眩晕，胸脘痞满，渴不欲饮，小便短少，或下肢浮肿，恶心吐涎，舌苔白滑，脉象虚弦。

治法：振奋心阳，化气行水，宁心安神。

基础方：茯苓、桂枝、白术、炙甘草、制附子、白芍、生姜、泽泻。

心悸、怔忡临床证候不止以上十种，且疾病进程中亦多有变化，故临证必须详审。遇有证候变化，治疗亦应随之而变化，切不可徒执一法一方。

三、医案实录

【医案一】

张某，女，60岁。心悸1年余。

初诊（2016年4月9日）：患者近1年多来经常出现阵发性心悸，概由于工作劳累，加之压力大而导致。伴有气短，神疲乏力，入睡困难，眠浅而易醒，多梦、胸闷、烦躁，头晕，早晨起来眼睑微肿。查：舌淡红，苔薄黄腻，脉弦细。

辨证：气郁痰阻，兼心脾两虚。

方药：柴胡12克、黄芩9克、清半夏9克、茯苓12克、党参10克、炙甘草5克、生龙骨（先煎）30克、生牡蛎（先煎）30克、麸炒枳壳12克、当归15克、白芍15克、炒酸枣仁20克、川芎15克、知母6克、夜交藤30克、远志10克。7剂，水煎服。

二诊（2016年4月16日）：胸闷、烦躁易怒明显减轻，睡眠有好转，心悸发作次数稍减少。查：舌淡红，苔薄黄，脉弦细。

方药：柴胡12克、当归15克、白芍15克、茯苓12克、白术12克、黄芪20克、党参10克、炙甘草5克、龙眼肉15克、炒酸枣仁20克、夜交藤30克、远志10克、木香6克。7剂，水煎服。

三诊（2016年4月23日）：心悸时发，入睡尚可，但仍眠浅，多梦。查：舌淡红，苔薄白，脉细弱。

方药：黄芪30克、党参10克、炙甘草5克、白术12克、茯神10克、当归15克、白芍15克、龙眼肉15克、炒酸枣仁20克、夜交藤30克、远志10克、木香6克。15剂，水煎服。

【按语】患者因劳累过度和压力过大导致心悸，伴有气短，神疲乏力，入睡困难，眠浅而易醒，多梦，胸闷，烦躁易怒，头晕，早晨起来眼睑微肿，舌淡红，苔薄黄腻，脉弦细，辨证属于气郁痰阻，兼心脾两虚。以柴胡加龙骨牡蛎汤合酸枣仁汤为基础方治疗。柴胡加龙骨牡蛎汤的功效与作用主要包括宁心安神、镇静清热等。酸枣仁汤是治心肝血虚而致虚烦失眠之常用方。临床应用以虚烦失眠、咽干口燥、舌红、脉弦细为辨证要点。《金匮要略·血痹虚劳病脉证并治》中云："虚烦虚劳不得眠，酸枣仁汤主之。"

【医案二】

李某，女，73岁。心悸半年。

初诊（2019年9月12日）：患者体形肥胖，平素有高血压病、冠心病。近半年来出现心悸，胸闷，气短，时发心前区疼痛，时头晕。查：舌淡红，苔薄白腻，脉细滑。

辨证：痰湿内阻，兼心气虚。

方药：姜半夏9克、陈皮10克、茯苓10克、炙甘草5克、麸炒枳壳12克、竹茹10克、人参9克、熟地黄9克、炒酸枣仁20克、远志10克、当归12克、丹参20克。7剂，水煎服。

二诊（2019年9月19日）：心悸、胸闷减轻。查：舌淡红，苔薄白腻，脉细。初诊方加黄芪20克。7剂，水煎服。

三诊（2019年9月26日）：初诊时所述症状都明显减轻，心悸发作次数明显减少。查：舌淡红，苔薄白腻，脉细。

方药：陈皮10克、茯苓10克、炙甘草5克、麸炒枳壳10克、黄芪30克、人参9克、熟地黄9克、炒酸枣仁20克、远志10克、当归12克、丹参20克。7剂，水煎服。

【按语】此患者体形肥胖，加之苔腻，脉滑，肥人多痰，必有痰浊。患者年已73岁，心悸、气短、脉细，必有心气不足，故以《证治准绳》中的十味温胆汤加味治疗。二诊和三诊时患者心悸、胸闷减轻，舌淡红，苔薄白腻，脉细，故用初诊方加黄芪补益心气，取得较好疗效。

【医案三】

陈某，男，56岁。心悸4个月。

初诊（2018年10月11日）：患者属于敏感细致之人，得知最要好的同学心源性猝死后即感心悸、胸闷，每日发作数次，安静时和焦虑时多发。在综合医院就诊，行心电图检查，诊断为窦性心律不齐。西药治疗1月余不效，要求中医诊治。患者伴有心烦，焦虑明显，睡眠浅而易醒，胸胁苦满，经常头晕、头痛。查：舌淡红，苔薄白腻，脉弦。

辨证：气郁痰阻。

方药：柴胡15克、黄芩9克、清半夏9克、茯苓10克、党参9克、炙甘草5克、桂枝6克、生龙骨30克、生牡蛎30克、磁石20克、麸炒枳壳15克、陈皮10克、竹茹12克、合欢皮30克、远志10克。7剂，开水冲服。

二诊（2018年10月18日）：前述症状均减轻。查：舌淡红，苔薄白腻，脉弦细。初诊方减去磁石，加当归15克、白芍15克。7剂，开水冲服。

【按语】患者有明显的惊吓、恐惧诱因，所出现的心烦，焦虑，睡眠浅而易醒，胸胁苦满，脉弦症状都是柴胡加龙骨牡蛎汤证之主症；苔腻乃痰阻之症，故合用温胆汤治疗，取得满意疗效。

【医案四】

齐某，女，22岁。心悸12天。

初诊（2014年4月26日）：患者是大学四年级的医学生，此次病初感冒，发热、恶寒、头痛，后心悸明显，在省某医院就诊，行心电图、心肌酶谱、血沉等检查，诊断为病毒性心肌炎。现仍心悸，时冷时热，低热，咽痛，乏力，胸闷，恶心，头晕，大便干，3日未解。查：舌红，苔黄厚腻，脉弦滑数。

辨证：少阳不和，痰热（毒）壅滞。

方药：柴胡10克、黄芩9克、清半夏9克、党参9克、炙甘草5克、陈皮12克、茯苓10克、甘草5克、麸炒枳实12克、竹茹12克、大黄9克（后下）、苦参10克、金银花20克、连翘9克、川黄连5克。7剂，水煎服。

二诊（2014年5月3日）：大便已通畅，时冷时热，低热、恶心均消失，精神好转，仍心悸，心率112次/分，伴有乏力，胸闷。查：舌红，苔薄黄腻，脉弦细数。初诊方减去大黄、陈皮、连翘，继服5剂，水煎服。

三诊（2014年5月10日）：心悸减轻，心率99次/分，伴有乏力，胸闷。查：舌淡红，尖红，苔薄黄腻，脉弦细数。

辨证：痰热阻窍，气阴亏虚。

方药：柴胡10克、黄芩5克、清半夏9克、甘草3克、瓜蒌15克、太子参15克、麦冬12克、五味子6克、郁金10克、苦参10克、川黄连3克、玄参12克。5剂，水煎服。

四诊（2014年5月17日）：心悸明显减轻，身体状况好转，心率89次/分，血沉基本正常，心电图仅有两个导联T波低平。查：舌淡红，苔薄黄，脉细数。

辨证：气阴亏虚。

方药：太子参15克、麦冬12克、五味子6克、郁金9克、苦参9克、川黄连3克、玄参12克、沙参12克。5剂，水煎服。

【按语】患者为感冒后引发病毒性心肌炎。患者心悸，时冷时热，低热咽痛，乏力胸闷，恶心头晕，便秘，舌红，苔黄厚腻，脉弦滑数，辨证属于少阳不和，痰热（毒）壅滞。治以和解少阳、清化痰热，选用小柴胡汤合温胆汤为基础方。四诊时患者心悸明显减轻，身体状况转好，用生脉饮为基础方收功。

【医案五】

陈某，女，34岁。心悸胸闷两月。

初诊（2021年8月21日）：心悸，胸闷两月。在某医院就诊，行心电图、心肌酶谱、血沉等检查，诊断为病毒性心肌炎，住院治疗10余天，好转后出院。出院后仍心悸，胸闷，时轻时重，伴五心烦热，入睡困难，神疲乏力。查：舌淡红，有齿痕，苔黄腻，舌下脉络瘀紫，脉细数。

辨证：气阴两虚，兼有痰热瘀血。

方药：西洋参10克、麦冬15克、五味子6克、玄参10克、丹参20克、郁金10克、瓜蒌30克、陈皮10克、麸炒枳壳12克、竹茹10克、柏子仁12克、炒酸枣仁15克、远志10克、川黄连5克、苦参10克。7剂，开水冲服。

二诊（2021年8月28日）：心悸、胸闷减轻，五心烦热减轻，入睡较前好一些。查：舌淡红，有齿痕，苔薄黄腻，舌下脉络瘀紫，脉细数。初诊方继服7剂，开水冲服。

三诊（2021年9月4日）：心悸、胸闷明显减轻，不感到五心烦热，睡眠尚可。查：舌淡红，尖红，苔薄黄，脉细数。

辨证：气阴两虚。

方药：西洋参10克、麦冬15克、五味子6克、丹参20克、郁金10克、柏子仁12克、炒酸枣仁15克、远志10克、夜交藤30克、川黄连3克。7剂，开水冲服。

【按语】患者为感冒后引发的病毒性心肌炎，据心悸胸闷，时轻时重，伴五心烦热，入睡困难，神疲乏力，舌淡红，有齿痕，苔黄腻，舌下脉络瘀紫，脉细数，辨证属于气阴两虚，兼有痰热瘀血。治以生脉散合温胆汤加化瘀安神之剂，疗效明显。

【医案六】

张某，男，60岁。心悸、胸憋5年，加重4天。

初诊（2018年11月21日）：5年前因心悸、胸憋而去医院就诊，心电图示：I度房室传导阻滞，窦性心动过缓（47次/分）。诊断为病窦综合征。收入住院治疗。治疗好转后出院。1周后又自觉心悸，胸憋，气短，头晕，神疲乏力。查：面色白，舌质黯淡、胖大，有齿痕，苔白润，脉沉迟无力，中有停搏。

辨证：阳虚气弱。

方药：人参12克、麦冬12克、五味子9克、制附子（先煎）10克、桂枝9克、细辛3克、黄芪20克、丹参20克、炙甘草6克、炙麻黄5克、补骨脂15克、淫羊藿15克。4剂，水煎服。

二诊（2018年11月28日）：心悸、胸憋、气短、头晕均减轻。查：心室率47次/分，面色白，舌质黯淡、胖大，有齿痕，苔白润，脉沉迟无力，中有停搏。初诊方制附子（先煎）改为9克，继服7剂，水煎服。

三诊（2018年12月5日）：心悸、胸闷明显减轻。查：心室率50次/分，面色白，舌质黯、淡胖，苔白润，脉沉迟，较前有力。二诊方继服7剂，水煎服。

四诊（2018年12月12日）：患者自觉无明显不适，心室率51次/分，舌质黯、淡胖，苔薄白，脉沉缓。

方药：人参12克、麦冬12克、五味子9克、黄芪20克、丹参15克、桂枝9克、炙甘草6克、补骨脂15克。7剂，水煎服。

【按语】患者因心悸、胸憋5年，加重4天来诊。患者心悸，胸憋，气短，头晕，神疲乏力，面色白，舌质黯淡、胖大，有齿痕，苔白润，脉沉迟无力，中有停搏，辨证属于阳虚气弱。治疗选用人参、麦冬、五味子益气养阴；制附子、桂枝、细辛、炙甘草、黄芪、补骨脂、淫羊藿益气温阳；加炙麻黄，其有增快心率的作用；加丹参增加心肌供血。

【医案七】

李某，男，48岁。心悸、气短3月余。

初诊（2019年2月21日）：患风湿性关节炎20余年，3个多月前感觉心悸、气短，近两月来又发现下肢憋困浮肿，经医院检查后诊断为风湿性心脏病，二尖瓣狭窄伴关闭不全，心力衰竭。住院治疗3周，病情好转后出院。出院一段时间后又出现心悸、气短，活动劳累后加重，小便短少，下肢浮肿，烦躁，失眠，纳呆。查：舌黯淡，苔薄黄腻，脉细数，有间歇。

辨证：气阴两虚，水湿瘀血。

方药：西洋参15克、麦冬15克、五味子10克、黄芪30克、茯苓20克、白术15克、泽泻15克、桂枝6克、丹参20克、郁金10克、陈皮10克、夜交藤30克、柏子仁15克、远志10克。7剂，水煎服。

二诊（2019年2月28日）：小便短少，下肢浮肿减轻，心悸、气短也有好转，睡眠仍不好。查：舌黯淡，苔薄黄，脉细数，有间歇。初诊方泽泻减为10克，加炒酸枣仁20克，继服7剂，水煎服。

三诊（2019年3月7日）：下肢水肿已消，心悸、气短进一步好转，睡眠有改善。查：舌黯淡，苔薄黄，脉细无力，间歇明显减少。二诊方中茯苓减为15克，继服7剂，水煎服。

【按语】此患者为风湿性关节炎后期引发风湿性心脏病，二尖瓣狭窄伴关闭不全，心力衰竭。据就诊时心悸、气短，活动劳累后加重，小便短少，下肢浮肿，烦躁失眠，纳呆，舌黯淡，苔薄黄腻，脉细数，有间歇，辨证属于气阴两虚，水湿、瘀血凝聚。治疗以生脉饮合五苓散为基础方，加活血化瘀安神之剂，收到较满意疗效。

【医案八】

唐某，女，16岁。心悸、低热两周。

初诊（2019年1月10日）：3周前感冒，约5天后恶寒、咽痛、流涕等症状消失，但仍低热，两天后又自觉心悸、气短，且逐渐加重，动则明显，医院诊断为病毒性心肌炎，住院治疗12天，症状减轻。今来诊要求中医治疗。现仍心悸，伴有烦躁，入睡困难，口苦，咽干，目眩，胸满腹胀。查：舌淡红，苔白厚腻，脉弦滑。

辨证：湿浊阻滞，少阳不和。

方药：柴胡10克、黄芩9克、清半夏9克、党参10克、甘草3克、瓜蒌15克、竹茹10克、茵陈15克、郁金10克、苦参10克、栀子9克、厚朴12克、茯苓10克、藿香9克。7剂，水煎服。

二诊（2019年1月17日）：胸满、腹胀明显减轻，其他诸症减轻。查：舌淡红，苔白腻，脉弦滑。初诊方减去栀子，继服7剂，水煎服。

三诊（2019年1月24日）：诸症明显减轻，有时睡眠浅。查：舌淡红，苔白稍腻，脉弦。

辨证：气郁痰阻，少阳不和。

方药：柴胡10克、黄芩9克、清半夏9克、党参9克、炙甘草5克、陈皮10克、茯苓10克、生龙骨（先煎）20克、生牡蛎（先煎）20克、白芍10克、合欢皮20克、夜交藤20克、远志9克。7剂，水煎服。

【按语】此患者为感冒后引发病毒性心肌炎。据心悸烦躁，入睡困难，口苦，咽干，目眩，胸满腹胀，舌淡红，苔白厚腻，脉弦滑，辨证属湿浊阻滞，少阳不和。初诊以小柴胡汤合藿朴夏苓汤为基础方治疗。小柴胡汤来源于《伤寒论》，用于少阳病邪在半表半里，症见往来寒热，胸胁苦满，默默不欲饮食，心烦喜呕，口苦、咽干、目眩，舌苔薄白，脉弦。藿朴夏苓汤来源于《医原》，是治疗四季湿邪的通用方。湿邪具有病程较长、缠绵难愈的特点，临床上多见头昏、头重、身痛、面色淡黄、胸闷、腹胀、腹泻、恶心、纳差、乏力等症。治疗两周后仅剩眠差，改为柴胡加龙骨牡蛎汤加减治疗。

胸痹心痛

一、概述

胸痹是以膻中或左胸部发作性憋闷、疼痛为主要临床表现的一种病证。主要与西医学的冠心病（心绞痛、心肌梗死）关系密切。

本病的发生多与寒暑犯心、情志失节、饮食失调、劳倦内伤、年迈体虚等因素有关。其病机有虚、实两方面，实为外邪（寒、暑）、血瘀、气滞、痰浊痹阻胸阳，阻滞心脉；虚为气虚、阴伤、阳衰，肺、脾、肝、肾亏虚，以及心脉失养。在本病的形成和发展过程中，大多先实而后致虚，亦有先虚而后致实者。

胸痹心痛的病机关键在于心脉痹阻。其病位在心，但与肝、脾、肾三脏功能失调有密切的关系。

胸痹心痛的病性有虚、实两方面，常常为本虚标实，虚实夹杂。虚者多见气虚、阳虚、阴虚、血虚，尤以气虚、阳虚多见；实者不外气滞、寒凝、痰浊、血瘀，并可交互为患，其中又以血瘀、痰浊多见。但虚、实两方面均以心脉痹阻不畅，不通则痛为病机关键。发作期以标实表现为主，血瘀、痰浊为突出；缓解期主要有心、脾、肾气血阴阳之亏虚，其中又以心气虚、心阳虚最为常见。以上病因、病机可同时并存，交互为患。

胸痹总属本虚标实之证，辨证首先辨清虚实，分清标本。标实应区别气滞、血瘀、痰浊、寒凝、火结的不同，本虚又应区别阴阳气血亏虚的不同。标实者：闷重而痛轻，兼见胸胁胀满，善太息，憋气，苔薄白，脉弦者，多属气滞；刺痛固定不移，痛有定处，夜间多发，舌紫暗或有瘀斑，脉结代或涩，由心脉瘀滞所致；胸部窒闷而痛，伴唾吐痰涎，苔腻，脉弦滑或弦数者，多属痰浊；胸痛如绞，遇寒则发，或得冷加剧，伴畏寒肢冷，舌淡苔白，脉细，为寒凝心脉所致；心中灼痛，烦躁，口干，或发热，便秘溲赤，舌红尖红，苔黄，脉数，为火热伤心所致。本虚者：心胸隐痛而闷，因劳累而发，伴心慌，气短，乏力，舌淡胖嫩，边有齿痕，脉沉细或结代者，多属心气不足；若胸闷痛或灼痛，心悸，心烦不寐，盗汗，头晕，或面部烘热，舌红少津，苔薄或剥，脉细数或结代，则属心阴亏虚表现；若绞痛兼见胸闷气短，四肢厥冷，神倦自汗，脉沉细，则为心阳不振。

基于本病病机为本虚标实，虚实夹杂，发作期以标实为主，缓解期以本虚为主的特点，其治疗原则应先治其标，后治其本，先从祛邪入手，然后再予扶正，必要时可根据虚实标本的主次，兼顾同治。标实当泻，针对气滞、血瘀、痰浊、寒凝、火结而疏理气机，活血化瘀，泄浊豁痰，辛温通阳，清热泻火，尤重活血通脉治法；本虚宜补，权衡心脏阴阳气血之不足，有无兼见肺、肝、脾、肾等脏之亏虚，补气、滋阴、温阳，纠正脏腑之偏衰，尤其重视补益心气之不足。

二、诊治经验

（一）实证

1. 心血瘀阻

因寒凝、热结、痰阻、气滞、气虚等因素，皆可导致血脉瘀滞而为瘀血。表现为心胸疼痛，如刺如绞，痛有定处，入夜为甚，甚则心痛彻背，背痛彻心，或痛引肩背，伴有胸闷、心悸，日久不愈，可因暴怒、劳累而加重，舌质紫暗，有瘀斑，苔薄，脉弦涩。

治法：活血化瘀，通脉止痛。

基础方：血府逐瘀汤加减。柴胡、枳壳、桔梗、川牛膝、当归、赤芍、生地黄、川芎、桃仁、红花、丹参。

2. 气滞心胸

因情志不遂导致诱发或加重。表现为心胸满闷，隐痛阵发，时欲太息，或兼有胸脘满闷，得嗳气或矢气则舒，苔薄或薄腻，脉弦。

治法：疏肝理气，活血通络。

基础方：柴胡、枳壳、白芍、甘草、香附、川芎、郁金。

3. 痰浊闭阻

因过食肥甘厚腻或酗酒而致，多见于形体肥胖者。表现为胸闷重而心痛微，痰多气短，肢体沉重，或多咳吐痰涎，舌体胖大且边有齿痕，苔浊腻或白滑，脉滑。

治法：通阳泄浊，豁痰宣痹。

基础方：瓜蒌、薤白、半夏、橘红、茯苓、甘草、枳实、竹茹、厚朴。

4. 寒凝心脉

多因心阳不振之体，在气候骤冷或骤感风寒时发病或加重，表现为卒然心痛如绞，心痛彻背，喘不得卧，伴形寒，甚则手足不温，冷汗自出，胸闷气短，心悸，面色苍白，苔薄白，脉沉紧或沉细。

治法：辛温散寒，宣通心阳。

基础方：枳实、薤白、桂枝、当归、细辛、炒白芍、

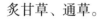

炙甘草、通草。

5. 火热犯心

多因感受暑热之邪，或气郁化火而导致。表现为心中灼痛，烦躁，口干，或发热，便秘溲赤，舌红尖红，苔黄，脉数。

治法：清热泻火，活血通络。

基础方：黄连、半夏、瓜蒌、生地黄、木通、甘草、竹叶、大黄、丹参、赤芍。

（二）虚证

1. 心气不足

因思虑劳心过度，损伤心气导致。表现为心胸阵阵隐痛，胸闷气短，动则喘息，心悸，疲乏，头晕，面白，易出汗，舌质淡红，舌体胖且边有齿痕，苔薄白，脉细缓或结代。

治法：补养心气，活血通络。

基础方：保元汤加味。人参、黄芪、桂枝、炙甘草、丹参、当归。

2. 心阴亏虚

因素体阴虚，或思虑劳心过度，耗伤营阴，或火热灼伤阴津而导致。表现为胸闷痛或灼痛，心悸、心烦，不寐，盗汗，头晕，或面部烘热，舌红少津，苔薄或剥，脉细数或结代。

治法：滋阴养心，活血清热。

基础方：天王补心丹加减。西洋参、麦冬、五味子、生地黄、当归、天冬、玄参、柏子仁、酸枣仁、丹参、赤芍。

3. 心阳虚弱

因素体阳气不足，或心气不足发展为心阳虚弱等导致。表现为胸闷痛，气短，遇寒加重。心悸，汗出，乏力，畏寒肢冷，唇甲淡白，或胸痛彻背，四肢厥冷，唇色紫暗，脉微欲绝，或动则气喘，不能平卧，面浮足肿。舌质淡胖，苔白腻，脉沉细迟，或结代。

治法：补益阳气，温振心阳。

基础方：参附汤加味。人参、制附子、桂枝、炙甘草、白术、茯苓、红花、丹参。

三、医案实录

【医案一】

王某，男，56岁。心绞痛两年，加重10天。

初诊（2020年4月11日）：两年前因工作压力大且劳累而出现心绞痛，在当地医院经动态心电图检查，被诊断为冠心病心绞痛。之后患者每遇情绪不好或忙碌劳累时发作，常备硝酸甘油于心绞痛时含化得到缓解，日常服复方丹参滴丸、瑞舒伐他汀钙片。10天前因劳累又发作心绞痛，近日频发，动作即感心悸、气短，睡眠长期不好，形体胖。查：舌黯淡胖，有齿痕，苔白腻，脉缓弱。

辨证：气虚血瘀，痰阻气郁。

方药：黄芪30克、丹参30克、川芎15克、赤芍15克、瓜蒌30克、薤白10克、麸炒枳壳15克、郁金12克、法半夏9克、陈皮12克、决明子30克、泽泻15克、山楂15克。5剂，开水冲服。

二诊（2020年4月18日）：服药这一周仅发作心绞痛两次，自觉动则气短减轻。查：舌黯淡胖，有齿痕，苔白腻，脉缓弱。初诊方减郁金、赤芍，继服7剂。

三诊（2020年4月25日）：这一周没有发作心绞痛，心悸、气短减轻，睡眠仍不好。查：舌黯淡胖，有齿痕，苔薄白腻，脉缓弱。

方药：黄芪30克、党参12克、白术10克、茯苓10克、丹参30克、川芎15克、瓜蒌30克、薤白10克、麸炒枳壳10克、姜半夏9克、陈皮12克、决明子30克、泽泻15克、山楂15克、合欢皮30克。10剂，开水冲服。

四诊（2020年5月9日）：服药后没有发作心绞痛，心悸、气短明显减轻，睡眠仍不好。查：舌淡红胖，苔薄白，脉缓，较前有力。三诊方减去川芎、薤白、瓜蒌，加夜交藤30克、远志10克。10剂，开水冲服。

五诊（2020年5月23日）：服药后没有发作心绞痛，体力逐渐好转，睡眠转好。查：舌淡红胖，苔薄白，脉缓有力。四诊方减去泽泻，继服7剂。

【按语】患者为中老年男性，主因心绞痛两年，加重10天就诊。据劳累则心绞痛频发，睡眠长期不好，形体胖，舌黯淡胖，有齿痕，苔白腻，脉缓弱，辨证属于气虚血瘀，痰阻气郁。治疗当补气活血，兼以化痰。

【医案二】

连某，女，72岁。患冠心病多年，加重两周。

初诊（2017年2月18日）：患冠心病多年，近两周概因过春节操劳而导致心绞痛较频繁发作，胸闷，气短，心悸，时心前区疼痛，牵引左肩背和左上肢不适，手足厥冷，神疲乏力。查：舌淡，苔薄白腻，脉滑细弱。

辨证：气虚痰阻。

方药：黄芪30克、生晒参10克、麸炒白术12克、茯苓12克、炙甘草5克、丹参20克、姜半夏9克、陈皮12克、麸炒枳壳12克、瓜蒌30克、薤白10克、桂枝9克、檀香10克。7剂，水煎服。

二诊（2017年2月25日）：这一周仅发作心绞痛两次，心悸、气短、神疲乏力和手足厥冷都较前减轻。查：舌淡，苔薄白腻，脉细滑。初诊方减去瓜蒌，继服7剂。

三诊（2017年3月4日）：身体状况较好，仅前天因着急出现胸闷、短时，时腹胀。查：舌淡红，苔薄白，脉细滑。

方药：黄芪30克、生晒参10克、麸炒白术12克、茯苓12克、炙甘草5克、丹参20克、麸炒枳壳10克、姜半夏9克、陈皮12克、桂枝9克、檀香10克、木香6克。7剂，水煎服。

【按语】老年女性患冠心病多年，因劳累导致心绞痛频繁发作两周，伴有胸闷、气短、心悸、手足厥冷、神疲乏力、舌淡、苔薄白腻，脉滑细弱。辨证为气虚痰阻，治疗应补气化痰。选用黄芪、生晒参、麸炒白术、茯苓、炙甘草补气；二陈汤加瓜蒌化痰逐痰；麸炒枳壳、薤白、桂枝、檀香温通行气；丹参活血通脉。

【医案三】

杜某，男，43岁。心绞痛发作3次。

初诊（2016年10月11日）：因孩子学习不努力而发怒，当时就出现心前区憋闷、疼痛，持续约两分钟，近日又因着急，情绪不好发作两次。伴有焦虑，心烦，急躁易怒，胸闷，睡眠不好。查：舌黯，苔薄白，脉弦。

辨证：气滞血瘀。

方药：柴胡15克、麸炒枳壳15克、桔梗6克、川牛膝9克、当归10克、川芎12克、赤芍15克、白芍15克、生地黄

9克、桃仁10克、红花9克、丹参20克、合欢皮30克、夜交藤30克、珍珠母（先煎）30克。7剂，水煎服。

二诊（2016年10月18日）：心情转好，没有再发作心绞痛，入睡较前快。查：舌黯，苔薄白，脉弦。初诊方继服7剂。

三诊（2016年10月25日）：身体状况较好。查：舌偏黯，苔薄白，脉和缓。

方药：柴胡12克、麸炒枳壳12克、当归10克、川芎12克、赤芍10克、白芍15克、丹参20克、合欢皮30克、夜交藤30克、远志10克。7剂，水煎服。

【按语】患者因情绪不畅出现心前区憋闷疼痛，伴有焦虑，心烦，急躁易怒，胸闷，睡眠不好，舌黯，苔薄白，脉弦，辨证为气滞血瘀。治疗选用血府逐瘀汤加减。本方主治诸症皆由瘀血内阻胸部，气机郁滞所致，即王清任所称"胸中血府血瘀"之证。胸中为气之所宗，血之所聚，肝经循行之分野。血瘀胸中，气机阻滞，清阳郁遏不升，则胸痛日久不愈，痛如针刺，且有定处；瘀热扰心，则心悸怔忡，失眠多梦；郁滞日久，肝失条达，故急躁易怒；舌黯、脉弦为气滞瘀血征象。治宜活血化瘀，兼以行气止痛。方中桃仁破血行滞而润燥，红花活血祛瘀以止痛，共为君药。赤芍、川芎助君药活血祛瘀；川牛膝活血通经，祛瘀止痛，引血下行，共为臣药。生地黄、当归养血益阴，清热活血；桔梗、麸炒枳壳，一升一降，宽胸行气；柴胡疏肝解郁，升达清阳，与桔梗、麸炒枳壳同用，尤善理气行滞，使气行则血行，以上均为佐药。桔梗并能载药上行，兼有使药之用。合而用之，使血活瘀化气行，则诸症可愈，为治胸中血瘀证之良方。

【医案四】

刘某，男，78岁。有冠心病史多年，心绞痛频繁发作两天。

初诊（2015年12月12日）：患者有冠心病史多年。前天降温，室内气温仅13℃，这两天心绞痛发作多次，伴有手足厥冷、畏寒、神疲、气短、心悸。查：面色苍白，舌淡胖，苔薄白，脉沉细。

辨证：心阳虚寒凝。

方药：人参9克、制附子（先煎）9克、麸炒枳壳10克、薤白10克、桂枝9克、炙甘草9克、红花9克、丹参15克、当归15克、细辛3克、炒白芍12克、檀香10克。4剂，水煎服。

二诊（2015年12月19日）：前述症状有缓解。查：面色白，舌淡胖，苔薄白，脉沉细。初诊方减细辛和炒白芍，继服7剂。

三诊（2015年12月26日）：身体状况进一步改善。查：面色白，舌淡胖，苔薄白，脉沉细，较前有力。

方药：人参9克、制附子（先煎）9克、黄芪20克、桂枝9克、炙甘草9克、薤白9克、红花9克、丹参15克、当归15克、檀香10克。7剂，水煎服。

【按语】患者为老年男性，心绞痛频繁发作两天就诊。受凉后心绞痛频发，伴有手足厥冷，畏寒神疲，气短心悸，面色苍白，舌淡胖，苔薄白，脉沉细，辨证为心阳虚寒凝。此证多因心阳不振之体，在气候骤冷或骤感风寒时而发病或加重，治疗选用参附汤补益阳气，温振心阳；配合枳实薤白桂枝汤辛温散寒，宣通心阳。

【医案五】

赵某，男，45岁。发作性心绞痛1年余。

初诊（2012年9月8日）：患者工作压力大，经常进食肥甘厚腻，酗酒，形体肥胖，出现发作性心绞痛已1年多，有高脂血症、糖尿病病史，服用阿托伐他汀钙片和二甲双胍，食欲好，体力好。查：舌黯红胖大，苔黄腻，脉弦滑。

辨证：瘀血痰热。

方药：柴胡15克、麸炒枳壳15克、桔梗6克、川牛膝9克、当归10克、川芎12克、赤芍15克、生地黄12克、桃仁9克、红花9克、丹参30克、瓜蒌30克、薤白10克、法半夏9克、黄连9克、决明子30克。7剂，水煎服。

二诊（2012年9月15日）：服药这一周心绞痛仅发作1次，且疼痛减轻。查：舌黯红胖大，苔薄黄腻，脉弦滑。

初诊方继服7剂。

三诊（2012年9月22日）：这周没有发作心绞痛。查：舌黯红，苔薄黄腻，脉弦滑。

方药：柴胡15克、麸炒枳壳15克、当归10克、川芎12克、赤芍15克、生地黄12克、丹参30克、瓜蒌30克、清半夏9克、黄连9克、竹茹12克、决明子30克、泽泻12克、山楂15克。7剂，水煎服。

【按语】患者为中年男性，体形肥胖，因工作压力大，且经常进食肥甘厚腻，酗酒，出现发作性心绞痛已1年多，舌黯红、胖大，苔黄腻，脉弦滑，辨证属于瘀血痰热。故治疗选用血府逐瘀汤合瓜蒌薤白半夏汤加减。

【医案六】

马某，女，50岁。发作性心绞痛3年余，加重半月。

初诊（2018年6月7日）：患者3年多前因胸憋、气短、心悸就诊于某三甲医院。经动态心电图检查诊断为：①冠心病；②右束支完全性传导阻滞。之后每遇情志不畅或劳累即发作心绞痛。半月前又因情志不畅加之劳累而发心绞痛，发作较频。近日自觉胸憋，气短，心悸，神疲乏力，烦躁，恶心，痰多，口干口苦。查：舌红，苔薄黄腻，脉弦细。

辨证：心气不足，气郁痰火。

方药：西洋参10克、麦冬12克、五味子9克、柴胡9克、黄芩9克、清半夏9克、茯苓12克、瓜蒌30克、麸炒枳壳15克、竹茹10克、丹参20克、郁金12克、生地黄9克、甘草5克。5剂，开水冲服。

二诊（2018年6月14日）：自述上述症状减轻。查：舌红，苔薄黄腻，脉弦细。初诊方继服5剂。

三诊（2018年6月21日）：症状明显减轻，仅有时轻微恶心，头晕，胸闷，心烦，睡眠不好。查：舌淡红，苔薄黄腻，脉弦细。

方药：西洋参10克、麦冬10克、五味子9克、柴胡9克、黄芩9克、清半夏9克、茯苓12克、麸炒枳壳15克、竹茹10克、丹参20克、郁金10克、甘草5克、炒酸枣仁20克、白芍15克。7剂，开水冲服。

【按语】患者为中老年女性，有冠心病史3年余，近半月来因情志不畅，加之劳累而频发心绞痛，自觉胸憋，气短，心悸，神疲乏力，烦躁，恶心，痰多，口干口苦，舌红，苔薄黄腻，脉弦细，故辨证为心气不足，气郁痰火。治疗选用生脉饮合柴胡疏肝散合温胆汤。生脉饮用于气阴两亏，心悸气短，脉微自汗，常用于治疗急性心肌梗死、心源性休克、心律失常等危重时期的救治；柴胡疏肝散可以疏肝理气，活血止痛；温胆汤可以清痰火。

【医案七】

宋某，男，70岁。心绞痛两年，加重3个月。

初诊（2018年11月15日）：患者两年多前因胸憋、气短在北京某大医院就诊，经动态心电图检查，被诊断为冠心病。住院治疗两周，效果不明显。后一直服复方丹参滴丸、阿托伐他汀钙片，心绞痛时发。近3月来，没有明显诱因而心绞痛加重，经常胸憋、气短、心悸，阵发性逆气自左胁下上冲心胸，而致心下悸动、头晕、汗出，晚上加重，失眠，纳呆，体重减轻2.5千克。查：舌淡红，苔白滑，脉弦。

辨证：肝气郁结，寒饮上逆。

方药：柴胡12克、黄芩9克、姜半夏9克、党参10克、茯苓12克、桂枝12克、大黄2克、龙骨30克、牡蛎30克、炙甘草6克、生姜9克、大枣15克。7剂，开水冲服。

二诊（2018年11月22日）：自述症状减轻，尤其是阵发性逆气自左胁下上冲心胸而致心下悸动、头晕、汗出这些症状明显减轻，仍睡眠不好。查：舌淡红，苔白，脉弦缓。初诊方加炒酸枣仁20克、夜交藤30克。继服7剂。

三诊（2018年11月29日）：胸憋、气短、心悸明显减轻，阵发性逆气自左胁下上冲心胸而致心下悸动、头晕、汗出这些症状仅出现过一次，且时间短暂，症状表现轻。睡眠较前稍有好转。查：舌淡红，苔白，脉弦。

方药：柴胡10克、黄芩9克、姜半夏9克、党参10克、茯苓10克、桂枝9克、龙骨20克、牡蛎20克、炙甘草6克、生姜9克、大枣15克、炒酸枣仁20克、夜交藤30克、川芎12克。10剂，开水冲服。

【按语】患者为老年男性，无明显诱因出现心绞痛加重，经常胸憋，气短，阵发性逆气自左胁下上冲心胸而致心下悸动，头晕，汗出，晚上加重，失眠，纳呆，体重减轻，舌淡红，苔白滑，脉弦，辨证为肝气郁结，寒饮上逆。治疗用柴胡加龙骨牡蛎汤合苓桂枣甘汤加减。柴胡加龙骨牡蛎汤解郁化痰，苓桂枣甘汤温降水饮。

【医案八】

张某，女，58岁。发作性心绞痛5个月。

初诊（2020年6月13日）：患者有高血压病史3年，一直服苯磺酸氨氯地平片，近5个月来经常血压高，或面部烘热，胸闷痛或灼痛，心悸，气短，心烦不寐，头晕，耳鸣，神疲乏力，说话时口颤，咽干，手足心热。查：舌红少津，边有瘀斑，苔少，脉细数，有结代。

辨证：气虚血瘀，阴虚阳亢。

方药：黄芪30克、西洋参10克、麦冬15克、五味子9克、丹参30克、赤芍15克、生地黄10克、当归10克、天冬15克、玄参15克、夏枯草15克、牡丹皮9克、女贞子15克、钩藤30克。7剂，水煎服。

二诊（2020年6月20日）：胸闷痛、面部烘热、神疲乏力、咽干和手足心热均减轻，仍入睡困难，说话时口颤、耳鸣。查：舌红少津，边有瘀斑，苔少，脉细数，有结代。初诊方减去夏枯草，加炒酸枣仁20克、夜交藤30克、珍珠母

（先煎）30克。7剂，水煎服。

三诊（2020年6月27日）：这周没有出现胸闷痛和面部烘热，咽干和手足心热明显减轻，入睡较前有改善，仍说话时口颤、耳鸣。查：舌红少津，边有瘀斑，苔薄，脉细数，有结代。二诊方继服7剂。

四诊（2020年7月4日）：这周没有出现胸闷痛和面部烘热，睡眠进一步改善，仍说话时口颤、耳鸣。查：舌红少津，苔薄，脉细数。

方药：黄芪20克、西洋参10克、麦冬12克、五味子9克、丹参20克、赤芍15克、生地黄10克、当归10克、天冬15克、玄参15克、牡丹皮9克、女贞子15克、钩藤30克、炒酸枣仁20克、夜交藤30克。10剂，水煎服。

【按语】患者为老年女性，因发作性心绞痛5个月就诊。患者面部烘热，胸闷痛或灼痛，心悸，气短，心烦不寐，头晕，耳鸣，神疲乏力，说话时口颤，咽干，手足心热，舌红少津，边有瘀斑，苔少，脉细数，有结代，辨证属于气虚血瘀，阴虚阳亢。治疗选用黄芪、西洋参补益心气；丹参、赤芍、生地黄、当归活血；麦冬、五味子、天冬、玄参、女贞子养阴；夏枯草、牡丹皮、钩藤清肝火，平肝息风。

【医案九】

张某，男，49岁。发作性心绞痛1个月。

初诊（2019年7月3日）：患者是大学教师，近来为晋升教授而准备，教学和科研工作紧张而压力大，加之天气炎热，导致心胸灼痛，烦躁，口干，时发热，便秘溲赤。查：舌黯红，尖红，苔黄，脉数。

辨证：气郁化火，瘀血阻络。

方药：柴胡15克、麸炒枳壳15克、黄芩10克、黄连6克、栀子9克、牡丹皮9克、郁金12克、生地黄12克、甘草5克、竹叶9克、大黄3克、丹参30克、赤芍15克。7剂，开水冲服。

二诊（2019年7月10日）：初诊所述症状均减轻，初诊时忘记述说入睡困难。查：舌红尖红，苔黄，脉数。

方药：柴胡12克、麸炒枳壳12克、黄芩9克、黄连5克、栀子9克、牡丹皮9克、郁金12克、生地黄10克、甘草5克、竹叶9克、大黄2克、丹参20克、赤芍15克、珍珠母30克、合欢皮30克。7剂，开水冲服。

三诊（2019年7月17日）：初诊所述症状均消失，仍入睡困难。查：舌偏红，苔薄黄，脉细数。

方药：柴胡12克、麸炒枳壳12克、栀子9克、牡丹皮9克、郁金12克、生地黄10克、甘草5克、竹叶9克、丹参20克、当归15克、白芍15克、珍珠母30克、合欢皮30克。7剂，开水冲服。

【按语】患者因焦虑紧张导致心绞痛发作，心胸灼痛，烦躁，口干，时发热，便秘溲赤，舌黯红，尖红，苔黄，脉数，辨证为气郁化火，瘀血阻络。治疗当疏肝理气，清热泻火，活血通络。选用柴胡、麸炒枳壳疏肝理气；黄芩、黄连、栀子、牡丹皮、竹叶清泻肝火、心火；郁金、生地黄、丹参、赤芍活血化瘀。

【医案十】

李某，男，76岁。发作性心绞痛半年。

初诊（2017年12月5日）：3年前出现心律不齐，心率慢。在某医院诊断为：①Ⅰ度房室传导阻滞；②室性早搏。之后逐渐出现胸闷、气短，近半年来经常发作心绞痛，明显刺痛，发作时服硝酸甘油片，平时服参松养心胶囊，开始有效，现疗效不好。查：面色㿠白，舌黯淡，胖大，有齿痕，苔白润，脉沉迟细涩。

辨证：阳气虚弱，瘀血阻滞。

方药：制附子（先煎）12克、黄芪30克、人参10克、桂枝9克、炙甘草6克、当归10克、川芎10克、赤芍10克、红花9克、桃仁9克、麸炒枳壳12克、葛根30克。5剂，水煎服。

二诊（2017年12月11日）：这周心绞痛仅发作两次，胸闷、气短减轻，活动稍多时仍心悸，上唇右侧出现1个疖肿。查：面色㿠白，舌黯，尖红，胖大，苔薄白，脉沉细涩。

　　方药：制附子（先煎）9克、黄芪30克、人参10克、炙甘草6克、当归10克、川芎10克、赤芍10克、红花9克、桃仁9克、麸炒枳壳12克、葛根30克、远志9克。5剂，水煎服。

　　三诊（2017年12月18日）：这周仅着急后发作心绞痛1次，胸闷、气短、心悸均减轻，精神、体力状态较前好转。查：舌黯，尖红，胖大，苔薄白，脉沉细涩。二诊方麸炒枳壳改为10克，继服7剂。

　　【按语】患者为老年男性，阵发性心绞痛半年就诊。患者面色㿠白，舌黯淡，胖大，有齿痕，苔白润，脉沉迟细涩，辨证为阳气虚弱，瘀血阻滞。究其本多为心阳亏虚，寒客胸中，气机痹阻或命门火衰，气化失司，不能温煦心脉、鼓舞心阳所致。遇寒则凝，遇温则通，治当温阳益气散寒、活血通脉止痛，尤重于温补心肾之阳，选用参附汤合血府逐瘀汤加减治疗。

胃　痛

一、概述

胃痛又称"胃脘痛"，是以上腹胃脘部疼痛为主症的病证。胃痛是一种临床上的常见病证。

引起胃痛的主要病因有外邪犯胃，饮食伤胃，情志不畅及脾胃虚弱。胃气郁滞，胃失和降，不通则痛；脾胃虚弱，胃失所养，不荣则痛是胃痛的基本病机。

胃痛的病变部位在胃，但与肝、脾的关系极为密切。

胃痛的病理性质有虚实之别，早期由外邪、饮食、情志所伤者，多为实证，病理因素主要有气滞、寒凝、热郁、食积、湿阻、血瘀。后期常为脾胃虚弱，阳虚胃失温养，阴虚胃失濡养，遂发生胃痛。但临床中胃痛往往虚实夹杂。

胃痛的病机转化比较复杂，归纳起来不外下列几种：一是寒热转化，如寒郁日久可以化热，湿郁日久亦可化热，还可出现寒热互结等征象。二是气血转化，初病多在气分，日久则深入血分，出现瘀血内停之候；或气滞血瘀，瘀久生痰，或脾虚生痰，痰瘀互结，形成癥瘕；或血热妄行，或久瘀伤络，或脾不统血引起便血、吐血。三是虚实转化，本病初期多为实证，为寒凝、食积、气滞，三者之间可相互影响，如食积可以导致气滞，或酿生湿热；日久则邪伤胃气，出现虚候。如火热熏灼，迫血妄行，可导致出血，日久可致气血亏虚；脾胃虚弱，运化无力，可致痰湿或痰饮内生，或食滞不化，气虚不摄，血溢脉外，离经之血，可形成瘀血。若胃痛经常反复发作，致饮食减少，化源不足，则正气日衰，形体消瘦，可形成虚劳。

胃痛的辨证要点是辨寒热虚实，在气在血，以及兼夹证。胃痛在其病理演变过程中，常出现寒热错杂、虚实夹杂、气血同病等。

1. 辨寒热

胃痛遇寒则痛甚，得温则痛减，为寒证；胃脘灼痛，痛势急迫，伴烦渴喜饮，喜冷恶热，便秘溲赤，为热证。

2. 辨虚实

胃痛且胀，大便秘结不通者多属实，痛而不胀，大便溏薄者多属虚；喜凉者多实，喜温者多虚；拒按者多实，喜按者多虚；食后痛甚者多实，饥而痛增者多虚；痛剧固定不移者多实，痛缓无定处者多虚；新病体壮者多实，久病体虚者多虚；脉实者多实，脉虚者多虚。

3. 辨气血

初痛在气，久痛在血；在气者胃胀且痛，以胀为主，痛无定处，时痛时止，触之无形；病属血分者，持续刺痛，痛有定处，夜间尤甚，舌质紫暗或有瘀斑，脉涩，或伴吐血、便血。

治疗胃痛以理气和胃止痛为主，审证求因，辨证论治。邪实者以祛邪为急，正虚者以扶正当先，虚实夹杂者又应邪正兼顾。实证以散寒、泄热、消食、除湿、理气、化瘀为主，虚证以温中健脾、养阴益胃为法。在审因论治的同时，适当配合辛香理气之品，共奏"通则不痛"之功。但理气药物，应中病即止，不可太过，以免伤津耗气。

二、诊治经验

1. 饮食积滞

多数患者有暴饮暴食史。因暴饮暴食，饮停食滞于胃脘，气机不得通降而发胃痛。此类胃痛较为多见，表现为胃脘疼痛，胀满拒按，嗳腐吞酸，或呕吐不消化食物，其味腐臭，吐后痛减，不思饮食，大便不爽，得矢气及便后稍舒，舌苔厚腻，脉滑。

治法：消食导滞，和胃止痛。

基础方：保和丸加减。莱菔子、山楂、神曲、陈皮、半夏、茯苓、连翘、槟榔、厚朴。

2.寒邪客胃

多有感受风寒或进食生冷史。寒邪内客于胃，则阳气被寒邪所遏而不得舒展，气机阻滞而导致胃痛。表现为胃痛暴作，恶寒喜暖，得温痛减，遇寒加重，口淡不渴，或喜热饮，舌淡苔薄白，脉弦紧。

治法：温胃散寒，行气止痛。

基础方：高良姜、香附、木香、乌药、紫苏叶、砂仁、吴茱萸、干姜。

3.肝气犯胃

多有情志不遂或精神刺激的病史。情志不舒，肝气郁结不得疏泄，则横逆犯胃，致胃气不和，表现为胃脘胀痛，痛连两胁，遇烦恼则痛作或痛甚，得嗳气、矢气则痛舒，胸闷嗳气，喜长叹息，大便不畅，舌苔多薄白，脉弦。

治法：疏肝解郁，理气止痛。

基础方：柴胡、香附、川芎、白芍、枳壳、陈皮、延胡索、砂仁。

4.肝胃郁热

由肝郁气滞，日久化热犯胃而致，表现为胃脘灼痛，痛势急迫，嘈杂泛酸，烦躁易怒，口苦而干，舌红苔黄，脉弦数。

治法：疏肝泻热，和胃止痛。

基础方：柴胡、黄芩、牡丹皮、栀子、白芍、陈皮、百合、郁金。

5.湿热中阻

饮食不节，酿生湿热，或感受湿热之邪，致湿热阻滞中焦脾胃，胃气不和，表现为胃脘疼痛，痛势急迫，脘闷灼热，口干口苦，口渴而不欲饮，纳呆恶心，头重如裹，身重肢倦，小便色黄，大便不畅。舌红，苔黄腻，脉滑数。

治法：清化湿热，理气和胃。

基础方：黄连、栀子、半夏、陈皮、茯苓、苍术、藿香、薏苡仁、佩兰。

6.痰饮阻胃

脾胃气虚阳虚，运化水湿功能减弱，以致水湿、痰饮停滞于胃，表现为胃脘胀痛或痞满，饮水后痞满、疼痛加剧，呕吐痰涎，舌质淡胖，有齿痕，苔白润，脉弦滑。

治法：健脾燥湿，化痰涤饮。

基础方：苍术、白术、陈皮、厚朴、茯苓、肉桂、泽泻、猪苓、炙甘草。

7. 瘀血阻胃

气滞日久，则导致瘀血内停，瘀停之处，脉络壅塞而不通，表现为胃脘疼痛，或似刀割，痛有定处，按之痛甚，痛时持久，食后加剧，入夜尤甚，或见吐血、黑便，舌质紫黯或有瘀斑，脉涩。

治法：化瘀通络，理气和胃。

基础方：蒲黄、五灵脂、丹参、砂仁、延胡索、制乳香、制没药。

8. 胃阴亏虚

胃痛日久，郁热伤阴，或过用温燥药物，损伤胃阴，胃失濡养，表现为胃脘隐隐灼痛，似饥而不欲食，口燥咽干，五心烦热，消瘦乏力，口渴思饮，大便干结，舌红少津，脉细数。

治法：养阴益胃，和中止痛。

基础方：沙参、麦冬、生地黄、枸杞子、当归、川楝子、白芍、炙甘草、百合。

9. 脾胃虚寒

多见于年老体衰或久病之人，因多种原因损伤脾胃之阳气而导致脾胃虚寒，表现为胃痛隐隐，绵绵不休，喜温喜按，空腹痛甚，得食则缓，劳累或受凉后发作或加重，泛吐清水，纳呆，神疲乏力，四肢倦怠，手足不温，大便溏薄，舌淡苔白，脉虚弱或迟缓。

治法：温中健脾，和胃止痛。

基础方：黄芪、桂枝、白芍、生姜（或干姜）、大枣、炙甘草、党参、饴糖、白术、陈皮。

注意：治疗虚证胃痛，不可操之过急，应细心考虑随症加减进行处方，或养阴益胃，或温中健脾，或扶正为主，兼以祛邪，或扶正、祛邪同时应用，不可只知单纯用补药治疗。

10. 寒热夹杂

表现为胃脘冷痛，痞满，食欲不振，口干口苦，大便稀溏或正常，舌苔白腻或黄腻，脉滑。

治法：辛开苦降，理气和胃。

基础方：姜半夏、黄芩、黄连、干姜、党参、炙甘草、麸炒枳壳、神曲。

三、医案实录

【医案一】

李某，男，23岁。胃痛3天。

初诊（2017年11月16日）：患者3天前晚上与同事聚餐，进食肥甘，回家途中受风寒而致剧烈胃痛，伴有恶心，自服吗丁啉、江中健胃消食片，疼痛稍缓解。第二天仍胃痛，到医院就诊，被诊断为急性胃炎，给予雷尼替丁、元胡止痛片，疗效不好，仍胃脘胀痛较甚，痛处拒按，喜暖，纳呆，时恶心，大便3日未解。查：舌苔白腻，脉弦滑。

辨证：寒食交阻。

方药：高良姜9克、香附9克、木香9克、紫苏叶9克、砂仁（后下）6克、吴茱萸9克、干姜5克、陈皮12克、延胡索15克、炒槟榔15克、焦神曲12克、厚朴10克、大黄（后下）9克。3剂，水煎服。

二诊（2017年11月23日）：服药后大便1次，黏滞不爽而臭，患者胃脘疼痛明显减轻，昨晚和今早进食小米粥。查：舌苔薄白腻，脉弦滑。初诊方减去大黄、木香、紫苏、延胡索，加鸡内金9克，4剂，水煎服。

【按语】患者3天前与同事聚餐后感受风寒而致胃痛，痛处拒按喜暖，纳呆恶心，大便3日未解，舌苔白腻，脉弦滑，辨证为风寒与食滞交阻。治疗选用良附丸为基础方，酌情加消食导滞药物，收效明显。

【医案二】

张某，女，62岁。经常胃痛1年余。

初诊（2022年4月6日）：患者胃脘冷痛，反复发作，每于饥饿、饮食不当、受寒或劳累时发作胃痛，经常疲乏无力，四肢不温，心悸，气短，有时夜间五心烦热，面色萎黄。查：舌淡红，苔白，脉沉细弦。

辨证：脾胃虚寒，气血虚弱。

方药：黄芪20克、党参12克、白术12克、茯苓9克、炙甘草5克、当归10克、白芍9克、川芎10克、制附子（先煎）9克、姜半夏10克、麦冬9克、肉苁蓉15克、生姜3片、大枣4枚。7剂，水煎服。

二诊（2022年4月13日）：这周仅胃痛1次，自觉疲乏无力和心悸、气短减轻。查：舌淡红，苔白，脉沉细弦。初诊方继服7剂，水煎服。

三诊（2022年4月20日）：初诊症状减轻，身体状况好转。查：舌淡红，苔白，脉细弱。初诊方减去川芎，加熟地黄9克，继服7剂，水煎服。

四诊（2020年4月27日）：服药以来很少发作胃痛，身体状况转好。查：舌淡红，苔白，脉细弱。

辨证：脾胃虚弱，气血亏虚。

方药：黄芪30克、党参12克、白术12克、炙甘草5克、当归12克、白芍10克、川芎10克、熟地黄9克、干姜6克、姜半夏9克、陈皮10克。7剂，水煎服。

【按语】患者胃脘冷痛，反复发作，常疲乏无力，四肢不温，心悸气短，时夜间五心烦热，面色萎黄，舌淡红，苔白，脉沉细弦，辨证属于脾胃虚寒，气血虚弱。治疗当温补脾胃，补气养血，兼以止痛。选用十四味建中汤，出自宋代《太平惠民和剂局方》。本方系十全大补汤加减而成，方用人参（或党参）、白术补气；当归、白芍、川芎养血；制附子、肉苁蓉温阳暖肾，补命门之不足；麦冬养阴生津，并可缓解附、桂之燥。全方气血双补，脾肾并治，先天与后天共调。主治气血不足，脾肾久虚，虚劳羸瘦，短气嗜卧，咳嗽喘促，手足多冷，面色苍白，小腹拘急，百节尽疼，夜卧汗多，梦寐惊悸，大便频数，小便滑利，苔薄白，脉沉细无力。

【医案三】

刘某，女性，31岁。主诉：胃痛半年，加重两月。

初诊（2020年10月10日）：患者平素易精神紧张，近半年多来工作压力大，饮食不节而经常出现胃痛、胃胀，时两胁胀痛，时腹胀、腹痛，食欲不振，忧郁，精神紧张和疼痛时手冷明显。查：舌淡红，苔薄白腻，脉弦细。

辨证：肝胃不和。

方药：柴胡15克、麸炒枳壳15克、白芍15克、炙甘草6克、厚朴15克、紫苏梗15克、姜半夏9克、茯苓12克、砂仁6克、陈皮10克。7剂，开水冲服。

二诊（2020年10月17日）：胃痛、胃胀、食欲不振和忧郁均减轻，天气转凉，手冷明显。查：舌淡红，苔薄白腻，脉弦细。初诊方加桂枝9克，继服7剂。

三诊（2020年10月24日）：胃痛、胃胀和食欲不振明显减轻，情绪仍不好，焦虑，时睡眠不好。查：舌淡红，苔薄黄腻，脉弦细。

辨证：气郁痰阻。

方药：柴胡12克、黄芩9克、姜半夏9克、茯苓9克、党参9克、桂枝9克、生龙骨20克、生牡蛎20克、代赭石15克、合欢皮30克、远志10克、砂仁6克、陈皮10克、炙甘草5克。7剂，开水冲服。

四诊（2020年10月31日）：焦虑、抑郁减轻，睡眠有改善。查：舌淡红，苔薄白，脉弦细。三诊方减去代赭石，加当归15克、白芍15克。7剂，开水冲服。

【按语】此患者在胃痛的同时伴有精神紧张，近半年多来工作压力大，饮食不节而经常出现胃痛、胃胀，时两胁胀痛，时腹胀、腹痛，食欲不振，忧郁，紧张和疼痛时手冷明显，情绪不稳定，抑郁焦虑，易惊恐，胸胁苦满，心下悸动，时眩晕，舌淡红，苔薄白腻，脉弦细，辨证为肝胃不和，故选用四逆散为主方。三诊时患者胃痛、胃胀、食欲不振明显减轻，情绪仍不好，焦虑，睡眠差，改用柴胡加龙骨牡蛎汤加安神药合欢皮、远志等治疗。四诊时患者诸症都有好转，三诊方减代赭石，加当归15克、白芍15克，继服巩固疗效。

【医案四】

徐某，女，40岁。经常胃痛10余年。

初诊（2016年12月17日）：10余年来反复发生胃脘痛，在当地一家省级大医院多次行胃镜检查，被诊断为慢性浅表性胃炎，服西药治疗最初有效，后效果不好。又服中药治疗，效果不明显。细问病史及病情，经常胃痛，少腹（小腹两侧）胀痛，痛甚则呕吐，经常口吐清涎，纳差，食少，形体消瘦。查：舌淡，苔薄白润，脉沉弦细。

辨证：肝胃虚寒，气滞湿阻。

方药：党参10克、炒白术12克、茯苓10克、炙甘草6克、姜半夏9克、陈皮12克、木香6克、砂仁（后下）6克、乌药15克、肉桂6克、吴茱萸9克、沉香2克、生姜12克、大枣6枚。7剂，水煎服。

二诊（2016年12月24日）：胃痛、少腹胀痛减轻，没有呕吐，仍经常口吐清涎，纳差，食少，大便3～4日一行。查：舌淡红，苔薄白腻，脉沉细。初诊方减沉香，加炒麦芽12克、神曲9克、麸炒枳实10克。7剂，水煎服。

三诊（2016年12月31日）：胃痛、少腹（小腹两侧）胀痛明显减轻，有食欲，消化较前好，口吐清涎较前减轻，口淡不渴，大便两日一行。查：舌淡红，苔薄白，脉细弱。二诊方减去炒麦芽、神曲。继服7剂，水煎服。

【按语】此患者反复胃痛10余年就诊，胃痛，少腹胀痛，痛甚则呕吐，口吐清涎，纳差食少，形体消瘦，舌淡，苔薄白润，脉沉弦细，辨证为肝胃虚寒，气滞湿阻。治疗用香砂六君子汤合吴茱萸汤加味，香砂六君子汤出自《古今名医方论》卷一引柯韵伯方，由四君子汤加味而成，有益气健脾之功。为补气药与行气化痰药相配，使补气而不滞气，适用于脾胃气虚兼有气滞痰湿中阻之证。现代药理研究证实，本方具有调整胃肠功能、免疫调节等作用。吴茱萸汤可温中补虚，降逆止呕，是治疗肝胃虚寒，浊阴上逆的代表方。

【医案五】

患者，女性，23岁。胃痛1月余。

初诊（2018年11月1日）：患者平素畏寒，一到秋冬，天凉则手足凉明显，或紧张和疼痛时都会出现手足凉、手心汗多。近日因学业考试而精神紧张，出现胃痛，时胃胀，胸闷，情绪不舒畅，头晕，烦躁，失眠。查：舌红，苔薄白腻，脉弦。

辨证：肝胃不和。

方药：柴胡15克、枳壳15克、白芍15克、甘草5克、姜半夏9克、厚朴15克、茯苓10克、紫苏梗15克、牡丹皮9克、栀子9克、合欢皮30克、珍珠母（先煎）20克。7剂，水煎服。

二诊（2018年11月8日）：胃痛、时胃胀、胸闷和睡眠均有好转，仍情绪不舒畅，烦躁。查：舌红，苔薄白，脉弦。初诊方加远志10克，7剂，水煎服。

三诊（2018年11月15日）：胃痛、胃胀和胸闷没有再发，睡眠转好，情志有时不畅。查：舌红，苔薄白，脉弦细。

辨证：肝郁血虚。

方药：柴胡12克、当归15克、白芍15克、白术12克、茯苓12克、薄荷（后下）5克、牡丹皮9克、栀子9克、合欢皮30克、远志10克、珍珠母（先煎）20克。7剂，水煎服。

【按语】此患者平素畏寒，一旦紧张和疼痛都可以出现手足凉、手心汗多，又因学业考试而精神紧张，出现胃痛，时胃胀，胸闷，情绪不舒畅，头晕，烦躁，失眠。舌红，苔薄白腻，脉弦均属于肝胃不和之象，故治疗选用四逆散合半夏厚朴汤为主方，因舌红，加牡丹皮、栀子清肝经郁热；因失眠，加合欢皮、珍珠母解郁安神。诸药相合，共奏疏肝和胃、行气止痛之功。后用逍遥散巩固疗效。

【医案六】

张某，男，59岁。反复胃痛5年，加重3个月。

初诊（2019年4月11日）：患者反复发作胃痛，已有5年之久，数次行胃镜检查，被诊断为慢性萎缩性胃炎伴肠上皮化生，间断服西药治疗效果不好。经常胃脘隐隐灼痛，时刺痛，似饥而不欲食，消瘦乏力，口燥咽干，大便干结。查：舌黯红少津，苔薄黄，有剥脱，脉细涩。

辨证：胃阴亏虚兼瘀血。

方药：沙参12克、麦冬12克、生地黄12克、当归10克、白芍15克、炙甘草6克、川楝子10克、百合15克、炒麻子仁30克、丹参15克、桃仁9克。7剂，水煎服。

二诊（2019年4月18日）：胃痛减轻，大便两日一行，不干结。查：舌黯红少津，苔薄黄腻，有剥脱，脉细涩。初诊方生地黄改为9克，继服7剂。

三诊（2019年4月25日）：这周没有出现胃痛，口燥咽干和大便干结均减轻。查：舌黯红少津，苔薄黄，有剥脱，脉细。二诊方加太子参10克，继服10剂。

四诊（2019年5月9日）：这段时间没有出现胃痛，口燥咽干不明显，大便两日一行，不干结，食欲较服药前好转。查：舌黯红少津，苔薄黄，脉细。

【按语】患者为中老年男性，反复胃痛5年，加重3个月。胃镜检查诊断为慢性萎缩性胃炎伴肠上皮化生。据胃脘隐隐灼痛，时刺痛，似饥而不欲食，消瘦乏力，口燥咽干，大便干结，舌黯红少津，苔薄黄腻，有剥脱，脉细涩，辨证为胃阴亏虚兼有瘀血。治疗当养阴益胃，和中止痛，理气化瘀。选用一贯煎为主方，加入活血化瘀之品。患者经治疗后收到较好疗效。临床所见的慢性萎缩性胃炎，中医辨证大多以胃阴亏虚为主，还常兼夹瘀血、痰湿、气滞等证。

【医案七】

患者，女性，38岁。胃痛1月余。

初诊（2018年6月14日）：胃脘胀痛，按之痛甚，食后加重，食欲不振，口苦，心烦，胸胁苦满，时眩晕。查：舌淡红，苔薄黄腻，脉弦滑。

辨证：肝胃不和，痰食积滞。

方药：柴胡12克、黄芩9克、姜半夏9克、党参9克、甘草5克、苍术9克、陈皮9克、厚朴12克、莱菔子10克、大黄2克、木香6克。7剂，开水冲服。

二诊（2018年6月21日）：胃脘胀痛明显减轻，口苦、心烦、胸胁苦满均减轻。查：舌淡红，苔薄黄，脉弦。初诊方减去厚朴、莱菔子、大黄，继服7剂。

【按语】此患者在胃痛的同时伴有情绪不稳定，胃脘胀痛，按之痛甚，食后加重，食欲不振，口苦，心烦，胸胁苦满，时眩晕，舌淡红，苔薄黄腻，脉弦滑，故辨证属于肝胃不和兼痰食积滞，用小柴胡汤合平胃散为主方，加莱菔子、大黄、木香行气导滞。收到较好效果。

【医案八】

邓某，男，69岁。胃脘胀痛20天。

初诊（2017年10月9日）：胃脘胀痛，饮水后胀痛加重，小便少时胃脘痞满，小便多时胃脘痞满减轻，纳呆，经常清水上泛，四肢不温，疲乏无力。查：舌淡胖，苔薄白润，脉弦滑。

辨证：脾阳虚弱，寒饮停滞。

方药：苍术12克、厚朴10克、陈皮10克、炙甘草5克、姜半夏9克、白术10克、肉桂6克、茯苓12克、猪苓9克、泽泻9克、干姜9克、党参12克、麸炒枳实12克、砂仁9克。

7剂，开水冲服。

二诊（2017年10月16日）：服药两剂后小便增多，胃脘痞满明显减轻，饮食稍多或进食水果后胃脘胀痛，晚餐后易发胃脘胀痛。查：舌淡胖，苔薄白润，脉弦滑。初诊方中麸炒枳实改为10克，7剂，开水冲服。

三诊（2017年10月23日）：初诊症状明显减轻。查：舌淡胖，苔薄白，脉细弱。

辨证：脾胃虚寒。

方药：黄芪30克、党参12克、白术10克、茯苓12克、炙甘草5克、陈皮10克、当归12克、姜半夏9克、干姜6克、砂仁9克。7剂，开水冲服。

【按语】患者胃脘胀痛，饮水后胀痛加重，小便少时胃脘痞满，小便多时胃脘痞满减轻，纳呆，经常清水上泛，四肢不温，疲乏无力，舌淡胖，苔薄白润，脉弦滑，辨证属于脾阳虚弱，寒饮停滞。治疗选用理中汤、平胃散、五苓散合方为基础方，取得较好疗效。

【医案九】

常某，男，37岁。胃脘胀痛5天。

初诊（2018年6月19日）：患者平素嗜食肥甘，多饮醇酒，近几个月来经常胃脘不适，时疼痛，在某三甲医院就诊，C_{13}检查结果显示：幽门螺杆菌阳性，且数值较高。胃镜检查示：胃溃疡（轻度）。5天前又饮酒较多，出现胃脘疼痛，痛势急迫，脘闷灼热，口干口苦，口渴而不欲饮，纳呆恶心，头重如裹，大便不畅。查：舌红，苔黄腻，脉滑数。

辨证：湿热阻胃。

方药：黄连9克、栀子9克、清半夏9克、陈皮9克、茯苓9克、苍术9克、蒲公英30克、藿香9克、佩兰9克、延胡索15克、麸炒枳壳15克、厚朴15克、大黄3克。7剂，开水冲服。

二诊（2018年6月26日）：胃脘疼痛明显减轻，大便通畅，不恶心，仍口干、口苦，口渴而不欲饮，纳呆。查：舌红，苔薄黄腻，脉滑数。初诊方减去大黄、苍术，继服7剂。

三诊（2018年7月2日）：胃已不痛，口干、口苦和口渴而不欲饮明显减轻，有食欲。查：舌淡红，苔薄黄，脉滑。

方药：黄连9克、栀子9克、清半夏9克、陈皮9克、茯苓9克、蒲公英30克、藿香9克、麸炒枳壳10克、厚朴9克。7剂，开水冲服。

【按语】患者平素嗜食肥甘醇酒，常胃脘不适疼痛，5天前又饮酒较多，出现胃脘疼痛，痛势急迫，脘闷灼热，口干、口苦，口渴而不欲饮，纳呆恶心，头重如裹，大便不畅。舌红，苔黄腻，脉滑数，由于患者长期饮食不当而致脾胃损伤，湿浊内生，蕴而化热。湿热蕴阻于胃，气机不利而导致胃痛。辨证为湿热阻胃。治疗应清化湿热，理气和胃。

【医案十】

朱某，女，42岁。胃脘胀痛、痞满3天。

初诊（2016年7月23日）：患者平素脾胃不健，3天前中午与同学聚餐，进食肥甘厚腻，喝凉饮料，下午即出现胃脘痞满，继而胀痛，时绞痛，恶心呕吐，欲便不得，服小檗碱片和庆大霉素注射液，效果不好，请求中医药治疗。伴胃脘冷感，口干、口苦。查：舌苔黄腻，脉滑。

辨证：寒热夹杂。

方药：姜半夏9克、黄芩9克、黄连9克、干姜6克、党参9克、炙甘草6克、麸炒枳壳15克、神曲9克、厚朴15克。5剂，水煎服。

二诊（2016年7月30日）：胃脘痞满、胀痛，时绞痛，恶心呕吐，欲便不得这些症状明显减轻，仍有胃脘不适，有冷感，口干。查：舌苔薄黄腻，脉滑。初诊方减去厚朴，麸炒枳壳改为10克，继服5剂。

【按语】此患者平素脾胃不健，又因进食肥甘厚腻，喝凉饮料，即出现胃脘痞满，继而胀痛，时绞痛，恶心呕吐，欲便不得，胃脘冷感，口干口苦，舌苔黄腻，脉滑，辨证当属寒热夹杂证。治疗应辛开苦降，理气和胃，选方用半夏泻心汤为基础方。半夏泻心汤出自《伤寒论》，由半夏、黄芩、干姜、甘草、人参、黄连及大枣共同组成。此方有和胃降逆、散结消痞的功效，用于寒热中阻、胃气不和之证，症见心下胃脘部胀满、干呕、呕吐等。

【医案十一】

刘某，女性，52岁。主诉：胃痛1月余。

初诊（2020年4月9日）：患者近半年来因孩子的事心情不好，近1月来出现胃痛，伴呃逆，嗳气，胸膈满闷，纳呆，时腹胀，心情压抑，睡眠不好。查：面色黄而不泽，舌黯，苔白，脉弦涩。

辨证：肝胃不和，气滞血瘀。

方药：柴胡15克、枳壳15克、白芍15克、炙甘草5克、厚朴15克、紫苏梗15克、砂仁（后下）6克、桃仁9克、红花9克、当归10克、川芎10克、丹参15克、合欢皮30克。7剂，水煎服。

二诊（2020年4月16日）：胃痛、胸膈满闷、腹胀均减轻，仍心情压抑，睡眠不好。查：舌黯，苔白，脉弦涩。初诊方减厚朴，加茯神9克、夜交藤30克。7剂，水煎服。

三诊（2020年4月23日）：胃痛、胸膈满闷、腹胀均没有再出现，心情较前好，睡眠改善。查：舌黯淡，苔薄白，脉细涩。

方药：柴胡15克、当归15克、白芍15克、茯苓9克、白术10克、薄荷（后下）5克、炙甘草5克、砂仁（后下）

6克、桃仁9克、红花9克、川芎10克、合欢皮30克、夜交藤30克、远志10克。7剂，水煎服。

【按语】此患者胃痛1月余就诊，究其原因是近半年来因孩子的事心情不好，近1个月来出现胃痛，伴呃逆，嗳气，胸脘满闷，纳呆，时腹胀，心情压抑，睡眠不好，面色黄而不泽，舌黯，苔白，脉弦涩，辨证当属肝胃不和，气滞血瘀。治疗应当疏肝和胃，理气活血，兼以止痛。因患者心情压抑，睡眠不好，所以二诊时加入茯神、夜交藤。

【医案十二】

患者，女性，45岁。主诉：脘腹疼痛3月余。

初诊（2022年5月19日）：患者平素属认真敏感之人，易精神紧张和心情不畅，近几个月来工作压力大而致胃痛，纳呆，腹胀，腹泻，烦躁，失眠，月经3月未至。查：面色白而无华，舌淡红，苔薄白腻，脉弦细。

辨证：肝脾不和。

方药：柴胡15克、当归15克、白芍15克、炙甘草5克、茯苓12克、炒白术15克、姜半夏9克、陈皮10克、紫苏梗15克、合欢皮30克、栀子9克、远志9克、葛根30克。7剂，水煎服。

二诊（2022年5月26日）：胃痛、腹胀、腹泻均明显减轻，仍烦躁，失眠，纳呆，有时偏头痛。查：面色白而无华，舌淡红，苔薄黄腻，脉弦细。初诊方减去紫苏梗，加川芎15克、夏枯草12克。7剂，水煎服。

三诊（2022年6月2日）：失眠减轻，偏头痛仅发作半天。查：舌淡红，苔薄白，脉弦细。

方药：柴胡12克、当归15克、白芍15克、炙甘草5克、茯苓12克、炒白术15克、黄芩9克、党参9克。7剂，水煎服。

【按语】患者脘腹疼痛已3月余，平素属认真敏感之人，易焦虑紧张，胃痛，纳呆，腹胀、腹泻，烦躁失眠，舌淡红，苔薄白腻，脉弦细，辨证属于肝脾不和。治疗应疏肝健脾，选用逍遥散为主方加味，取得较好疗效。

痞满（胃痞）

一、概述

痞满是以自觉心下痞塞，胸膈胀满，触之无形，按之柔软，压之无痛为主要症状的病证，又称"胃痞"。

西医学中的慢性萎缩性胃炎、胃神经官能症、胃下垂、功能性消化不良、胃癌前期病变等疾病，较多出现上腹部痞满。

导致痞满的病因有：①感受外邪，误下伤中；②饮食不节，宿食阻滞；③痰阻气滞，中焦壅塞；④情志失调，中焦滞涩；⑤脾胃虚弱，中焦气滞。痞满的基本病机为中焦气机不利，脾胃升降失职。病位主要在胃，与肝、脾关系密切。

痞满的成因有虚实之分。实证由外邪入里，食滞内停，痰湿中阻，气机阻滞所致；虚证由脾胃虚弱，中虚不运引起。

　　痞满的病机转化主要有以下几种：一是虚实转化，实邪所以内阻，多与中虚不运，升降无力有关；反之，中焦转运无力，最易招致实邪的侵扰。两者常常互为因果，如脾胃虚弱，健运失司，既可停湿生饮，又可食滞内停；而实邪内阻，又会进一步损伤脾胃，终致虚实夹杂。二是寒热转化，寒热之间可以相互转化，亦可形成寒热错杂之证。三是各种病邪之间的转化，诸病邪之间亦可互相影响，如食积、痰阻可致气滞，气滞日久，还可深入血分，形成复合或兼夹证候。

　　辨证要点：①辨有邪无邪。痞满有虚实之异，有邪者为实，无邪者为虚，因此首当辨别邪之有无。如伤寒表邪未解，邪气内陷，阻遏中焦所成之痞；食饮无度，积谷难消，阻滞胃脘所成之痞；情志不遂，气机郁滞，升降失调而成之痞皆属有邪。若脾胃气虚，运化无力，升降失司所成之痞，则属虚证。②辨虚实寒热。痞满不能食，或食少不化，大便溏薄者为虚；痞满能食，大便闭结者为实。痞满时减，喜揉喜按者为虚；痞满不减，按之满甚者为实。痞满急迫，渴喜冷饮，苔黄，脉数者为热；痞满绵绵，得热则舒，口淡不渴，苔白，脉沉者属寒。

　　痞满的治疗要点以调理脾胃升降、行气消痞除满为基本原则。治疗时宜标本兼顾，实者泻之，分别采用消食导滞、除湿化痰、理气解郁、清热祛湿等法；虚则补之，采用健脾益胃、补中益气或养阴益胃等法。治疗痞满还应注意：①痞满常为虚实夹杂之候，治疗时常补消并用。②痞满以中焦气机阻滞为本，在审因论治的同时，辅以理气通导之剂，实属必要。但不可过用香燥，以免耗伤津液，对于虚证，尤当慎重。③病久见瘀血内停之征象时，可结合活血化瘀之品。

二、诊治经验

（一）实痞

1. 饮食内停

患者多有暴饮暴食史。表现为脘腹痞满而胀，进食尤甚，拒按，嗳腐吞酸，恶食呕吐，或大便不调，矢气频作，味臭如败卵，舌苔厚腻，脉滑。

治法：消食和胃，行气消痞。

基础方：保和丸加减。莱菔子、山楂、神曲、陈皮、半夏、连翘、枳实、厚朴。

2. 痰湿阻滞

多见于痰湿体质。由痰湿蕴于中焦，阻塞气机，脾胃不得运化而导致。表现为脘腹痞塞不舒，胸膈满闷，头晕目眩，身重困倦，呕恶纳呆，口淡不渴，小便不利，舌苔白厚腻，脉沉滑。

治法：除湿化痰，理气和中。

基础方：姜半夏（或法半夏）、陈皮、苍术、厚朴、麸炒枳实、白术、茯苓、桔梗、甘草。

3. 湿热阻胃

多由饮食不节，油腻冷饮，寒热错杂而导致。表现为脘腹痞闷，或嘈杂不舒，恶心呕吐，口干不欲饮，口苦，纳少，舌红，苔黄腻，脉滑。

治法：清热化湿，和胃消痞。

基础方：清半夏、党参、生姜、黄芩、黄连、甘草、竹茹、厚朴、麸炒枳实、白术。

4. 肝胃不和

多由于情志不舒，肝气郁滞而导致。表现为脘腹痞满，胸胁胀满，心烦易怒，善太息，呕恶嗳气，或吐苦水，大便不爽，舌质淡红，苔薄白，脉弦。

治法：疏肝解郁，和胃消痞。

基础方：枳实、白术、陈皮、柴胡、郁金、厚朴、砂仁。

（二）虚痞

脾胃虚弱

多由脾胃素虚，复因饮食不节，更伤脾胃，致使虚气上逆而导致。表现为脘腹满闷，时轻时重，喜温喜按，纳呆便溏，神疲乏力，少气懒言，语声低微，舌质淡，苔薄白，脉细弱。

治法：补气健脾，升清降浊。

基础方：黄芪、党参、白术、炙甘草、陈皮、升麻、柴胡。

三、医案实录

【医案一】

张某，女，54岁。胃痞两天。

初诊（2011年7月2日）：患者外出开会，第一天晚上通宵未睡着，第二天上午大脑昏晕，午餐进食肥甘厚腻，加之饮用瓶装饮料，饭后1个多小时出现胃脘痞满，恶心欲吐，腹胀肠鸣，欲泻而不得，自服藿香正气水无效，今天来我处就诊。查：舌淡红，苔黄白腻，脉滑。

辨证：寒热错杂，中焦气机滞塞。

方药：姜半夏9克、黄芩9克、黄连5克、干姜5克、党参9克、炙甘草5克、麸炒枳实10克、大枣5枚。4剂，水煎服。

二诊（2011年7月9日）：初诊时的症状明显减轻，仍然自觉心下痞满，食后嗳气较多。查：舌淡红，苔黄白稍腻，脉细滑。

方药：旋覆花（包煎）15克、代赭石（先煎）15克、姜半夏9克、黄芩9克、黄连3克、生姜9克、党参12克、炙甘草5克、麸炒枳实10克、大枣5枚。4剂，水煎服。

【按语】患者因胃中痞满两天就诊。劳累加饮食不当后出现胃脘痞满，恶心欲吐，腹胀肠鸣，欲泻而不得，舌淡红，苔黄白腻，脉滑，辨证属于寒热错杂，中焦气机滞塞。选用半夏泻心汤加味治疗。半夏泻心汤，具有调和肝脾、寒热平调、消痞散结之功效，主治寒热错杂之痞证。心下痞，但满而不痛，或呕吐，肠鸣下利，舌苔腻而微黄。临床常用于治疗急慢性胃肠炎、慢性结肠炎、慢性肝炎、早期肝硬化等属中气虚弱，寒热错杂者。二诊时患者症状明显减轻，仍然自觉心下痞满，食后嗳气较多，舌淡红，苔黄白稍腻，脉细滑，改用旋覆代赭汤治疗。旋覆代赭汤主治因胃气虚弱，痰浊内阻所致的胃脘痞闷胀满、频频嗳气，甚或呕吐、呃逆等症。方中旋覆花性温而能下气消痰，降逆止嗳，是为君药；代赭石质重而沉降，善镇冲逆，但味苦气寒，故用量稍小为臣药；生姜于本方寓意有三，一为和胃降逆以增止呕之效，二为宣散水气以助祛痰之功，三可制约代赭石的寒凉之性，使其镇降气逆而不伐胃；半夏辛温，祛痰散结，降逆和胃，并为臣药。人参、炙甘草、大枣益脾胃，补气虚，扶助已伤之中气，为佐使之用。

【医案二】

王某，女，46岁。胃脘痞满10多年。

初诊（2018年4月2日）：患者身高1.72米，体重49千克，属瘦高体形，有胃下垂多年，经常胃脘痞满，食后尤甚，纳呆，消化不好，面黄瘦弱，神疲乏力。查：舌淡，苔薄白腻，脉虚细。

辨证：脾胃虚弱，中气下陷。

方药：黄芪30克、人参10克、白术15克、炙甘草6克、陈皮10克、升麻6克、柴胡6克、枳实15克、当归10克、砂仁（后下）9克。7剂，水煎服。

二诊（2018年4月9日）：初诊症状稍有好转，服药没有不适。查：舌淡，苔薄白腻，脉虚细。初诊方黄芪加至40克，继服14剂，水煎服。

三诊（2018年4月23日）：胃脘痞满减轻，有食欲，食量较前增加，消化较前好。查：舌淡红，苔薄白，脉虚弱。二诊方继服10剂，水煎服。

四诊（2018年5月3日）：胃脘痞满进一步减轻，仅食量较多时自觉胃脘痞满，食欲可，食量较前增多，精神、体力较前好，自述体重增1.5千克，口干。查：舌淡红，苔薄白，脉较前有力。

方药：黄芪40克、党参15克、白术12克、炙甘草5克、陈皮10克、升麻5克、柴胡5克、枳实15克、当归15克、砂仁（后下）6克、熟地黄9克、枸杞子15克、麦冬10克。10剂，水煎服。

五诊（2018年5月13日）：前述症状基本消失，精神、体力较好，自述体重又增。查：舌淡红，苔薄白，脉和缓。继服补中益气丸两盒善后。

【按语】患者因胃脘痞满10多年就诊，极度消瘦，有胃下垂病史多年，经常胃脘痞满，食后尤甚，纳呆，消化不好，面黄瘦弱，舌淡，苔薄白腻，脉虚细，辨证属于脾胃虚弱，中气下陷。治疗选用补中益气汤为基础方治疗。补中益气汤证多由饮食劳倦，损伤脾胃，中气虚弱，清阳下陷所致。方中黄芪味甘微温，入脾、肺经，补中益气，升阳固表，故为君药。配伍人参、炙甘草、白术，补气健脾为臣药。当归养血和营，协人参、黄芪补气养血；陈皮理气和胃，使诸药补而不滞，共为佐药。少量升麻、柴胡升阳举陷，协助君药以升提下陷之中气，共为佐使。炙甘草调和诸药为使药。加入枳实行气消痞，是消痞之要药；砂仁理气开胃；加当归、熟地黄、枸杞子、麦冬补血养阴，以免补气药过于温燥而伤阴。患者经1个多月的治疗，收到较好疗效。

【医案三】

刘某，男，51岁。胃脘痞满不舒10天。

初诊（2017年11月16日）：近日天气寒冷，10天前外出就餐，进食油腻后出现胃脘痞满，时腹胀、腹痛，服江中健胃消食片，没有明显疗效。得食则胃脘痞满，腹胀、腹痛加重，矢气则舒，纳呆。查：舌淡红，苔白腻，脉弦滑。

辨证：痰湿阻滞，寒凝气滞。

方药：苍术9克、厚朴15克、陈皮10克、姜半夏10克、白术10克、茯苓10克、山楂15克、神曲10克、麸炒枳实15克、炒莱菔子15克、砂仁9克、紫苏梗15克。7剂，开水冲服。

二诊（2017年11月23日）：服药后矢气较多，胃脘痞满和腹胀、腹痛均减轻，有食欲。查：舌淡红，苔薄黄腻，脉濡滑。

辨证：痰湿化热，阻滞气机。

方药：苍术6克、厚朴15克、陈皮9克、白术10克、茯苓10克、山楂15克、神曲10克、麸炒枳实12克、炒麦芽15克、黄连5克、木香6克。7剂，开水冲服。

【按语】患者因胃脘痞满不舒10天就诊，因饮食不当又感受寒邪后出现胃脘痞满，时腹胀、腹痛，得食则胃脘痞满，腹胀、腹痛加重，矢气则舒，纳呆，舌淡红，苔白腻，脉弦滑，辨证属于痰湿阻滞，寒凝气滞。治疗选用二陈平胃散为基础方，加山楂、神曲、麸炒枳实、炒莱菔子消食导滞；砂仁、紫苏梗散寒行气。二诊时患者胃脘痞满和腹胀、腹痛均减轻，有食欲，但舌苔薄黄腻，有化热之倾向，故去砂仁、紫苏梗，加黄连5克。

【医案四】

吴某，女，34岁。胃脘痞满7天。

初诊（2020年4月9日）：患者性格内向忧郁，体形瘦高，因与丈夫生气而致心烦，善太息，胸胁胀闷，7天前进食肥甘厚腻后出现胃脘痞满，纳呆，时恶心欲呕，入睡困难，舌质淡红，苔薄黄腻，脉弦滑。

辨证：肝胃不和。

方药：枳实15克、白术15克、陈皮15克、姜半夏9克、黄芩9克、黄连3克、党参9克、生姜9克、柴胡15克、厚朴15克、砂仁6克、紫苏梗15克。7剂，开水冲服。

二诊（2020年4月16日）：服药后胃脘痞满、纳呆、时恶心欲呕等消化系统症状明显减轻，仍心烦，胸闷，喜太息，入睡困难，舌质淡红，苔薄黄腻，脉弦细滑。

辨证：气郁痰阻。

方药：柴胡12克、黄芩9克、姜半夏9克、茯苓9克、桂枝9克、党参9克、大黄2克、龙骨20克、牡蛎20克、珍珠母15克、当归15克、白芍15克、合欢皮30克、夜交藤30克、远志10克。7剂，开水冲服。

三诊（2020年4月23日）：睡眠改善，半小时左右即可入睡，开始早起锻炼身体，心情转好。查：舌质淡红，苔薄黄，脉弦细。

辨证：肝郁血虚。

方药：柴胡12克、当归15克、白芍15克、茯苓9克、白术12克、龙骨20克、牡蛎20克、珍珠母15克、合欢皮30克、夜交藤30克、远志10克。7剂，开水冲服。

【按语】患者为青年女性，平时性格内向忧郁，生气后心烦，善太息，胸胁胀闷，7天前进食肥甘厚腻后出现胃脘痞闷，纳呆，时恶心欲呕，时腹痛欲泻，舌质淡红，苔薄黄腻，脉弦滑，辨证属于肝胃不和证。治疗应疏肝理气，和胃消痞。二诊时患者胃脘痞满、纳呆、时恶心欲呕等消化系统症状明显减轻，仍心烦，胸闷，喜太息，入睡困难，舌质淡红，苔薄黄腻，脉弦细滑，辨证为气郁痰阻，选用柴胡加龙骨牡蛎汤加安神药治疗。三诊时患者睡眠改善，心情转好，舌质淡红，苔薄黄，脉弦细，辨证为肝郁脾虚，选用逍遥散加安神药治疗。

【医案五】

李某，女，54岁。胃脘痞满10多年。

初诊（2013年9月14日）：患者体形瘦高，自述平素食欲不好，消化不好，精神、体力较同龄人偏弱，10多年前出现饭后胃脘痞满，晚饭后尤甚，在当地一所西医医院行钡餐造影等检查，被诊断为胃中度下垂，服西药（不详）一直没有疗效。之后经常胃脘痞满，晚饭后尤甚，纳呆。查：面黄瘦弱，手足不温，舌淡，胖大，齿痕明显，苔白润，脉沉虚细。

辨证：脾肾虚寒，中气下陷。

方药：黄芪30克、人参15克、白术15克、炙甘草6克、陈皮10克、升麻6克、柴胡6克、枳实30克、当归10克、砂仁（后下）9克、干姜6克、肉豆蔻10克、补骨脂10克。7剂，水煎服。

二诊（2013年9月21日）：初诊症状改善不明显，没有服药的不适感觉。查：面黄瘦弱，手足不温，舌淡，胖大，齿痕明显，苔白润，脉沉虚细。初诊方继服7剂，水煎服。

三诊（2013年9月28日）：胃脘痞满减轻，有食欲，食量较前增加，消化较前好，手足不温减轻，精神、体力较前好一些。查：瘦弱，舌淡胖，苔薄白腻，脉沉虚细。初诊方继服14剂，水煎服。

四诊（2013年10月11日）：胃脘痞满进一步减轻，仅食量较多时出现且时间相对短，手足温暖，食欲、体力和精神进一步转好，自述体重增加。查：舌淡红胖，苔薄白，脉细弱。

方药：黄芪40克、党参15克、白术15克、炙甘草6克、陈皮10克、升麻5克、柴胡5克、枳实15克、当归15克、干姜

6克、肉豆蔻（后下）10克、补骨脂10克。10剂，水煎服。

【按语】患者体形瘦高，因胃脘痞满10多年就诊。10多年前出现饭后胃脘痞满，晚饭后尤甚，行钡餐造影等检查，被诊断为胃中度下垂。食欲不好，消化不好，精神体力较弱，面黄瘦弱，手足不温，舌淡胖大，齿痕明显，苔白润，脉沉虚细，辨证属于脾肾虚寒，中气下陷。治疗选用补中益气汤加温阳补肾之品，取得满意疗效。补中益气汤可以健脾益气、升举清阳，现代临床常助于治疗喜温喜按、手足不温、少气乏力的脘腹胀满患者。

呕 吐

一、概述

呕吐是以胃内容物经口吐出为主要临床表现的病证。一般以有物有声谓之呕，有物无声谓之吐，无物有声谓之干呕。呕与吐常同时发生，很难完全分开，故并称为"呕吐"。干呕与两者虽有区别，但在辨证论治上大致相同。

呕吐的病因是多方面的，外感六淫、内伤饮食、情志不调、脾胃虚弱均可导致胃气上逆而发生呕吐，且常相互影响，兼夹致病。

呕吐发生的基本病机在于胃失和降，胃气上逆。病位主要在胃，与肝、脾有关，亦可涉及胆腑。若胆气上逆，亦可导致胃气上逆而发生呕吐。

呕吐的病理性质无外乎虚、实两大类，实者由外邪、饮食、痰饮、肝气等邪气犯胃，导致胃失和降，胃气上逆而发；虚者由气虚、阳虚、阴虚等正气不足，使胃失温养、濡润，胃虚不降所致。

呕吐可以发生以下病机转化。一是寒热转化：寒呕日久，可郁而化热，形成热呕；热呕日久，或过用寒凉，阳气受伤，则转为寒呕。二是虚实转化：初病暴呕，多属于实证；呕吐日久，损伤脾胃，中气不足，则由实转虚，如气滞、食积日久，可以损伤脾胃，导致脾胃虚弱。若脾胃素虚，或酿生痰饮，或复为饮食所伤，形成食滞，因虚致实，出现虚实夹杂之证。

呕吐的辨证要点主要是辨虚实：实证呕吐，多因外邪、饮食、七情等因素犯胃所致。发病急骤，病程较短，呕吐量多，呕吐物多酸腐臭秽，或伴有表证，脉实有力；虚证呕吐，常由脾胃虚寒、胃阴不足致胃虚不降而成。起病缓慢，病程较长，呕而无力，时作时止，吐物不多，酸臭不甚，常伴有精神萎靡，倦怠乏力，脉弱无力。其次是辨呕吐物：呕吐物的性质常反映病变的寒热虚实、病变脏腑等，所以临证时应仔细询问并亲自观察呕吐物。如酸腐难闻，多为食积内腐；黄水味苦，多为胆热犯胃；酸水绿水，多为肝气犯胃；痰浊涎沫，多为痰饮中阻；泛吐清水，多属胃中虚寒，或有虫积；黏沫量少，多属胃阴不足。

呕吐的治疗要点当以和胃降逆为本。但应分清虚实辨证论治，在审因论治的基础之上辅以和胃降逆之品。实者重在祛邪，分别施以解表、消食、化痰、解郁之法，辅以和胃降逆之品。虚者重在扶正，分别施以健运脾胃、益气养阴之法，辅以降逆止呕之药。

二、诊治经验

（一）实证

1. 外邪犯胃

因外受风寒之邪，或夏令暑湿秽浊之气，内扰胃脏，浊气上逆而导致。表现为突然呕吐，胸脘满闷，发热恶寒，头身疼痛，舌苔白腻，脉浮缓。

治法：疏邪解表，化浊和中。

基础方：藿香、大腹皮、白芷、紫苏叶、茯苓、半夏、陈皮、白术、厚朴、生姜、防风。

若暑湿犯胃，身热汗出不畅，可加金银花、连翘、香薷解暑化湿；如秽浊之邪犯胃，呕吐甚剧，可吞服玉枢丹辟秽止呕。

2. 食滞内停

因饮食过量，或食不易消化的食物而导致食滞内阻，浊气上逆。表现为呕吐酸腐，脘腹胀满，嗳气厌食，得食愈甚，吐后反快，大便或溏或结，舌苔厚腻，脉滑实。

治法：消食化滞，和胃降逆。

基础方：莱菔子、山楂、神曲、陈皮、半夏、连翘。

3. 痰饮内阻

多因过饮冷饮，耗伤脾阳，脾失运化，痰饮内生，停于中焦而导致胃失和降。表现为呕吐清水样痰涎，脘闷不食，头眩心悸，舌苔白腻，脉滑。

治法：温中化饮，和胃降逆。

基础方：姜半夏、生姜、茯苓、桂枝、白术、炙甘草、党参、陈皮。

4. 肝气犯胃

多因情志不舒，肝气郁结，横逆犯胃，胃失和降而导致。表现为呕吐吞酸，嗳气频繁，胸胁闷满，舌质红，苔薄腻，脉弦。

治法：疏肝理气，和胃降逆。

基础方：半夏、生姜、厚朴、茯苓、紫苏梗、旋覆花、代赭石、香附、麸炒枳壳。

5. 胃寒呕吐

发于受寒、过食生冷食物或饮冷之后。表现为呕吐物多为食物和清水，饮食后一段时间才出现，酸腐气味轻，胃部喜暖，喜食热食，舌淡，苔薄白，脉弦紧。

治法：温中降逆。

基础方：姜半夏、生姜、干姜、姜竹茹、陈皮、丁香、紫苏梗、砂仁。

6. 胃热呕吐

多由于嗜食肥甘或嗜酒过度，热邪（湿热）积滞于胃而导致。表现为呕吐物热腐酸臭，食入即吐，面部红而有热感，口臭，烦渴，喜冷饮，大便秘结，舌红，苔薄黄腻，脉滑数。

治法：清泻胃热，和胃降逆。

基础方：黄芩、黄连、栀子、连翘、竹茹、枇杷叶、清半夏、陈皮、甘草、大黄、麸炒枳实、焦三仙。

7. 寒热错杂

多由于饮食不节，过食肥甘纯酒，贪食生冷等导致。表现为恶心呕吐，胃脘痞满，时胀痛，自觉胃寒，纳呆，口干、口苦，舌苔黄白薄腻，脉弦。

治法：辛开苦降。

基础方：黄连、黄芩、姜半夏、党参、干姜、炙甘草、紫苏梗、陈皮、竹茹。

（二）虚证

1. 脾胃虚弱

多因长期饮食不节，或大病、久病导致脾胃虚弱，中阳不振，水谷腐熟运化无力而成。表现为饮食稍有不慎即吐，时作时止，胃纳不佳，脘腹痞闷，面色少华，四肢不温，倦怠乏力，口淡不渴，大便溏薄，舌质淡，脉濡弱。

治法：健脾益气，和胃降逆。

基础方：木香、砂仁、党参、炒白术、茯苓、炙甘草、姜半夏、陈皮、生姜、姜竹茹、砂仁。

2. 胃阴亏虚

多因长期饮食燥热，或呕吐日久，或大病、久病导致胃阴亏虚，胃失濡养，失于和降而成。表现为呕吐反复发作，似饥而不欲食，呕吐量不多，或时作干呕，口燥咽干，胃中嘈杂，舌红少津，脉象细数。

治法：滋养胃阴，降逆止呕。

基础方：麦冬、西洋参、半夏、甘草、粳米、石斛、知母。

三、医案实录

【医案一】

张某，女，46岁。经常呕吐3个月。

初诊（2002年9月14日）：患者平素脾胃不健，食少瘦弱，近3月来概因情志刺激、精神紧张而经常呕吐，饮食稍多、稍凉或食肉食即发呕吐，胃脘不适，嗳气较多，时呕吐酸水。查：舌淡，苔黄白稍腻，脉弦细。

辨证：胃气虚弱，肝气犯胃。

方药：旋覆花（包煎）12克、代赭石（先煎）20克、姜半夏9克、党参9克、甘草6克、生姜9克、黄连5克、吴茱萸6克、厚朴15克、茯苓10克、紫苏梗15克、陈皮10克、白术10克。7剂，水煎服。

二诊（2002年9月21日）：呕吐、胃脘不适、嗳气均减轻。查：舌淡，苔白稍腻，脉弦细。

方药：旋覆花（包煎）12克、代赭石（先煎）15克、姜半夏9克、生姜9克、党参9克、甘草6克、茯苓10克、白术10克、陈皮10克、砂仁（后下）6克、香附9克、紫苏梗15克。7剂，水煎服。

三诊（2002年9月28日）：初诊时所述症状均明显减轻，有食欲，饮食、消化较前好，眠浅梦多。查：舌淡，苔薄白，脉细弱。

方药：香附9克、砂仁（后下）6克、党参9克、茯苓10克、白术10克、炙甘草6克、陈皮10克、姜半夏9克、当归10克、川芎10克、炒酸枣仁20克、知母6克、夜交藤30克。10剂，水煎服。

【按语】此患者因经常呕吐3月就诊。平素脾胃不健，食少瘦弱，近3月来概因情志刺激、精神紧张而经常呕吐，饮食稍多、稍凉或食肉食即发呕吐，胃脘不适，嗳气较多，时呕吐酸水，舌淡，苔黄白稍腻，脉弦细，辨证为胃气虚弱，肝气犯胃，选用旋覆代赭汤合半夏厚朴汤、左金丸治疗。旋覆代赭汤用于胃气虚弱，痰浊内阻所致胃脘痞闷，甚或呕吐、呃逆等症。半夏厚朴汤解郁化痰降逆。左金丸可以治疗嘈杂吞酸，呕吐胁痛。三诊时患者症状明显减轻，眠浅梦多，舌淡，苔薄白，脉细弱，故改为香砂六君子汤加酸枣仁汤养血安神，收到较好疗效。

【医案二】

刘某，男，37岁。呕吐苦水3周。

初诊（2009年5月9日）：因连续和朋友外出就餐两次，过食肥甘厚腻而出现胃脘不适，恶心，呕吐苦水，到医院就诊，被诊断为胆汁反流性胃炎，服莫沙必利片和铝碳酸镁片，服后有效。服用1周后停药，很快又呕吐苦水。又服1周，停药仍呕吐苦水。故要求中医治疗。查：舌红，苔薄黄腻，脉弦滑。

辨证：胆火犯胃，胃气上逆。

方药：清半夏9克、陈皮10克、茯苓10克、甘草5克、麸炒枳壳12克、竹茹12克、黄芩10克、黄连6克、龙胆草6克、生姜9克。7剂，水煎服。

二诊（2009年5月16日）：服中药这一周未再服西药，呕吐苦水减轻。查：舌红，苔薄黄腻，脉弦滑。初诊方继服7剂。

三诊（2009年5月23日）：这一周仅发作一次呕吐苦

水。查：舌淡红，苔薄白，脉缓滑。初诊方减去龙胆草，继服7剂。

【按语】此病人因呕吐苦水3周就诊，为"呕胆"证，呕胆，意为呕吐苦水。《灵枢·四时气篇》中云："邪在胆，逆在胃，胆液泄则口苦，胃气逆则呕苦，故曰'呕胆'。"据胃脘不适，恶心、呕吐苦水，舌红，苔薄黄腻，脉弦滑，辨证为胆火犯胃，胃气上逆。治疗应清泻胃热，和胃降逆。选用黄连温胆汤清泻胃热，化痰降逆，加黄芩、龙胆草清泻胆火。三诊时患者呕吐苦水明显减轻，故减去龙胆草，以免苦寒伤胃。收到较好疗效。

【医案三】

王某，女，68岁。经常恶心呕吐两年余。

初诊（2019年5月16日）：近两年多来，经常胃脘痞满不适，恶心呕吐，口干不欲饮水，饮水后易发恶心呕吐，呕吐清水样痰涎为多。在某医院经胃镜检查，未见明显异常。伴有纳呆，四肢倦怠。查：面色白而无华，舌淡胖，有齿痕，舌苔白润，脉沉弦细。

辨证：脾阳虚弱，水饮阻滞。

方药：党参10克、炒白术12克、茯苓12克、干姜9克、桂枝9克、炙甘草6克、姜半夏9克、陈皮12克、吴茱萸9克、泽泻10克。7剂，水煎服。

二诊（2019年5月23日）：胃脘痞满不适和恶心呕吐均

减轻，小便增多。查：面色白而无华，舌淡胖，有齿痕，舌苔白润，脉沉弦细。初诊方继服7剂，水煎服。

三诊（2019年5月30日）：胃脘痞满不适、恶心呕吐进一步减轻，有食欲，纳可。查：面色白而无华，舌淡胖，有齿痕，舌苔白润，脉沉细弱。

方药：党参12克、炒白术15克、茯苓15克、干姜6克、桂枝9克、炙甘草6克、姜半夏9克、陈皮12克、吴茱萸9克、生姜9克。10剂，水煎服。

【按语】患者因经常恶心呕吐两年余就诊。据胃脘痞满不适，恶心呕吐，口干不欲饮水，饮水后易发恶心呕吐，呕吐清水样痰涎为多，纳呆，四肢倦怠，面色白而无华，舌淡胖，有齿痕，舌苔白润，脉沉弦细，辨证属于脾阳虚弱，水饮阻滞，治疗应温中健脾、利水降逆，选用理中汤加味治疗。理中汤出自《伤寒论》，也称"人参汤"，其组成是：人参、甘草、干姜、白术，有温中散寒、补气健脾的功效，常用于治疗急慢性胃肠炎、胃及十二指肠溃疡、胃下垂、慢性结肠炎等属于脾胃虚寒证。症状表现为上腹部痞满胀痛，畏寒喜暖，恶心呕吐。

【医案四】

马某，女，54岁。呕吐、眩晕1周。

初诊（2020年7月8日）：概因近日劳累，1周前某晚突发剧烈眩晕，恶心呕吐，进饮食即吐，某医院诊断为耳石症，经复位治疗3次，可短时减轻，但过一会儿又眩晕，恶心呕吐，进饮食即吐，要求中药治疗。查：舌淡红，苔白腻，脉弦滑。

辨证：肝风引动痰浊。

方药：清半夏9克、陈皮10克、茯苓10克、炙甘草5克、麸炒枳壳10克、竹茹10克、代赭石（先煎）30克、防风9克、天麻10克、钩藤30克、红花9克。7剂，水煎服。加服甲磺酸倍他司汀片，每日3次，每次两片。

二诊（2020年7月15日）：呕吐、眩晕明显减轻，能进饮食。查：舌淡红，苔薄白腻，脉滑。初诊方继服5剂。

【按语】此患者呕吐、眩晕1周，因劳累突发剧烈眩晕，恶心呕吐，进饮食即吐，舌淡红，苔白腻，脉弦滑，辨证属肝风引动痰浊。治疗选用温胆汤为主方，加代赭石降逆止呕；防风、天麻、钩藤息风；红花活血。此方为焦树德老先生治疗前庭功能失调而出现眩晕的经验方，有明显动感、恶心呕吐明显者疗效较好。

【医案五】

王某，男，36岁。呕吐1周。

初诊（2013年9月14日）：患者体形肥胖，嗜食肥甘与饮酒，近1周来经常呕吐，呕吐物热腐酸臭，食入即吐，面部红而有热感，口臭，烦渴喜冷饮，大便秘结。查：口周有两个疖肿，红肿热痛，舌红，苔薄黄腻，脉滑数。

辨证：胃热呕吐。

方药：黄芩12克、黄连9克、栀子9克、连翘9克、竹茹12克、枇杷叶12克、清半夏9克、陈皮10克、茯苓10克、甘草6克、大黄（后下）9克、麸炒枳实12克、焦三仙各10克。5剂，水煎服。

二诊（2013年9月21日）：服药后腹泻3次，呕吐减轻，面部红而有热感和口臭也减轻，仍渴喜冷饮。查：口周两个疖肿，红肿热痛，查：舌红，苔薄黄，脉滑数。

方药：大黄（后下）9克、甘草6克、黄芩9克、黄连9克、栀子9克、金银花20克、蒲公英30克、野菊花15克、竹茹12克、枇杷叶12克、清半夏9克、陈皮10克、麸炒枳实12克。7剂，水煎服。

三诊（2013年9月28日）：大便通畅，没有再呕吐，口周两个疖肿红肿热痛明显减轻。查：舌红，苔薄黄，脉滑数。

方药：黄芩9克、黄连9克、栀子9克、金银花20克、蒲公英30克、野菊花15克、竹茹12克、枇杷叶12克、陈皮10克、麸炒枳实12克。5剂，水煎服。

【按语】此患者体形肥胖，嗜食肥甘与饮酒，近1周来经常呕吐，呕吐物热腐酸臭，食入即吐，面部红而有热感，口臭，烦渴喜冷饮，大便秘结，口周疖肿红肿热痛，舌红，苔薄黄腻，脉滑数，辨证属于胃热呕吐。治疗当清泻胃热、和胃降逆。选用黄芩、黄连、栀子、大黄、枇杷叶、麸炒枳实清泻脾胃湿热；金银花、蒲公英、野菊花清热解毒以消口周红肿热痛的疖肿；清半夏、陈皮化痰。

【医案六】

段某，男，22岁。胃脘胀痛，恶心呕吐两月余。

初诊（2018年9月13日）：患者是大学五年级学生，因准备考研，复习紧张，有心理压力，一次晚餐去食堂较晚，食物放置凉了，食后一会儿即出现胃脘胀痛、恶心呕吐，之后经常于饭后胃脘胀痛不适，恶心呕吐，有时泛酸，大便秘结，2～3日一行，心情压抑不舒。查：舌淡红，苔薄白腻，脉弦大。

辨证：气郁痰阻，肝气犯胃。

方药：旋覆花10克、代赭石30克、姜半夏9克、吴茱萸9克、黄连3克、陈皮12克、姜竹茹12克、茯苓10克、紫苏梗12克、枳壳12克、厚朴10克、香附9克、生姜9克。5剂，开水冲服。

二诊（2018年9月20日）：饭后胃脘胀痛不适、恶心呕吐均明显减轻。查：舌淡红，苔薄白腻，脉弦。初诊方继服7剂，开水冲服。

【按语】此患者胃脘胀痛，恶心呕吐两月余就诊。因焦虑紧张，经常于饭后胃脘胀痛不适，恶心呕吐，有时泛酸，大便秘结，2～3日一行，心情压抑不舒，舌淡红，苔薄白腻，脉弦大，辨证属于肝气犯胃，胃气上逆。治疗选用旋覆代赭汤、半夏厚朴汤、左金丸合方治疗，收到较好疗效。

【医案七】

张某，男，39岁。反复呕吐5个月。

初诊（2018年11月22日）：患者为科研工作人员，常因科研任务紧急而精神压力大，连夜工作。1年多前曾因"胃脘疼痛，饭后痛甚1周"而就诊，行胃镜检查，被诊断为胃溃疡，慢性胃炎。之后经常发生胃痛，间断服法莫替丁，胃痛时轻时重。近5个月来经常恶心呕吐，胃脘痞满，时胀痛，纳呆，消瘦，口干、口苦。查：面色萎黄，舌苔黄白薄腻，脉弦涩。

辨证：寒热错杂。

方药：黄连9克、姜半夏9克、党参9克、干姜6克、肉桂6克、炙甘草5克、紫苏梗12克、陈皮10克、竹茹12克。7剂，水煎服。

二诊（2018年11月29日）：呕吐减轻，胃脘胀痛也减轻。查：面色萎黄，舌苔黄白薄腻，脉弦涩。初诊方继服7剂。

三诊（2018年12月6日）：呕吐、胃脘胀痛明显减轻，已不感口苦、口干，有食欲。查：面色萎黄，舌苔薄白腻，脉细涩。

方药：黄连6克、姜半夏9克、党参9克、干姜5克、炙甘草5克、陈皮10克、竹茹12克、白术10克。7剂，水煎服。

【按语】此患者在呕吐的同时伴有胃脘痞满，胀痛，纳呆，消瘦，口干、口苦，面色萎黄，舌苔黄白薄腻，脉弦涩，辨证属于寒热错杂型呕吐。治疗选用半夏泻心汤为基础方，半夏泻心汤出自《伤寒论》，方中有半夏、黄芩、干姜、甘草、人参、黄连，以及大枣。此方有和胃降逆、散结消痞的功效。

【医案八】

秦某，女，20岁。饭后呕吐半年余。

初诊（2016年6月18日）：患者为大学生，因精神刺激，情志不畅多日，加之饮食不规律，而致基本每次进食后均自觉胃脘不舒，欲吐，吐出食物，吐完才觉胃脘舒服，面黄肌瘦，口干，大便干。查：舌红，苔少，脉细弱。患者行胃镜检查，被诊断为慢性浅表性胃炎。

辨证：气阴两虚，胃气上逆。

方药：麦冬12克、沙参10克、太子参12克、姜半夏9克、竹茹10克、橘皮10克、焦三仙各10克、旋覆花（包煎）10克、代赭石（先煎）15克。5剂，水煎服。

二诊（2016年6月25日）：食后呕吐减轻，仍胃脘不适，恶心欲呕。查：舌红，苔少，脉细弱。初诊方继服7剂。

三诊（2016年7月2日）：食后呕吐进一步减轻，仍胃脘不适，时恶心，大便仍干而少。查：舌红，苔少，脉细弱。初诊方加玄参12克、麸炒枳壳15克，继服7剂。

四诊（2016年7月9日）：食后已不呕吐，食欲有增，大便稍干，3日一次。查：舌红，苔少，脉细弱。

辨证：气阴两虚。

方药：麦冬12克、沙参10克、太子参12克、姜半夏6克、陈皮6克、焦三仙各10克、玄参12克、麸炒枳壳15克、炒麻子仁30克。7剂，水煎服。

【按语】此患者因反复饭后呕吐半年余就诊。发病诱因是精神刺激，情志不畅多日，加之饮食不规律，而致基本每次食后胃脘不舒，欲吐，吐出食物，吐完才觉胃脘舒服，患者面黄肌瘦，口干，大便干，舌红，苔少，脉细弱，辨证属于气阴两虚，胃气上逆。这是因为久病伤阴，胃阴不足。胃失濡润。治疗当滋养胃阴、降逆止呕。治疗方用麦冬门汤加味。

【医案九】

薛某，女，53岁。经常呕吐4月余。

初诊（2006年12月16日）：患者冬月去邻县农村亲戚家，概因受寒而导致胃脘胀痛，左侧偏头痛，频繁呕吐，在本市一家医院就诊，诊断为：①急性胃炎；②偏头痛。给予西药治疗，初服有效，停药又发，服1月无效。患者要求中医治疗。除胃脘胀痛，左侧偏头痛，经常呕吐外，手足不温，烦躁。查：舌淡红，苔白，脉紧。

辨证：肝寒犯胃，逆气上冲。

方药：吴茱萸9克、人参9克、桂枝9克、藁本9克、川芎15克、生姜4片、大枣10枚。7剂，水煎服。

二诊（2006年12月23日）：胃脘胀痛、左侧偏头痛、频繁呕吐都明显减轻。查：舌淡红，苔白，脉稍弦。初诊方大枣改为6枚，继服5剂，水煎服。

【按语】此患者在呕吐的同时伴有胃脘胀痛，左侧偏头痛，手足不温，烦躁，舌淡红，苔白，脉紧。辨证属于肝寒犯胃，逆气上冲，给予吴茱萸汤治疗。此方为温里剂，具有温中补虚、降逆止呕之功效。《伤寒论·辨阳明病脉证并治》云："食谷欲呕，属阳明也，吴茱萸汤主之。"《伤寒论·辨厥阴病脉证并治》云："干呕，吐涎沫，头痛者，吴茱萸汤主之。"主治肝胃虚寒，浊阴上逆证，表现为食后泛泛欲吐，或呕吐酸水，或干呕，或吐清涎冷沫，胸满脘痛，巅顶头痛，畏寒肢冷，甚则伴手足逆冷，大便泄泻，烦躁不宁，舌淡苔白滑，脉沉弦或迟。临床常用于治疗急慢性胃炎、妊娠呕吐、神经性呕吐、神经性头痛、耳源性眩晕等属肝胃虚寒者。

呃　逆

一、概述

呃逆是指以胃气上逆动膈，气逆上冲，喉间呃呃连声，声短而频，不能自止为主要表现的病证。

导致呃逆的病因有：①饮食不当。进食太饱太快，或过食生冷，或过服寒凉药物，或过食辛热煎炒，醇酒厚味，或过用温补之剂。②情志不遂。恼怒伤肝，或忧思伤脾，或素有痰饮内停，复加恼怒气逆。③正气亏虚。素体不足，年高体弱，或大病久病，正气未复，或吐下太过，虚损误攻损伤中气，甚则病深及肾。

呃逆总由胃气上逆动膈而成。病位在膈，病变的关键脏腑在胃，此外，还与肝、脾、肺、肾等脏腑有关。

呃逆的病理性质有虚实之分，实证多为寒凝、火郁、气滞、痰阻，胃失和降；虚证每由脾肾阳虚，或胃阴耗损等正虚气逆所致。但亦有虚实夹杂者。

呃逆的病机转化取决于病邪性质和正气强弱。寒邪可损伤阳气，热邪可损阴耗液，转化为脾胃虚弱证。气郁日久或手术可致瘀，血瘀亦可阻滞胃气。

呃逆的辨证要点是辨虚实寒热：呃逆初起，呃声响亮，气冲有力，连续发作，脉弦滑者，多属实证；呃声时断时续，呃声低长，气出无力，脉虚弱者，多为虚证；呃声沉缓有力，胃脘不舒，得热则减，遇寒则甚，面青肢冷，舌苔白滑，多为寒证；呃声响亮，声高短促，胃脘灼热，口臭烦渴，面色红赤，便秘溲赤，舌苔黄厚，多为热证。

呃逆以理气和胃、降逆平呃为基本治法，分别施以祛寒、清热、补虚、泻实之法。在此基础上，辅以降逆平呃之剂，以利膈间之气。

二、诊治经验

1. 胃中寒冷

多由进食时吸入冷空气，或过食生冷导致。表现为呃声沉缓有力，得热则减，遇寒更甚，胸膈及胃脘不舒，进食减少，喜食热饮，厌食冷物，口不渴，舌苔白润，脉迟缓。

治法：温中散寒，降逆止呃。

基础方：丁香、柿蒂、白术、麸炒枳壳、藿香、砂

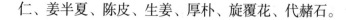

仁、姜半夏、陈皮、生姜、厚朴、旋覆花、代赭石。

2. 胃火上逆

多因嗜食辛辣炙煿及醇酒厚味之品，或过用温补药物而导致。表现为呃声洪亮有力，冲逆而出，自发自止，口臭烦渴，多喜冷饮，脘腹满闷，大便秘结，小便短赤，苔黄燥，脉滑数。

治法：清胃泄热，降逆止呃。

基础方：竹叶、生石膏、知母、炙甘草、清半夏、柿蒂、枳实、厚朴。

3. 气机郁滞

常因情志不畅而诱发或加重。表现为呃逆连声，胸胁满闷，脘腹胀满，嗳气纳减，肠鸣矢气，或兼恶心嗳气，头目昏眩，脘闷食少，舌苔薄腻，脉弦而滑。

治法：顺气解郁，和胃降逆。

基础方：沉香、麸炒枳壳、木香、槟榔、乌药、旋覆花。

4. 脾肾阳虚

多因阳气素虚，加之劳倦伤中，或饮食失调导致。表现为呃声低长无力，气不得续，泛吐清水，脘腹不舒，喜温喜按，面白少华，食少困倦，或便溏久泻，气怯神疲，手足不温，舌质淡，苔薄白，脉细弱。

治法：温补脾胃止呃。

基础方：附子、干姜、党参、炒白术、炙甘草、陈皮、木香。

5. 胃阴不足

多由热病耗伤胃阴，或肝气不疏，郁而化火，或过用辛温燥热药物导致。表现为呃声短促而不得续，唇燥舌干，烦躁不安，不思饮食，或食后饱胀，大便干结，舌质红，苔少而干，脉细数。

治法：养胃生津，降逆止呃。

基础方：沙参、麦冬、生地黄、玉竹、陈皮、竹茹。

6. 气滞血瘀

多于气滞日久，或胃部手术后出现。表现为呃逆连声，或胸胁满闷，或胃脘刺痛，舌黯，苔白，脉弦涩，或细涩。

治法：活血化瘀，降逆止呃。

基础方：柴胡、麸炒枳壳、桔梗、川牛膝、当归、赤芍、生地黄、川芎、桃仁、红花。

三、医案实录

【医案一】

贾某，女，34岁。呃逆频作1年余。

初诊（2016年9月13日）：无明显诱因呃逆频作1年余。曾到医院就诊，经胃镜检查未见明显异常。因呃逆，久用旋覆代赭汤、五磨汤等治疗，疗效不明显。现仍呃逆频作，伴有胸闷、心烦。查：舌黯，苔白，脉弦涩。

辨证：气滞血瘀。

方药：柴胡9克、麸炒枳壳12克、桔梗9克、川牛膝9克、当归10克、赤芍15克、川芎12克、生地黄6克、桃仁9克、红花9克、旋覆花10克。7剂，水煎服。

二诊（2016年9月20日）：呃逆减轻，胸闷、心烦减轻。查：舌黯，苔白，脉弦涩。初诊方继服7剂。

三诊（2016年9月27日）：基本已不呃逆，不感胸闷，时心烦。查：舌黯，苔白，脉弦涩。初诊方减去旋覆花，继服7剂。

【按语】王清任认为："因血府血瘀……吸气不能下行，随上出，故呃气。"此呃逆患者，久用旋覆代赭汤、五磨汤等治疗，疗效不明显，说明单纯调气不完全对证。伴有胸闷、心烦，舌黯，苔白，脉弦涩，说明不仅有气滞，还有瘀血，气滞日久，不能帅血而行则成瘀血，所以用血府逐瘀汤理气活血促其升降，方取得较好疗效。

【医案二】

郑某，女，27岁。术后呃逆两月余。

初诊（2006年12月9日）：两个多月前，因脑部良性肿瘤手术后，出现呃逆连声，伴有心烦。查：舌淡红，苔薄白腻，脉弦。

辨证：胃气上逆。

方药：旋覆花（包煎）10克、代赭石（先煎）15克、丁香（后下）6克、柿蒂9克，陈皮9克、竹茹10克、桃仁9克、赤芍15克。7剂，水煎服。

二诊（2006年12月16日）：患者自述基本已不呃逆。查：舌淡红，苔薄白腻，脉稍弦。初诊方继服5剂。

【按语】临床发现，脑部手术和胃部手术后有一部分患者会出现呃逆，持续时间较长，这种情况用焦树德老先生的自拟方加减治疗，重在降逆止呃，往往都能取得较好疗效。

【医案三】

李某，男，15岁。呃逆5天。

初诊（2004年11月20日）：5天前因进食早餐时吸入冷空气导致呃逆，呃声沉缓有力，得热则减，遇寒更甚，胸膈及胃脘不舒，进食减少，喜食热饮，厌食冷物，口不渴，舌苔白腻，脉迟缓。

辨证：胃中寒冷。

方药：丁香（后下）6克、柿蒂9克、白术10克、麸炒枳壳10克、藿香9克、砂仁（后下）9克、姜半夏9克、陈皮10克、生姜4片、厚朴10克、旋覆花（包煎）10克、代赭石（先煎）20克。4剂，水煎服。

【按语】此患者是中学生，进食早餐时吸入冷空气导致呃逆，再结合其伴随症状，辨证为胃中寒冷证。这种情况很多见，大部分人呃逆短时间后可自愈，但在临床有少数患者呃逆会持续一段时间，需服中药治疗，往往见效较快。

【医案四】

杨某，女，53岁。呃逆3月余。

初诊（2018年4月14日）：3个多月前因患流感而高热1周，发热第4天住院输液（利巴韦林及抗生素）及口服连花清瘟胶囊，经两天治疗痊愈，但之后出现呃逆，曾在某医院行胃镜检查，未见异常。症见呃声短促而不得续，唇燥舌干，胃脘饱胀，不思饮食。查：舌质淡红，有裂纹，苔少，脉细。

辨证：胃阴亏虚为主，兼寒滞胃脘。

方药：沙参9克、麦冬15克、生地黄12克、玉竹6克、陈皮10克、竹茹10克、旋覆花（包煎）9克、代赭石（先煎）15克、炮姜9克。7剂，水煎服。

二诊（2018年4月21日）：呃逆没有减轻，唇燥舌干减轻，仍不思饮食，胃脘饱胀。查：舌质淡红，有裂纹，苔少，脉细。初诊方加砂仁（后下）9克，7剂，水煎服。

三诊（2018年4月28日）：呃逆减轻，胃脘饱胀和不思饮食也减轻。查：舌质淡红，有裂纹，苔薄白，脉细。

方药：沙参9克、麦冬15克、玉竹6克、陈皮10克、竹茹10克、砂仁（后下）9克、白芍12克、炙甘草6克。7剂，水煎服。

四诊（2018年5月5日）：呃逆明显减轻，初诊时症状消失。查：舌淡红，少数裂纹，苔薄白，脉细。

方药：沙参9克、麦冬15克、生地黄9克、玉竹9克、陈皮10、竹茹10克、砂仁（后下）9克、太子参12克、白芍12克、炙甘草6克。7剂，水煎服。

【按语】2018年初流感较重，此流感患者高热1周，热邪伤耗胃阴，加之住院输液及口服连花清瘟胶囊，苦寒滞胃，而造成既以胃阴亏虚为主，又兼有寒凉滞胃而持续呃逆，选用益胃汤养胃阴，橘皮竹茹汤降逆，加砂仁、炮姜温胃行气而取效。本例患者因病程较长，且阴虚难复，故疗程稍长。

【医案五】

张某，女，36岁。嗳气两月余。

初诊（2020年4月11日）：患者两月前因情志不畅而出现脘腹胀满，嗳气频频，曾在某医院行胃镜检查，食后未见异常。呃逆加重，纳减，胸胁满闷，肠鸣矢气。查：舌淡红，尖红，舌苔薄黄腻，脉弦而滑。

辨证：肝胃气逆兼痰阻于胃。

方药：沉香（后下）2克、麸炒枳壳10克、木香6克、槟榔9克、乌药9克、柴胡12克、旋覆花（包煎）10克、代赭石（先煎）15克、清半夏9克、厚朴12克、茯苓10克、紫苏叶12克、陈皮10克、竹茹10克。7剂，水煎服。

二诊（2020年4月18日）：脘腹胀满和嗳气减轻，胸胁满闷、肠鸣矢气也减轻。查：舌淡红，苔薄黄，脉弦。初诊方减去代赭石，继服7剂。

【按语】此患者因情志不畅而出现脘腹胀满，嗳气频频，伴有胸胁满闷，肠鸣矢气，舌苔薄黄腻，脉弦滑，故辨证为肝胃气逆兼痰阻于胃。治疗选用五磨饮子、橘皮竹茹汤、半夏厚朴汤加减治疗，疏肝降气化痰，取得较好疗效。

泄　泻

一、概述

泄泻是以大便次数增多，粪质稀薄，甚至泻出如水样为主症的病证。大便溏薄而势缓者为泄，大便清稀如水而直下者为泻。

引起泄泻的病因主要有感受外邪（以湿邪最为多见）、饮食所伤、情志失调、病后体虚、禀赋不足等。主要的病机是脾虚湿盛，脾胃运化功能失调，肠道分清泌浊及传导功能失司所致。

泄泻的基本病机是脾虚与湿盛。病位在肠，关键在脾，并可涉及肝和肾。

泄泻的病理因素主要是湿。外因与湿邪关系最密，湿为阴邪，易困脾阳，脾受湿困，则运化失常，所谓"湿盛则濡泄"。湿邪可夹寒邪、热邪、食滞而共同致病。内因与脾虚关系最为密切，脾虚失运，水谷不化精微，湿浊内生，混杂而下，发生泄泻。《景岳全书·泄泻》所谓："泄泻之本，无不由于脾胃。"脾虚失运，可导致湿盛，而湿盛又可以影响脾之运化，故脾虚与湿盛是互相影响，互为因果的。

泄泻的病理性质有虚实之分。一般来说，暴泻多属于实证，以湿邪为主，多因湿盛伤脾，或食滞生湿，壅滞中焦，脾为湿困所致。久泻多属于虚证，由脾虚不运而生湿，或肝木克脾，或肾阳虚衰，不能暖脾，水谷不化所致。虚实之间又可相互兼夹和转化，如暴泻迁延日久，每可由实转虚而成久泻；久泻复受湿、食所伤，亦可急性发作。

泄泻的辨证要点有辨暴泻与久泻、辨虚实、辨寒热。

1. 辨暴泻与久泻

暴泻者起病急骤，病程较短，泄泻次数较多；久泻者起病较缓，病程较长，泄泻呈间歇性发作。

2. 辨虚实

凡病势急骤，泻下腹痛，痛势急迫拒按，泻后痛减，多属实证；慢性久泻，病程较长，反复发作，腹痛不甚，喜温喜按，神疲肢冷，多属虚证。

3. 辨寒热

粪质清稀如水，或完谷不化者，多属寒证；粪便黄褐，味臭，泻下急迫，肛门灼热者，多属热证。

泄泻的治疗大法为运脾化湿。急性泄泻多以湿盛为主，重在化湿，佐以分利。再根据寒湿和湿热的不同，分别采用温化寒湿与清化湿热之法。夹有表邪者，佐以疏解；夹有暑邪者，佐以清暑；兼有伤食者，佐以消导；久泻以脾虚为主者，当予健脾；肝气乘脾者，宜抑肝肤脾；肾阳虚衰者，宜温肾健脾；中气下陷者，宜升提；久泄不止者，宜固涩；暴泻不可骤用补涩，以免闭门留寇；久泻不可分利太过，以防劫其阴液。若病情处于虚实兼夹或寒热互见时，当随证而施治。《医宗必读》中的治泻九法，值得在临床治疗中借鉴。

二、诊治经验

1. 寒湿内盛

因外感风寒或寒湿之邪，侵袭肠胃；或过食生冷，脾失健运，升降失调而导致。表现为大便清稀，甚则如水样，腹痛肠鸣，脘闷食少。或伴有恶寒发热，头痛，肢体酸痛，苔白或白腻，脉濡缓。

治法：芳香化湿，解表散寒。

基础方：藿香、茯苓、白芷、桂枝、白术、苍术、陈皮、厚朴、姜半夏、紫苏叶、大腹皮、泽泻。

2. 湿热伤中

因感受湿热之邪，或夏令暑湿伤及肠胃而导致。表现为腹痛肠鸣，泻下急迫，或泻而不爽，粪色黄褐而臭，肛门灼热，烦热口渴，小便短赤，舌质红，苔黄腻，脉滑数或濡数。

治法：清热燥湿，分利止泻。

基础方：葛根、黄芩、黄连、甘草、厚朴、薏苡仁、金银花、麦芽。

3. 食滞肠胃

由饮食不节，饮食过多，或进食难以消化的食物导致宿食内停，阻滞肠胃，传化失常而成。表现为腹痛肠鸣，泻下粪便臭如败卵，泻后痛减，伴有不消化之物，脘腹胀满，嗳腐酸臭，不思饮食，舌苔垢浊或厚腻，脉滑。

治法：消食导滞，和中止泻。

基础方：莱菔子、山楂、神曲、陈皮、半夏、茯苓、连翘、麸炒枳实、炒麦芽、大黄。

4. 水饮留滞肠中

多由于饮食不节、贪食生冷等伤脾，导致水饮不化而成。表现为大便呈清水样，或泡沫样，形体消瘦，肠鸣辘辘有声，时腹胀，尿少，纳呆，舌淡。苔白滑，脉濡。

治法：健脾利水，前后分消。

基础方：茯苓、桂枝、白术、炙甘草、党参、泽泻、干姜、陈皮、大黄、葶苈子。

5. 肝气乘脾

多发生于七情所伤，情绪紧张之时。表现为泄泻肠鸣，腹痛攻窜，矢气频作，伴有胸胁胀闷，嗳气食少，舌淡红，脉弦。

治法：抑肝扶脾。

基础方：陈皮、白术、白芍、防风、柴胡、炙甘草。

6. 脾胃虚弱

因长期饮食失调，或长期忧思，或劳倦内伤，或久病缠绵导致脾胃虚弱，运化无权而成。表现为大便时溏时泻，迁延反复，稍进油腻食物则大便次数增加，食少，脘腹胀闷不舒，面色萎黄，神疲倦怠，舌质淡，苔白，脉细弱。

治法：健脾益气，化湿止泻。

基础方：党参、茯苓、白术、炙甘草、薏苡仁、砂仁、桔梗、山药、扁豆、陈皮、莲子肉、黄芪、葛根。

若脾阳虚衰，阴寒内盛，可加附子、干姜；若久泻不止，中气下陷，或兼有脱肛者，可加升麻、柴胡。

7. 肾阳虚衰

因泄泻日久，或年老体弱，或久病之后导致肾阳虚衰，不能温养脾胃，运化失常而成。表现为黎明之前脐腹作痛，肠鸣即泻，泻后则安，腹部喜暖，形寒肢冷，腰膝酸软，舌淡胖，苔白，脉沉细。

治法：温肾健脾，固涩止泻。

基础方：补骨脂、肉豆蔻、吴茱萸、五味子、制附子、干姜、党参、炒白术、炙甘草。

三、医案实录

【医案一】

李某，女，55岁。经常腹泻1年。

初诊（2019年3月7日）：患者体形消瘦，面色萎黄，自述近1年来经常腹胀，腹部发凉，大便呈清水样，或有泡沫，肠鸣辘辘有声，冬重夏轻，平时口不渴，饮水多则腹中气聚攻痛，腹泻明显，尿少。查：舌淡，苔白润，脉弦滑。

辨证：脾阳虚弱，饮留肠中。

方药：茯苓12克、桂枝10克、白术10克、炙甘草9克、陈皮10克、干姜9克、党参9克、葶苈子9克、泽泻10克、白芍10克、生姜9克、大枣12克。7剂，开水冲服。

二诊（2019年3月14日）：服药后小便增多，腹胀痛、腹泻、肠鸣辘辘有声均减轻，仍腹部发凉。查：舌淡，苔白润，脉濡。初诊方减去白芍、生姜，继服7剂，开水冲服。

三诊（2019年3月21日）：初诊时所述症状明显减轻。

查：舌淡，苔薄白，脉濡。

方药：黄芪30克、党参12克、茯苓12克、桂枝9克、白术15克、炙甘草6克、陈皮10克、干姜9克、泽泻10克、大枣12克。10剂，开水冲服。

【按语】患者反复腹泻1年，大便呈清水样，或有泡沫，伴有腹胀，腹部发凉，肠鸣辘辘有声，冬重夏轻，平时口不渴，饮水多则腹中气聚攻痛，腹泻明显，尿少，舌淡。苔白润，脉弦滑，辨证属于脾阳虚弱，饮留肠中。本病案的泄泻属痰饮范畴，乃中阳素虚，脾失健运，气化不利，水湿内停所致。治疗应健脾利水，前后分消。仲景在《金匮要略》中云："病痰饮者，当以温药和之。"选用苓桂术甘汤加减，收到较好疗效。

【医案二】

赵某，女，22岁。腹泻8天。

初诊（2019年5月23日）：患者是大学三年级学生，考试在即，学习紧张而有压力。8天前晚自习时突然出现腹部胀痛，肠鸣欲泻，泻下物除少量未完全消化的食物外，大多是泡沫，泻后则安。未及半小时又腹胀痛，肠鸣欲泻，泻下时排气较多，泻后又安。当晚发作4次。之后每天都发作几次，精神紧张时加重。伴有心情压抑，余无不适。患者到消化科就诊，行腹部超声检查未见异常。查：舌淡红，苔薄白腻，脉弦。

辨证：肝郁乘脾。

方药：陈皮15克、白术20克、白芍20克、防风12克、炙甘草6克、柴胡15克、香附10克、姜半夏9克。5剂，开水冲服。

嘱患者放松情绪，进食易消化食物。

二诊（2019年5月30日）：肠鸣、腹泻明显减轻，仍心情压抑，入睡较难。查：舌淡红，苔薄白腻，脉弦细。

方药：陈皮15克、白术15克、白芍15克、防风9克、炙甘草6克、柴胡12克、香附10克、姜半夏9克、当归15克、茯苓12克、合欢皮30克、夜交藤30克、龙骨30克。7剂，开水冲服。

【按语】患者腹泻8天，精神紧张时加重。伴有心情压抑，舌淡红，苔薄白腻，脉弦，辨证属于肝郁乘脾。治疗应抑肝扶脾。选用痛泻要方治疗。痛泻要方证多发生于七情所伤，情绪紧张之时。痛泻要方出自《丹溪心法》，具有补脾柔肝、祛湿止泻之功效，主治脾虚肝旺、运化失常所致之痛泻证，现代常用于治疗急性肠炎、慢性肠炎、神经性腹泻等属肝木乘脾者。

【医案三】

张某，女，23岁。腹泻5天。

初诊（2012年8月4日）：患者在旅游途中，因进食较多水果和油腻肉食导致腹泻，每天5～8次，泻下粪水，呈黄褐色，臭秽，伴有腹胀、腹痛，肠鸣，肛门灼热，口干、口苦，发热，恶风，肢倦。查：舌红，舌苔薄黄腻，脉数。

辨证：湿热下注，外感风热。

方药：葛根10克、黄芩12克、黄连12克、甘草9克、白术12克、藿香9克、陈皮12克、茯苓9克、泽泻10克、防风9克、荆芥9克、金银花10克、木香9克。5剂，水煎服。

二诊（2012年8月11日）：腹泻明显好转，已无发热恶风，胃脘饱闷，不思饮食，时恶心。查：舌淡红，苔薄黄腻，脉滑。

方药：葛根10克、黄芩12克、黄连12克、甘草9克、藿香9克、陈皮12克、茯苓9克、紫苏叶12克、木香6克、焦三仙各10克、竹茹10克。7剂，水煎服。

【按语】患者因饮食不当，又感受外邪而导致泻下黄褐色臭秽粪水，腹胀、腹痛兼有肠鸣，肛门灼热，发热恶风，舌红，苔薄黄腻，脉数，辨证属湿热下注，外感风热。治疗选用葛根芩连汤为基础方。葛根芩连汤证多由伤寒表证未解，邪陷阳明所致，方中葛根辛甘而凉，入脾、胃经，既能解表退热，又能升脾胃清阳之气而治下利，故为君药；黄连、黄芩清热燥湿止利，故为臣药；甘草甘缓和中，调和诸药，为佐使药。

【医案四】

薛某，女，77岁。腹泻近1年。

初诊（2007年11月11日）：患者近1年来，每天凌晨肠鸣、腹痛，随即腹泻，泻下清稀，8点前泻下2~3次，白天泻下2~3次，伴有腰腹凉感，神疲乏力，纳呆。查：舌淡，苔白腻，脉沉弱。

辨证：肾阳虚弱，脾虚湿盛。

方药：补骨脂15克、炒肉豆蔻9克、吴茱萸6克、五味子6克、黄芪30克、党参12克、茯苓12克、白术15克、炙甘草6克、泽泻12克、干姜6克、肉桂6克、陈皮10克、藿香9克、葛根15克、芡实12克。7剂，水煎服。

二诊（2007年11月18日）：腰腹凉感稍减轻，其他症状没有改善。查：舌淡，苔薄白腻，脉沉弱。初诊方继服10剂，水煎服。

三诊（2007年12月2日）：腹泻减轻，腰腹凉感减轻，有食欲。查：舌淡，苔薄白，脉沉弱。初诊方减去藿香、葛根、泽泻，继服10剂，水煎服。

四诊（2007年12月16日）：每日仅凌晨腹泻两次，腰腹已不感到凉，饮食有增，自感精力、体力较前为好。查：舌淡红，苔薄白，脉弱。

方药：黄芪30克、党参12克、茯苓12克、白术15克、炙甘草6克、干姜6克、当归12克、补骨脂12克、炒肉豆蔻9克、吴茱萸6克、五味子6克、炒山药15克。10剂，水煎服。

【按语】患者为老年女性，凌晨肠鸣腹痛，随即腹泻，泻下清稀，伴有腰腹凉感，纳呆，舌淡，苔白腻，脉沉弱，辨证属于肾阳虚弱，脾虚湿盛。治疗选用四神丸合参苓白术散为主方。四神丸中补骨脂补命火，散寒邪，为君药；吴茱萸温中散寒，炒肉豆蔻温暖脾胃、涩肠止泻，均为臣药；五味子收敛固涩，是为佐药；生姜暖胃散寒，大枣补益脾胃，同为使药。全方共奏温肾暖脾、涩肠止泻之功。参苓白术散健脾利湿。

【医案五】

郑某，女，58岁。腹泻1年余。

初诊（2003年10月13日）：患者2002年夏天因食管癌经手术治疗，之后经常腹泻，饮食稍有不慎即泻，受凉也即泻，泻下物溏薄，腹部喜温喜按，神疲乏力，饮食量少，面色萎黄，身体消瘦。查：舌淡胖，有齿痕，苔薄白腻，脉濡弱。

辨证：脾虚湿盛。

方药：人参10克、炒白术10克、茯苓15克、炒山药12克、薏苡仁20克、莲子肉10克、肉豆蔻10克、干姜9克、吴茱萸6克、泽泻12克、木香6克、砂仁（后下）6克、焦神曲10克、陈皮12克。7剂，水煎服。

二诊（2003年10月20日）：腹泻稍有减轻，余症如前。查：舌淡胖，有齿痕，苔薄白腻，脉濡弱。初诊方加桔梗6克、葛根15克，继服10剂。

三诊（2003年10月31日）：前几天腹泻明显减轻，两天前吃了4瓣橘子，腹泻4次，昨天仅腹泻两次，饮食有增，自觉精力、体力较前好。查：舌淡红胖，苔薄白，脉弱。

方药：党参12克、炒白术15克、茯苓15克、炒山药12克、肉豆蔻10克、干姜6克、吴茱萸6克、焦神曲10克、陈皮12克、炙甘草5克、桔梗6克。10剂，水煎服。嘱患者多加注意饮食，勿受凉，尤其注意腹部保暖。

四诊（2003年11月10日）：腹泻明显减轻，饮食基本正常，自觉精力、体力较前好。查：面色较前有光泽，舌淡红胖，苔薄白，脉弱。三诊方减去桔梗，加葛根15克，继服10剂。

【按语】患者因食管癌术后正气不足，脾气虚弱而导致经常腹泻，伴有神疲乏力，饮食量少，面色萎黄，身体消瘦，舌淡胖，有齿痕，苔薄白腻，脉濡弱，辨证属于脾虚湿盛。治疗选用参苓白术散为基础方，又因腹泻已1年余，且伴有腹部喜温喜按，故加肉豆蔻、干姜、吴茱萸温中。

【医案六】

赵某，女，31岁。腹痛、腹泻5天。

初诊（2021年7月22日）：患者野外旅游一天，因气温骤降，外感风寒，加之饮用瓶装矿泉水，当晚即出现大便清稀，甚则如水样，腹痛肠鸣，脘闷食少。伴有恶寒发热，头痛，肢体酸痛。查：舌淡红，苔白，脉濡缓。

辨证：寒湿困脾加外感风寒。

方药：藿香12克、茯苓12克、白芷9克、白术12克、苍术9克、陈皮10克、厚朴10克、姜半夏9克、紫苏叶12克、大腹皮10克、泽泻9克、桔梗6克、羌活9克、防风9克、炙甘草5克。4剂，开水冲服。

二诊（2021年7月29日）：感冒已好，大便清稀和腹痛肠鸣明显减轻，仍脘闷食少。查：舌淡红，苔白，脉濡缓。

方药：苍术9克、陈皮10克、厚朴10克、姜半夏9克、藿香12克、茯苓12克、白术12克、桂枝9克、紫苏梗12克、砂仁6克、生姜10克、炙甘草5克。5剂，开水冲服。

【按语】患者因感受风寒，又饮用寒凉而出现大便清稀，甚则如水样，腹痛肠鸣，脘闷食少，伴有恶寒发热，头痛，肢体酸痛，舌淡红，苔白，脉濡缓，辨证属于寒湿困脾加外感风寒。治疗以藿香正气散为主方。本方主治之外感风寒，内伤湿滞证，为夏月常见病证。二诊时患者已无感冒症状，大便清稀和腹痛肠鸣明显减轻，仍脘闷食少，为湿阻气滞，故改用平胃散加味治疗。

【医案七】

冀某，女，22岁。腹泻10天。

初诊（2016年4月9日）：患者是在校大学生，10天前晚餐在食堂进食一个夹肉饼加一小盘黄瓜、黄豆凉菜，而致胃脘痞满胀痛。第二天仍胃脘痞满不舒，纳呆，至午后嗳腐吞酸，欲泻不得，晚间发生腹泻，之后每天胃脘痞满不舒，纳呆，腹泻，稀薄不爽。查：消瘦，面色无华，舌淡胖，苔白腻，脉细滑。

辨证：脾胃虚寒，食滞痰阻。

方药：党参10克、炒白术12克、茯苓12克、山楂12克、神曲10克、炒麦芽12克、木香6克、陈皮12克、炙甘草5克、砂仁（后下）9克、干姜6克。5剂，水煎服。

二诊（2016年4月16日）：腹泻稀薄不爽和胃脘痞满均减轻，仍纳呆。查：消瘦，面色无华，舌淡胖，苔白腻，脉细滑。初诊方继服7剂，水煎服。

三诊（2016年4月23日）：初诊时的症状明显减轻。查：消瘦，面色无华，舌淡胖，苔薄白，脉细弱。

辨证：脾胃虚弱，气血不足。

方药：黄芪20克、党参10克、炒白术12克、茯苓12克、炙甘草5克、陈皮12克、砂仁（后下）6克、当归12克、炒白芍10克。7剂，水煎服。

【按语】患者因饮食不当导致胃脘痞满胀痛，纳呆泄泻，稀薄不爽，消瘦，面色无华，舌淡胖，苔白腻，脉细滑，辨证属于脾胃虚寒，食滞痰阻。治疗选用理中汤加山楂、神曲、炒麦芽消食导滞；木香、陈皮、砂仁温中行气。

【医案八】

程某，女，64岁。腹泻半年余。

初诊（2022年9月16日）：近半年多来，大便时溏时泻，日3~6次，饭后短时即便，脘腹经常胀满不适，肛门重坠，有时脱肛，经常耳鸣，头隐隐作痛，体重减轻。查：面色白而无华，舌淡，苔薄白，脉沉细弱。

辨证：脾胃气虚，中气下陷。

方药：黄芪40克、党参12克、炒白术12克、炙甘草6克、陈皮9克、柴胡5克、升麻5克、葛根15克、当归15克、川芎15克。7剂，开水冲服。

二诊（2022年9月23日）：大便时溏时泻，日2~3次，有时饭后没有欲腹泻感，脘腹胀满不适减轻，仍肛门重坠，有时脱肛，经常耳鸣，时发头痛。查：面色白而无华，舌淡，苔薄白，脉沉细弱。初诊方加干姜5克。7剂，开水冲服。

三诊（2022年9月30日）：大便日2~3次，稀溏不成形，饭后欲泻感明显减轻，肛门重坠减轻，耳鸣和头部隐隐作痛也减轻。查：面色白而无华，舌淡，苔薄白，脉沉细。二诊方加制附子6克。7剂，开水冲服。

四诊（2022年10月8日）：大便日1~2次，不成形，时肛门重坠。查：面色白而无华，舌淡，苔薄白，脉沉细。三诊方继服7剂，开水冲服。

【按语】患者腹泻半年余，饭后短时即便，经常脘腹胀满不适，肛门重坠，有时脱肛，经常耳鸣，头隐隐作痛，面色白而无华，舌淡，苔薄白，脉沉细弱，辨证属于脾胃气虚，中气下陷，故治疗选用补中益气汤为主方，加葛根升清；川芎行血中之气，祛血中之风，上行头目以治头痛。

【医案九】

马某，女，51岁。腹泻1年半。

初诊（2017年10月23日）：大便稀溏而泻1年半，在当地一家三甲医院行结肠镜检查未发现异常，被诊断为大肠功能紊乱，服多种中、西药均疗效不好。经常腹部隐痛不适，每日腹泻2~6次，每于进食肉食，或饮食偏于寒凉，或饮食较多时腹泻加重，乏力，消瘦。查：面白无华，舌红，苔薄黄，脉沉细。

辨证：寒热虚实错杂。

方药：乌梅18克、细辛3克、干姜6克、黄连6克、当归9克、制附子（先煎）6克、桂枝9克、党参9克、黄柏9克、炒白芍10克、炙甘草6克。5剂，水煎服。

二诊（2017年10月30日）：大便稀溏而泻减轻。查：舌红，苔薄黄，脉沉。初诊方党参换成人参（生晒参）10克，继服7剂，水煎服。

三诊（2017年11月6日）：大便稀溏而泻明显减轻，两次进食脂肪食物较多也没有腹泻。查：舌淡红，苔薄白，脉和缓。

方药：乌梅丸（成药），每日两次，每次两丸，服两周。

【按语】患者因腹泻1年半而就诊。常腹部隐痛不适，每日腹泻2~6次，饮食寒凉、油腻则腹泻加重，面白无华，舌红，苔薄黄，脉沉细，辨证属于寒热虚实错杂证。治疗选用乌梅丸为主方。乌梅丸来源于《伤寒论》，具有温脏、补虚、安蛔之功效，原多用于治蛔厥。现常用于治疗久泄不止，由乌梅、细辛、附子、桂枝、人参、黄柏、黄连、干姜、当归等组成，方中乌梅收涩；干姜、桂枝、附子温脏以祛寒；人参、当归补养气血，与温中药相配，具有益气温中、温补下焦虚寒之功；细辛辛温，可增强温脏之力；黄柏、黄连苦寒清热坚下，又能缓和方中诸药之温燥。

便　秘

一、概述

便秘是指由于大肠传导失常，导致粪便在肠内滞留过久，秘结不通，排便周期延长，或周期不长，但粪质干结，排出艰难，或粪质不硬，虽有便意，但排便不畅的病证。

引起便秘的原因主要有饮食不节、情志失调、年老体虚、感受外邪等，病机主要是热结、气滞、寒凝、气血阴阳失调引起肠道功能失司。便秘的基本病变属大肠传导失常，与肺、脾、胃、肝、肾等脏腑的功能失调有关。

便秘的病性分为寒、热、虚、实四个方面。燥热内结于肠胃者，属热秘；气机郁滞者，属实秘；气血阴阳亏虚者，为虚秘；阴寒积滞者，为冷秘或寒秘。四者之中，又以虚实为纲，热秘、气秘、冷秘属实，阴阳气血不足的便秘属虚。而寒、热、虚、实之间，常又相互兼夹或相互转化。如热秘久延不愈，津液渐耗，可致阴津亏虚，肠失濡润，病情由实转虚。气机郁滞，久而化火，则气滞与热结并存。气血不足者，如受饮食所伤或情志刺激，则虚实相兼。阳气虚衰与阴寒凝结可以互为因果，见阴阳俱虚之证。

便秘须辨虚实。应从大便的性状、兼症、舌苔等方面辨其虚实。实秘包括热秘、气秘与冷秘。热秘的辨证要点为大便干结，腹满胀痛，舌苔黄燥；气秘的辨证要点为欲便而不得，腹胀或胸胁胀满，脉弦；冷秘的辨证要点为大便艰涩，腹中冷痛，舌淡，苔白滑；虚秘之气虚便秘的辨证要点为大便不干，气短乏力，神疲脉虚；血虚便秘的辨证要点为便干如栗，面白，头晕，心悸，脉细；阴虚便秘的辨证要点为大便干结如羊粪状，舌红少苔；阳虚便秘的辨证要点为腹中冷痛，舌淡苔白，脉沉迟。

便秘的治疗应以通下为主，但绝不可单纯用泻下药，应针对不同的病因采取相应的治法。实秘为邪滞肠胃、壅塞不通所致，故以祛邪为主，给予泻热、温散、通导之法，使邪去便通；虚秘为肠失润养、推动无力而致，故以扶正为先，给予益气温阳、滋阴养血之法，使正盛便通。

二、诊治经验

（一）实秘

1. 热秘

多因饮酒过多，过食辛辣肥甘厚味，或感受燥热之邪而导致肠胃积热。表现为大便干结，排出困难，或腹胀、腹痛，身热面赤，口干、口臭，小便短赤，舌红，苔黄或黄燥，脉滑数。

治法：泻热导滞，润肠通便。

基础方：麻子仁、大黄、枳实、厚朴、杏仁、白芍、玄参、黄芩、黄连、芦荟、麻子仁、紫苏子。

若痞满燥实坚，加芒硝或玄明粉。

2. 气秘

多因忧愁思虑过度，或久坐少动导致气机郁滞而成。表现为欲便而不得，大便干结，或不甚干结，伴腹中胀痛，嗳气频作，胸胁痞满，纳食减少，苔薄腻，脉弦。

治法：顺气行滞。

基础方：枳实、木香、槟榔、厚朴、乌药、沉香、香附、陈皮。

3. 冷秘

多因恣食生冷，致阴寒凝滞，胃肠传导失司导致。表现为大便艰涩，腹痛拘急，胀满拒按，胁下偏痛，手足不温，呃逆呕吐，舌苔白腻，脉弦紧。

治法：温里散寒，通便止痛。

基础方：大黄、附子、干姜、党参、甘草、姜半夏、厚朴、麸炒枳实。

（二）虚秘

1. 气虚秘

多见于年老体弱之人。表现为大便并不干硬，虽有便意，但排便困难，用力努挣则汗出短气，便后乏力，面白神疲，肢倦懒言，舌淡苔白，脉弱。

治法：益气润肠。

基础方：黄芪、白术、党参、麸炒枳壳、麻子仁、陈皮、当归、肉苁蓉。

2. 血虚秘

多见于产后、病后，或失血较多之人。表现为大便干结，面色无华，头晕目眩，心悸气短，健忘，口唇色淡，舌淡苔白，脉细。

治法：养血润燥。

基础方：当归、生地黄、白芍、麻子仁、桃仁、玄参、枳壳。

3. 阴虚秘

多见于阴虚体质，或热病过后，或过用汗、吐、下，伤耗阴液而成。表现为大便干结，如羊粪状，形体消瘦，头晕耳鸣，两颧红赤，心烦少眠，潮热盗汗，舌红少苔，脉细数。

治法：滋阴通便。

基础方：玄参、白芍、玉竹、火麻仁、瓜蒌仁、柏子仁。

4. 阳虚秘

多见于年老体弱之人。表现为大便干或不干，排出困难，腹中冷痛，四肢不温，或腰膝酸冷，面色白，小便清长，舌淡苔白，脉沉迟。

治法：温阳通便。基础方：肉苁蓉、当归、牛膝、泽泻、枳壳、升麻、黄芪、补骨脂、木香。

三、医案实录

【医案一】

吴某，女，52岁。便秘10年。

初诊（2017年11月16日）：患者10年前夏天贪凉饮冷，在与朋友的一次聚餐后出现腹泻，持续1周，经服小檗碱片等药而止，但其后3~5天才大便一次，排出不畅，经常服三黄片才能便出。后服三黄片无效，又改为服较大剂量的番泻叶才能便出。之后又无效，近两年每隔4天灌肠一次，很是痛苦、忧虑。要求中医诊治。经常脘腹胀满不适，冬天明显，有时胸闷，喜叹息，经常闷闷不乐，纳呆。查：舌淡红，苔白腻，脉沉弦。

辨证：寒湿阻滞，升降失调。

方药：柴胡12克、香附15克、麸炒枳实15克、厚朴15克、木香10克、姜半夏9克、陈皮12克、茯苓10克、甘草5克、白术12克、莱菔子12克、焦三仙10克、紫苏叶9克。7剂，水煎服。

二诊（2017年11月23日）：脘腹胀满不适减轻，大便3日一行，没有灌肠。查：舌淡红，苔白腻，脉沉弦。初诊方加砂仁（后下）9克，继服7剂，水煎服。

三诊（2017年11月30日）：没有再灌肠，大便3日一行，脘腹胀满不适明显减轻，有食欲，纳可。查：舌淡红，苔薄白腻，脉沉。二诊方厚朴减为10克，继服7剂，水煎服。

四诊（2017年12月7日）：没有再灌肠，大便2~3日一行，纳可。查：舌淡红，苔薄白，脉和缓。

方药：柴胡10克、香附12克、麸炒枳实12克、厚朴10克、木香9克、姜半夏9克、陈皮12克、茯苓10克、甘草5克、白术12克、紫苏叶6克。7剂，水煎服。

【**按语**】患者有贪凉饮冷，服小檗碱片后导致便秘的诱因，且因便秘常年服用三黄片，此后经常脘腹胀满不适，冬天明显，纳呆，舌淡红，苔白腻，脉沉弦。辨证为寒湿阻滞，升降失调。治疗选用柴胡、香附、麸炒枳实、厚朴、木香、紫苏叶温燥行气；姜半夏、陈皮、茯苓、甘草、白术健脾燥湿化痰；莱菔子、焦三仙行气消食。

【医案二】

牛某，女，45岁。便秘5天。

初诊（2018年1月13日）：患者5天前患流行性感冒，高热4天，大便已5天未行，腹部胀满，身热口渴，神疲倦怠，舌淡胖，苔黄燥，脉细弱。

辨证：腑气不通，气血亏虚。

方药：生地黄10克、麦冬10克、玄参15克、当归15克、白芍15克、西洋参12克、甘草5克、大黄（后下）9克、枳实12克、玄明粉（冲服）6克。3剂，水煎服。

二诊（2018年1月17日）：药后便出一次，干结难排，腹部已不胀满，仍口渴，神疲倦怠，舌淡胖，苔黄燥，脉细弱。初诊方减去玄明粉，继服5剂。

三诊（2018年1月24日）：大便两次，已不干结，仍口渴，神疲倦怠，舌淡胖，苔薄黄，脉细弱。

方药：生地黄10克、麦冬10克、玄参10克、当归

15克、白芍15克、西洋参12克、黄芪15克、甘草5克、枳实10克。7剂，水煎服。

【按语】此患者由高热后伤津耗气导致便秘。患者腹部胀满，身热口渴，神疲倦怠，舌淡胖，苔黄燥，脉细弱，辨证为腑气不通，气血亏虚。治疗选用增液承气汤加西洋参为基础方治疗，以针对高热后伤津耗气之病机。增液承气汤主治热结阴亏，燥屎不行之证。温热之邪，最易伤津耗液，热结胃肠，津液被灼，肠腑失调，传导失常，故燥屎不行。燥屎不行，邪热愈盛，阴津渐竭，故肠中燥屎虽用下法而不通，此即《温病条辨》中"津液不足，无水舟停"之证。口干舌燥，舌红苔黄，乃热伤津亏之证。

【医案三】

闫某，女，82岁。便秘数年。

初诊（2019年8月22日）：患者因脑梗死导致数年不能行走，近几年坐轮椅代步。有高血压病、冠心病病史，近些年苦于大便难排，积滞数日则腹满、腹痛，需服麻仁润肠丸、三黄片才能费劲便出，大便干燥，曾数次服中药泻药过度致腹泻数日，之后便秘依旧或更甚。查：舌红，苔黄浊不匀，脉弦涩而弱。

辨证：气血阴津亏虚，燥热气滞。

方药：黄芪30克、生白术30克、玄参15克、白芍

20克、当归15克、麻子仁30克、肉苁蓉20克、厚朴9克、木香9克、大黄2克、麸炒枳壳9克。3剂,开水冲服。

二诊(2019年8月29日):大便稀软,每日一行。查:舌红,苔黄浊不匀,脉弱。初诊方减去大黄,继服4剂,开水冲服。

三诊(2019年9月5日):大便2~3日一行,便前无腹满、腹痛,排便不困难。查:舌淡红,苔黄不匀,脉弱。二诊方减去麸炒枳壳,继服10剂,开水冲服。

四诊(2019年9月12日):病情如三诊。查:舌淡红,苔薄白,脉弱。三诊方继服10剂,开水冲服。

【按语】此患者年高体弱,数年不能行走,苦于大便难排,曾数次服中药泻药过度而致腹泻数日,之后便秘依旧或更甚,据舌红,苔黄浊不匀,脉弦涩而弱,辨证为气血阴津亏虚,燥热兼有气滞。治疗当补气养血,清热润下。选用黄芪、生白术、玄参、白芍、当归、肉苁蓉补气养血滋阴;麻子仁、厚朴、木香、大黄、麸炒枳壳润肠行气泻下,补虚行气泻下,便秘得愈。

【医案四】

李某,男,36岁。便秘20天。

初诊(2015年5月16日):患者自述近几个月来工作压力大,身体状况不好,近20天来苦于便秘,3~4天一行,时干结,时不干结,胸脘满闷,口苦咽干,心烦,焦虑,失眠，时头晕，时左侧偏头痛。查：舌淡红，苔白稍腻，脉弦滑。

辨证：气郁痰阻，少阳不和。

方药：柴胡15克、黄芩9克、姜半夏9克、茯苓10克、党参9克、桂枝9克、大黄（后下）9克、生龙骨（先煎）30克、生牡蛎（先煎）20克、陈皮12克、麸炒枳壳12克、竹茹10克、厚朴15克、紫苏叶15克。7剂，水煎服。

二诊（2015年5月23日）：大便通畅，胸脘满闷，口苦咽干明显减轻，仍心烦，焦虑，失眠。查：舌淡红，苔白稍腻，脉弦滑。初诊方减去大黄，加合欢皮30克、夜交藤30克、远志10克。7剂，水煎服。

三诊（2015年5月30日）：大便通畅，心烦，焦虑，失眠减轻。查：舌淡红，苔薄白，脉弦。

方药：柴胡15克、黄芩9克、姜半夏9克、茯苓10克、党参9克、桂枝9克、生龙骨（先煎）30克、生牡蛎（先煎）20克、当归10克、白芍15克、合欢皮30克、夜交藤30克、远志10克。7剂，水煎服。

【按语】患者因便秘20天而就诊。据胸脘满闷，口苦咽干，心烦，焦虑，失眠，时头晕，时左侧偏头痛，舌淡红，苔白稍腻，脉弦滑，辨证为气郁痰阻，少阳不和。用柴胡加龙骨牡蛎汤合半夏厚朴汤治疗，取得较好疗效。

【医案五】

王某，女，60岁。便秘半月。

初诊（2019年9月5日）：患者自述因写作而久坐少动，近一月来食欲不好，失眠，近半月苦于便秘，3~4日一行，自服三黄片，通后又秘，要求中医治疗。伴有腹胀满而痛。查：舌淡红，苔黄腻，脉滑有力。

辨证：痰食交阻于肠，气机滞涩。

方药：厚朴20克、枳实12克、大黄（后下）9克、莱菔子15克、槟榔10克、焦三仙各12克、陈皮12克、竹茹12克、清半夏9克、木香9克、砂仁（后下）9克。7剂，水煎服。

二诊（2019年9月12日）：便秘减轻，时仍脘腹胀满不适，有食欲。查：舌淡红，苔薄黄腻，脉滑。初诊方大黄改为5克，继服7剂，水煎服。

【按语】此患者便秘，伴有腹胀满而痛，舌淡红，苔黄腻，脉滑有力，辨证为痰食交阻于肠，气机滞涩。治疗用小承气汤合木香槟榔丸治疗。小承气汤行气泻下；木香槟榔丸主治湿热食积证，其病机核心为食积停滞，壅塞气机，生湿蕴热，治宜行气导滞、攻积泄热。方中用木香、槟榔行气导滞，调中止痛，消脘腹胀满；大黄攻积导滞，泻热通便；陈皮疏肝理气，消积止痛，助木香、槟榔行气导滞，诸药合用，以行气导滞为主，配以清热、攻下、活血之品，共奏行气导滞、攻积泄热之功。

【医案六】

李某，女，49岁。经常胃脘痞满，便秘半月余。

初诊（2018年6月9日）：近月来工作压力大且劳累，一月前与同事聚餐后出现胃脘痞满，时攻撑胀痛，嗳气，恶心，自服吗丁啉后症状减轻，之后饮食稍有不慎即又出现胃脘痞满，时攻撑胀痛，嗳气，反酸，恶心，纳呆，近半月来伴有便秘，数日一行，量少。查：舌淡红，苔黄白厚腻，脉滑。

辨证：寒热错杂，食滞气阻。

方药：姜半夏10克、黄芩10克、黄连5克、干姜6克、党参12克、炙甘草5克、陈皮10克、莱菔子15克、枳实12克、厚朴15克、木香9克。7剂，开水冲服。

二诊（2018年6月16日）：服药两天后便下较多，胃脘痞满、时攻撑胀痛、嗳气、反酸、恶心都明显减轻，之后几天大便2~3天一行，仍纳呆，有时胃脘痞满不适。查：舌淡红，苔黄白稍腻，脉滑。初诊方减去莱菔子，继服7剂，开水冲服。

【按语】患者因工作压力大且劳累，聚餐后出现胃脘痞满，时攻撑胀痛，嗳气反酸，恶心纳呆，近半月来伴有便秘，数日一行，量少，舌淡红，苔黄白厚腻，脉滑，辨证为寒热错杂，食滞气阻，用半夏泻心汤为基础方加导滞之药治疗。半夏泻心汤出自《伤寒论》，由半夏、黄芩、干姜、甘草、人参、黄连及大枣共同组成，可以和胃降逆、散结消痞，临床用于寒热中阻、胃气不和导致的胃部胀满、呕吐便秘等症状，往往可以取得很好疗效。

【医案七】

韩某，女，54岁。便秘两月余。

初诊（2019年3月21日）：患者自述因家庭变故，忧愁思虑过度，加之久坐少动，导致便秘，大便有时干结，有时并不干结，但排出困难，经常胸脘痞满不适，嗳气频作，焦虑，烦躁。查：舌红，苔薄黄腻，脉弦。

辨证：气滞痰食阻滞。

方药：柴胡12克、黄芩9克、枳实12克、木香9克、槟榔12克、厚朴15克、乌药10克、沉香3克、香附9克、陈皮10克、紫苏叶15克。7剂，开水冲服。

二诊（2019年3月28日）：大便两日一行，不干结，胸脘痞满不适减轻，仍焦虑，烦躁。查：舌红，苔薄黄，脉弦。初诊方减去槟榔，继服7剂，开水冲服。

三诊（2019年4月11日）：大便两日一行，不干结，较通畅，胸脘痞满不适消失，仍焦虑、烦躁，入睡困难。查：舌红，苔薄黄，脉弦。

方药：牡丹皮9克、栀子9克、柴胡12克、黄芩9克、当归15克、白芍15克、茯苓10克、合欢皮30克、夜交藤30克、珍珠母15克。7剂，开水冲服。

【**按语**】患者因便秘两月余就诊，除便秘以外，尚有焦虑，烦躁，舌红，苔薄黄腻，脉弦，辨证为气滞痰食阻滞。治疗以六磨汤顺气导滞而大便通畅。后患者因焦虑、烦躁、入睡困难，改用丹栀逍遥散为基础方收功。

肠澼，痢疾（慢性非特异性溃疡性结肠炎）

一、概述

溃疡性结肠炎或慢性非特异性溃疡性结肠炎是一种病变主要在大肠黏膜和黏膜下层，可形成糜烂、溃疡、原因不明的弥漫性非特异性炎症。病变多在直肠及乙状结肠。向上呈连续性非跳跃式蔓延，累及部分、大部分或全结肠。临床上以腹泻、黏液血便、腹痛为主要症状，病情轻重悬殊，多数病程缓慢，有反复发作的趋势，亦有急性爆发者。可产生严重的局部和远处并发症。急性爆发型死亡率高，慢性持续性癌变概率高。本病可发生在任何年龄，但以青中年为多。男女发病率无明显差异。

溃疡性结肠炎的病因尚未明确。引起其发病的因素是多样的，目前一般认为与感染因素、精神因素、酶因素、保护物质缺乏因素、遗传因素、免疫因素有关。组织学的基本特点是肠腺紊乱，基底膜断裂，甚至消失，黏膜和黏膜下层各种炎性细胞浸润，隐窝脓肿形成，继发坏死，产生广泛糜烂或多发性溃疡。长期反复发作，可形成多发性炎性息肉。一般认为，隐窝炎及隐窝脓肿是原发病变。

祖国医籍中，虽然没有结肠炎的病名，但其临床表现与泄泻、痢疾等病证相似。因所下之物如涕如脓、黏滑垢腻，排出澼澼有声，故《黄帝内经》中称之为"肠澼"。如《素问·通评虚实论》中说："帝曰：肠澼便血，何如？岐伯曰：身热则死，寒则生……帝曰：肠澼下脓血，何如？岐伯曰：脉悬绝则死，滑大则生。"因其病程长久而缠绵，时愈时发，《诸病源候论》称为"久痢""休息痢"。巢元方还在书中指出："凡痢，口里生疮，则肠间也有疮也。"这是对溃疡性结肠炎口腔并发症的最早描述，比Wilks等人于1875年发现本病早1265年。

中医病因病机：本病的发生，常因先天禀赋不足、素体脾胃虚弱、饮食不节、情志失调、感受外邪等导致脾胃功能失常，湿邪内蕴，气机不利，肠络受损而致，久之气滞血瘀，寒热错杂。病初与脾、胃、肠有关，后期涉及肾。故本病是以脾胃虚弱为本，以湿邪蕴结、瘀血阻滞、痰湿停滞为标的本虚标实证。

治疗原则：本病急性期发作以清热化湿为主，缓解期以健脾益气为本。由于本病病程长、缠绵难愈的特点，多属本虚标实，并有寒热错杂之证。所以本病的治疗应补脾与祛邪，调气与行血，导滞与固涩等多法相兼而用。

本证既需口服汤剂，又需保留灌肠，这样可以增强疗效。

二、诊治经验

1.大肠湿热

多由过食肥甘厚腻，饮酒过度，或感受湿热之邪导致。表现为腹痛，里急后重，便下脓血，肛门灼热，小便短赤，舌质红，苔黄腻，脉滑。

治法：清热化湿，调气行血。

基础方：白头翁、秦皮、芍药、黄连、黄芩、大黄、槟榔、当归、木香、甘草、红藤。

保留灌肠方（外用方）：上方各药物各适量，煎成200毫升，甲硝唑0.6克研粉加入汤内，每晚保留灌肠1次，14天为一个疗程，间隔3~5天再进行下一疗程。

2.寒湿下注

多由过食寒凉，或腹部感受寒湿之邪导致。表现为腹痛拘急，泻下黏冻，脘腹痞闷，口淡乏味，小便清长，舌淡，苔白腻，脉濡缓。

治法：温化寒湿，行气和血。

基础方：苍术、白术、厚朴、茯苓、泽泻、炮姜、当归、木香。

保留灌肠方（外用方）：苍术50克、白术50克、薏苡仁30克、仙鹤草30克、炮姜炭30克、石榴皮20克、干姜15克、黄芪30克，煎成约120毫升药液，加云南白药半支混匀，高位保留灌肠，每晚1次，15天为一个疗程。

敷脐疗法：吴茱萸粉3克，米醋5毫升调和，加热到40℃左右，外敷脐部，每12小时更换1次。

3. 脾胃虚弱

表现为肠鸣，腹泻，大便溏薄，便中有黏液，不思饮食，食后脘腹不舒，面色萎黄，肢倦乏力，舌质淡，苔白，脉濡滑。

治法：健脾益气，除湿升阳。

基础方：人参、茯苓、白术、桔梗、山药、白扁豆、莲子肉、砂仁、薏苡仁、甘草。

保留灌肠方（外用方）：白术、罂粟壳、枣树皮、五倍子、白及各适量，煎成100毫升药液，高位保留灌肠，每晚1次，15天为一个疗程。

4. 肝郁脾虚

表现为泄泻发作常与情志因素有关，腹鸣攻痛，腹痛即泻，泻后痛减，矢气频作，伴胸胁胀痛，脘痞纳呆，舌淡红，苔薄白，脉弦细。

治法：疏肝理气，健脾和中。

基础方：柴胡、芍药、枳实、陈皮、防风、白术、甘草、薏苡仁、木瓜、焦山楂。

保留灌肠方（外用方）：白芍、木香、地榆炭、五倍子、白及各适量，煎成100毫升药液，高位保留灌肠，每晚1次，15天为一个疗程。

5. 脾虚湿热

表现为便溏而胶滞不爽，时发时止，缠绵难愈，便中有少量脓血，伴脘腹胀满，食少纳呆，神疲乏力，舌有齿痕，舌质红或暗红，苔薄白而润，或微黄而腻，脉数无力。

治法：健脾温中，清热化湿。

基础方：黄连、党参、白术、当归、白芍、干姜、地榆、木香、甘草。

保留灌肠方（外用方）：党参、白术、山药、葛根、黄连、地榆炭、白及、甘草、木香各适量，煎成200毫升药液，甲硝唑0.6克研粉加入汤内，每晚保留灌肠1次，10天为一个疗程，间隔3~5天再进行下一疗程。

6. 寒热夹杂

表现为腹痛绵绵，喜温喜按，大便溏软或时下黏液，肛门下坠，或有灼热感，口苦，舌红，苔薄白或厚腻，脉沉细。

治法：温中清肠，平调寒热。

基础方：乌梅肉、黄连、黄柏、党参、当归、制附子、干姜、桂枝。

保留灌肠方（外用方）：上述药物各适量，煎成200毫升药液，甲硝唑0.6克研粉加入汤内，每晚保留灌肠1次，10天为一个疗程，间隔3～5天再进行下一疗程。

7. 脾肾阳虚

表现为黎明之前脐腹作痛，继则肠鸣而泻，质稀薄或完谷不化，时有白色黏冻，甚则滑脱不禁，缠绵不愈。兼见食少神疲，四肢欠温，腰痛怕冷，舌淡，苔薄白，脉沉细而弱。

治法：健脾补肾，温阳化湿。

基础方：人参、干姜、白术、甘草、补骨脂、肉豆蔻、吴茱萸、五味子、生姜、大枣。

保留灌肠方（外用方）：干姜炭、赤石脂、地榆炭、乌梅、制附子、白及各适量，煎成100毫升药液，高位保留灌肠，每晚1次，15天为一个疗程。

8. 血瘀肠络

表现为腹痛不止，多为刺痛，痛而不移，按之痛甚，泻下不爽，大便呈紫黑色，舌质暗或有瘀点、瘀斑，脉沉涩。

治法：活血化瘀，理肠通络。

基础方：当归、川芎、赤芍、蒲黄、五灵脂、小茴香、延胡索、没药、肉桂。

保留灌肠方（外用方）：红花、血竭、三七参、青黛、地榆炭、乌梅炭、枯矾、白及各适量，共为细末，用时取12克，加开水100毫升，调为稀糊状，高位保留灌肠，每晚1次，15天为一个疗程。

三、医案实录

【医案一】

王某，女，33岁。腹泻、腹痛，便下赤白黏冻5月余。

初诊（2004年11月20日）：5个多月前，患者出现腹泻、腹痛，每日大便次数10次左右，之后几天发现大便中夹杂少量赤白黏冻，在医院行结肠镜检查，诊断为溃疡性结肠炎。住院西医治疗1个月，效果不明显。出院仍服西药，后又服用中药1个月，效果仍不明显。现仍经常腹痛隐隐，时痛势加重即腹泻，每日大便次数5～7次，大便中夹杂赤白黏冻，消瘦，自述体重下降5千克，查：面色萎黄，舌淡黯，苔白，脉沉细涩。

辨证：脾虚寒凝血瘀。

方药：党参10克、白术12克、当归15克、川芎15克、赤芍15克、炮姜10克、五灵脂（包煎）10克、没药10克、延胡索15克、肉桂9克、乌药9克。7剂，水煎服。

保留灌肠方（外用方）：红花、血竭、三七参、青黛、地榆炭、乌梅炭、枯矾、白及各适量，共为细末，用时取12克，加开水100毫升，调为稀糊状，高位保留灌肠，每晚1次。

二诊（2004年11月27日）：腹泻减轻，每日大便次数3～5次，腹痛不明显。查：面色萎黄，舌淡黯，苔白，脉沉细涩。初诊方继服7剂。继用初诊保留灌肠方（外用方）。

三诊（2004年12月4日）：腹泻进一步减轻，每日大便次数2～4次，大便中无明显的赤白黏冻，腹不痛，食欲不好。查：面色较前有光泽，舌淡黯，苔白，脉细弱。

方药：炙黄芪15克、党参10克、白术12克、当归15克、川芎15克、炒白芍10克、炮姜10克、没药10克、肉桂6克、砂仁（后下）6克、炙甘草6克。7剂，水煎服。

继用初诊保留灌肠方（外用方）。

四诊（2004年12月11日）：每日大便次数1～2次，大便中无赤白黏冻，腹不痛，有食欲。查：舌淡红，苔薄白稍腻，脉细。

方药：炙黄芪15克、党参10克、白术12克、炙甘草5克、当归12克、川芎10克、炒白芍10克、炮姜10克、陈皮

12克、砂仁（后下）6克。7剂，水煎服。

【按语】患者因腹泻、腹痛，便下赤白黏冻5月余而就诊。据面色萎黄，舌淡黯，苔白，脉沉细涩，辨证属于脾虚寒凝，兼有血瘀。治疗时内服和外用双管齐下：用内服方健脾化湿，兼以活血；用中药灌肠方，能使药物直接到达病变部位，同时还能起到局部冲洗清洁的作用，以达到止泻消炎、解痉止痛的作用，可以改善局部血液循环和新陈代谢，增强肠道免疫功能，促进溃疡愈合。四诊时症状明显改善，故不再使用灌肠方，只继续服用中药健脾化湿、补气温中。

【医案二】

陈某，女，42岁。腹泻、肠鸣半年余。

初诊（2016年9月20日）：患者近半年多来，为晋升职称而准备材料，精神压力大且饮食不规律，经常出现肠鸣，腹泻每日多达10余次。在一家三甲综合医院行结肠镜检查，被确诊为溃疡性结肠炎。2次住院治疗，效果不明显。现肠鸣明显，腹泻每日10余次，夹有黏冻，无里急后重，纳呆，四肢倦怠，面色黄而不泽，消瘦。查：舌淡红，尖红，苔黄白稍腻，脉细弱。

辨证：脾虚，湿热阻滞。

方药：炙黄芪20克、党参12克、炒白术12克、升麻5克、柴胡5克、桔梗6克、仙鹤草30克、乌梅炭6克、炒白芍9克、砂仁（后下）6克、木香5克、黄芩6克、秦皮9克、甘草5克。7剂，水煎服。

二诊（2016年9月27日）：肠鸣、腹泻次数减少，有食欲。查：舌淡红，尖红，苔黄白稍腻，脉细弱。初诊方继服10剂。

三诊（2016年10月8日）：肠鸣明显减轻，大便每日1～3次，纳可，精神、体力较前为好。查：舌淡红，苔薄白稍腻，脉细。初诊方减去黄芩、秦皮、升麻。7剂，水煎服。嘱其之后服参苓白术散1月。

【按语】患者因腹泻、肠鸣半年余而就诊，究其病因是精神紧张，又有饮食不当。患者纳呆，四肢倦怠，面色黄而不泽，消瘦，舌淡红，尖红，苔黄白稍腻，脉细弱，辨证属于虚实错杂，脾虚兼有湿热阻滞。治疗选用补中益气汤加清肠化湿之剂。取效后用参苓白术散巩固疗效。

【医案三】

薛某，男，46岁。腹痛、腹泻2月余。

初诊（2013年7月20日）：患者素体脾胃虚寒，两个多月前概因连续多次在饭店就餐，多食油腻及饮酒较多，出现腹痛绵绵，喜温喜按，大便溏软时下赤白黏液，有灼热感，每日4～6次，在医院行结肠镜检查，被诊断为溃疡性结肠炎。伴有口黏。查：舌淡红，苔黄白厚腻，脉沉细滑。

辨证：寒热错杂。

方药：乌梅肉9克、黄连6克、黄柏6克、党参10克、当归12克、制附子（先煎）6克、干姜6克、桂枝9克、仙鹤草30克、桔梗6克、木香6克、陈皮15克、赤芍12克。7剂，水煎服。

二诊（2013年7月27日）：腹痛、腹泻减轻，每日2~4次。查：舌淡红，苔黄白腻，脉沉细。初诊方继服7剂。

三诊（2013年8月3日）：已不感到腹痛，腹泻减轻，每日2~3次，泻下物中赤白黏液很少。查：舌淡红，苔薄白腻，脉沉细。初诊方减去黄柏、桂枝，加诃子肉12克，继服7剂。

【按语】患者为素体脾虚，加之过食油腻食物引起湿热内盛。据便下赤白黏液有灼热感，口中黏腻，舌淡红，苔黄白厚腻，脉沉细滑，辨证属于寒热错杂，治疗用乌梅丸为基础方加减治疗。乌梅丸来源于《伤寒论·辨厥阴病脉证并治》，原方主"蛔厥"及"久下利"，由乌梅、附子、桂枝、细辛、川椒、黄连、黄柏、当归、党参等药物组成，此方寒热并用，配伍庞杂，现在临床常用于治疗痢疾久延、脾胃亏损、寒热错杂证。

【医案四】

王某，女，71岁。腹痛、腹泻5个月。

初诊（2015年3月7日）：患者近5个多月来每天黎明必腹痛，肠鸣而泻，白天也经常腹痛绵绵，腹泻，质稀薄或完谷不化，时有白色黏冻，每日3~4次，缠绵不愈。曾在医院行结肠镜检查，被诊断为慢性结肠炎。兼见脘腹痞闷，纳呆，四肢欠温，腰冷酸困。查：舌淡，苔薄白润，脉沉濡弱。

辨证：脾肾阳虚兼寒湿。

方药：制附子9克、人参9克、干姜9克、炒白术15克、苍术10克、炙甘草6克、补骨脂15克、肉豆蔻15克、吴茱萸9克、五味子9克、陈皮12克、生姜9克、大枣10克。7剂，开水冲服。

二诊（2015年3月14日）：白天腹痛、腹泻减轻，仍每天黎明必腹痛，肠鸣而泻，质稀薄，时有白色黏冻，每日2~3次，脘腹痞闷减轻，仍感肢凉，腰困。查：舌淡，苔薄白润，脉沉濡弱。初诊方加乌梅炭6克、诃子肉12克。7剂，水煎服。

三诊（2015年3月21日）：仍每天黎明必腹痛，肠鸣而泻，质稀薄，不见白色黏冻，每日2～3次，仍感肢凉，腰困。查：舌淡红，苔薄白润，脉濡弱。

方药：制附子（先煎）9克、人参9克、干姜6克、炒白术15克、苍术10克、炙甘草6克、补骨脂15克、肉豆蔻15克、吴茱萸9克、五味子9克、陈皮12克、诃子肉12克、杜仲15克、怀牛膝15克。7剂，水煎服。

四诊（2015年3月28日）：仍每天晨起腹痛，肠鸣而泻，时间推后到6点多，质稀薄，每日两次，腰酸困减轻。

查：舌淡红，苔薄白，脉弱。三诊方继服7剂。

【按语】患者为老年女性，因腹痛、腹泻5个月而就诊。久病脾虚，伤及肾阳，故出现脘腹痞闷，纳呆，四肢欠温，腰冷酸困，舌淡，苔薄白润，脉沉濡弱。辨证属脾肾阳虚兼有寒湿，治疗用附子理中汤加四神丸为主方。因久泻不愈，故二诊时加入收敛固涩的乌梅炭、诃子肉等。

【医案五】

张某，女，31岁。腹痛、腹泻1月余。

初诊（2008年9月20日）：患者因父亲去世，悲伤、劳累且精神紧张，出现腹痛即泻，泻后痛减，每日4～8次，在医院行结肠镜检查，被诊断为慢性非特异性溃疡性结肠炎。伴矢气频作，胸胁胀痛，脘痞纳呆。查：舌淡红，苔薄白，脉弦细。

辨证：肝郁脾虚。

方药：柴胡12克、炒白芍15克、枳壳10克、陈皮12克、防风9克、白术12克、炙甘草6克、薏苡仁30克、木瓜9克、焦山楂10克、葛根15克。7剂，水煎服。

二诊（2008年9月27日）：腹痛、腹泻减轻，每日2～4次，脘痞纳呆减轻。查：舌淡红，苔薄白，脉弦细。初诊方加党参9克、当归15克。7剂，水煎服。

【按语】此患者因悲伤、劳累且精神紧张而出现腹痛即泻，泻后痛减，每日4～8次，在医院行结肠镜检查，被诊断为慢性非特异性溃疡性结肠炎。患者腹痛即泻，并伴有矢气频作，胸胁胀痛，脘痞纳呆，舌淡红，苔薄白，脉弦细，辨证为肝郁脾虚。选用痛泻要方为基础方治疗，该方由白术、白芍、陈皮、防风四味药组成，四药合用，补脾祛湿而止泻，柔肝理气而止痛。脾健肝柔，痛泻自止。本方在临床上经常用于腹泻的治疗，对脾虚肝旺引起的腹泻具有较好疗效。肝主疏泄，与情志相关。因此，与情志变化相关的腹泻尤其适用本方，如肠易激综合征，神经性腹泻、甲亢性腹泻等。

咳　嗽

一、概述

咳嗽是指肺失宣降，肺气上逆，发出咳声或咳吐痰液为主要表现的一种肺系病证。咳嗽既是独立的一个疾患，又是肺系多种疾病的主要症状。

咳嗽的病因有外感和内伤两大类。感受外邪引起之咳嗽，称为"外感咳嗽"；由于脏腑功能失调引起之咳嗽，称为"内伤咳嗽"。

六淫外邪，在肺卫功能减弱或失调的情况下，均可乘虚或从口鼻而入，或从皮毛侵袭，伤及肺系，使肺失宣降，肺气上逆引起咳嗽。咳嗽与风、寒、热、燥关系密切，其中风邪夹寒者居多。

脏腑功能失调，内邪干肺。可分为肺脏自病和其他脏腑病变涉及肺脏两种。（1）肺脏自病：常由肺系多种疾病迁延不愈，阴伤气耗，肺主气功能失常，肃降无权而致气逆为咳。（2）他脏及肺：①脾-痰-肺，此即"脾为生痰之源，肺为贮痰之器"。②肝-火-肺，此即"木火刑金"。

咳嗽的基本病机是肺失宣降，肺气上逆。其病变主脏在肺，与肝、脾、肾关系最为密切。

外感咳嗽属于邪实，由于感邪的不同，有风寒、风热、燥热之分；内伤咳嗽多属邪实与正虚并见，或与邪实为主，病机与痰、火关系最为密切，或以正虚为主，而以阴虚、气虚多见。

咳嗽的辨证要点主要是辨外感与内伤：外感咳嗽，多是新病，起病急，病程短，初起多兼有寒热、头痛、鼻塞等肺卫表证，多属邪实。内伤咳嗽，起病慢，往往有较长的咳嗽病史，常兼他脏病证。

咳嗽的治疗要点：外感咳嗽多是新病，属邪实，治以宣肺散邪为主。内伤咳嗽多是宿病，常反复发作，多属邪实正虚，治当祛邪扶正，标本兼治。分清虚实主次处理。若属虚证，则当根据虚之所在，予以培补。咳嗽的治疗，除直接治肺外，还应从整体出发，注意治脾、治肝、治肾等。咳嗽初期一般忌敛涩留邪，当因势利导，肺气宣畅则咳嗽自止；咳嗽日久，祛邪止咳，扶正补虚，标本兼顾。

咳嗽是临床常见的病证，病情复杂，中医辨证复杂，治疗有一定难度，必须辨证准确，才能取得较好疗效。

二、诊治经验

（一）外感咳嗽

1. 风寒咳嗽

由于患者起居不慎或寒温失常、过度劳累等因素，感受风寒，导致人体卫气不固，风邪乘虚侵袭人体而引起。表现为咳嗽声重，气急咽痒，痰稀色白，鼻塞，流清涕，头痛，肢体酸楚，恶寒，发热，无汗，舌苔薄白，浮或浮紧。

治法：疏风散寒，宣肺止咳。

基础方：麻黄、杏仁、桔梗、荆芥、紫菀、百部、白前、陈皮、甘草。

2. 风热咳嗽

由于外感风热之邪伤及于肺，导致肺气失于清肃，气道不宣所致。表现为咳嗽频剧，气粗或咳声较重，喉燥咽痛，咳痰不爽，痰黏稠或稠黄，咳时汗出，鼻流黄涕，口渴，头痛，肢楚，恶风，身热，舌质红，舌苔薄黄，浮数或浮滑。

治法：疏风清热，宣肺止咳。

基础方：桑叶、菊花、杏仁、连翘、桔梗、芦根、薄荷、甘草。

3. 温燥咳嗽

初秋燥邪从口鼻而入，最易伤肺。表现为干咳，连声作呛，无痰或有少量黏痰，不易咯出，喉痒，唇鼻干燥，咳甚则胸痛，或痰中带有血丝，口干，咽干而痛，或鼻塞，头痛，微寒，身热，舌质红，苔薄白或薄黄，干而少津，浮数或细数。

治法：疏风清肺，润燥止咳。

基础方：桑叶、杏仁、沙参、象贝母、香豉、栀子皮、梨皮。

4. 凉燥咳嗽

深秋或初冬季节，天气干燥，又不慎感受风寒之邪而导致。表现为干咳，连声作呛，无痰或有少量黏痰，不易咳出，喉痒，唇鼻干燥，恶寒，发热，头痛，无汗，舌苔薄白。

治法：疏风散寒，润燥止咳。

基础方：紫苏叶、杏仁、法半夏、茯苓、前胡、桔梗、枳壳、陈皮、甘草。

（二）内伤咳嗽

1. 湿痰咳嗽

多因饮食不节或久病脾虚，痰湿偏盛导致。表现为咳嗽痰多，咳声重浊，痰白黏腻或稠厚或稀薄，每于晨间咳痰尤甚，因痰而嗽，痰出则咳缓，胸脘痞闷，呕恶纳差，腹胀便溏，舌苔白腻，脉濡滑。

治法：燥湿化痰，理气止咳。

基础方：陈皮、半夏、茯苓、紫苏子、白芥子、莱菔子、甘草。

2. 痰热咳嗽

多因肺经素有痰热，或痰湿内蕴化热导致。表现为咳嗽，气息粗促，或喉中有痰声，痰多，质黏厚或稠黄，咳吐不爽，或有热腥味，或吐血痰，胸胁胀满，咳时引痛，面赤，或有身热，口干欲饮，舌质红，苔薄黄腻，滑数。

治法：清热化痰，肃肺止咳。

基础方：黄芩、栀子、知母、桑白皮、瓜蒌仁、贝母、麦冬、橘红、茯苓、桔梗、甘草。

3. 食积咳嗽

多见于儿童，因饮食较多，痰食积滞而导致。表现为咳嗽、痰黄难咳或痰中有腥臭味，伴有食欲不振、不思饮食，进食以后腹胀、腹痛，小便量少色黄，大便臭秽。舌质红，苔薄白或薄黄，脉滑数数。

治法：健脾化积，化痰止咳。

基础方：党参、炒白术、茯苓、陈皮、姜半夏、百部、桔梗、杏仁、焦三仙、鸡内金、甘草。

4. 肝火咳嗽

多因情绪不舒，肝气郁结，肝郁化火，上逆侮肺而导致。表现为气逆作咳阵发，咳时面红目赤，咳时引胁作痛，可随情绪波动增减，烦热咽干，常感痰滞咽喉，咳之难出，量少质黏，或痰如絮条，口干口苦，胸胁胀痛，舌质红，舌苔薄黄少津，弦数。

治法：清肺泻肝，化痰止咳。

基础方：桑白皮、地骨皮、青黛、海蛤壳、栀子、牡丹皮、浙贝母、甘草。

5. 气虚咳嗽

多因久咳，或说话过多，耗损肺气；或饮食劳倦、脾气虚弱，进一步使肺气亦虚而导致。表现为咳嗽病程较长，时轻时重，反复发作，咳而无力，痰白清稀，食欲不振，体虚多汗，大便不调，舌质淡嫩，脉细无力。

治法：健脾益肺，化痰止咳。

基础方：黄芪、党参、麦冬、五味子、陈皮、半夏、茯苓、蜜紫菀、蜜款冬花、桔梗、杏仁、炙甘草。

6. 阴虚咳嗽

多因既往有慢性肺部疾病，咳嗽时间较久，导致肺阴不足；或素体阴虚；或内热日久，肺阴受灼而成。表现为干咳，咳声短促，痰少黏白，或痰中夹血，或声音逐渐嘶哑，午后潮热，颧红，手足心热，夜寐盗汗，口干咽燥，起病缓慢，日渐消瘦，神疲，舌质红，少苔，细数。

治法：养阴清热，润肺止咳。

基础方：沙参、麦冬、玉竹、生地黄、桑叶、天花粉、生扁豆、生甘草。

三、医案实录

【医案一】

患者，女，38岁。因咽干、咽痒，咳嗽3天就诊。

初诊（2019年12月12日）：既往有慢性咽炎病史，3天前不慎着凉，出现咽干、咽痒，咳嗽，咳少许白稀痰，恶风怕冷，全身酸痛，夜间辗转难眠，无鼻塞、流涕，无头晕、头痛等，遂来就诊。查体温正常，双肺呼吸音清，未闻及干、湿性啰音，咽后壁轻度充血，扁桃体无明显肿大。查：舌红，苔薄白，脉浮紧。

辨证：风寒咳嗽。

方药：炙麻黄6克、炒苦杏仁10克、桔梗10克、荆芥10克、防风10克、紫菀10克、百部10克、白前10克、陈皮10克、炙甘草6克。5剂，水煎服。

【按语】本患者有明显的感受风寒病史，且有咽痒，咳嗽，咳少许稀白痰，恶风怕冷，全身酸痛，辨证当属咳嗽风寒袭肺，肺失宣降。治疗当疏风散寒，宣肺止咳，用三拗汤合止嗽散加减，疗效明显。三拗汤合止嗽散常用于治疗上呼吸道感染、急性支气管炎等症　发热恶寒、鼻塞流鼻涕、咳嗽咽痒、无痰或咳少量的痰者。

【医案二】

张某，男，29岁。咳嗽、咳痰3天。

初诊（2015年8月15日）：发热，头痛，咳嗽、咳痰3天，痰白质黏，咽喉疼痛，脉象滑数而浮，脉搏110次/分，体温40℃，扁桃体红肿。舌边尖红，舌苔薄白，脉略浮。

辨证：风热咳嗽。

方药：桑叶10克、菊花10克、炒苦杏仁10克、连翘10克、金银花10克、淡竹叶6克、芦根30克、前胡10克、炙甘草6克。5剂，水煎服。

二诊（2015年8月22日）：诉服上方两剂后，微汗出，体温降至38℃，再服3剂，热退身凉，咳嗽消失，诸症均愈。

【按语】此患者发热而恶风寒不明显，且咽痛，咳嗽痰黏，脉浮数，据《伤寒论》"太阳病，发热而渴，不恶寒者，为温病"，故辨证属风热咳嗽。治以辛凉透表为法，选用辛凉轻剂桑菊饮化裁。方中用桑叶、炒苦杏仁宣肺止咳，菊花、金银花辛凉透表，连翘清热解毒，前胡止咳，淡竹叶、芦根甘凉生津，甘草调和诸药。全方药味较少，药量很轻，轻灵活泼，透表散邪，符合"治上焦如羽，非轻不举"的原则，故能两剂汗出热减，5剂诸症尽除。

【医案三】

黄某，男，82岁。咳嗽、咳痰1个月。

初诊（2018年3月24日）：患者自诉1个月前感冒后咳嗽、咳痰，入住某医院呼吸科，经治疗后好转出院。出院后仍有咳嗽、咳痰，痰呈黏性、色黄，量多，气短乏力，口干、口苦，纳食较差，身体虚弱。查：舌暗红，苔腻，脉细滑。

辨证：痰浊壅肺。

方药：陈皮10克、法半夏10克、竹茹10克、枳壳10克、茯苓15克、鸡内金10克、苍术10克、杏仁10克、厚朴6克、鱼腥草15克、薏苡仁30克、甘草6克。7剂，开水冲服。

二诊（2018年3月31日）：患者咳痰明显减少，仍咳嗽，乏力较前好转，口干、口苦好转，舌暗红，苔黄腻，脉细滑。

方药：黄芩10克、枳壳10克、陈皮10克、竹茹10克、茯苓15克、鸡内金10克、法半夏10克、苍术10克、薏苡仁30克、浙贝母12克、甘草6克。7剂，开水冲服。

三诊（2018年4月7日）：患者咳嗽好转，少量咳痰，稍乏力、气短，纳食改善，患者痰浊渐化。查：舌暗红，苔黄稍厚，脉细。

方药：陈皮10克、法半夏10克、党参15克、白术15克、茯苓10克、山药20克、浙贝母10克、砂仁3克、黄芪15克、当归10克、升麻6克、鸡内金6克、甘草6克。10剂，开水冲服。

其后随访，患者身体逐渐康复。

【按语】患者老年男性，病后体弱，脾虚痰盛，中上焦气机阻滞，清气不升，故而先化痰理气、升清降浊，同时顾护阴阳气机。二诊时痰已清化，气机恢复，予以继续化痰升清，同时清肺止咳，运化脾胃。三诊时患者肺脾两清，痰去气畅，予以香砂六君子汤为基础方健脾祛湿、益气养血。对于老年慢性咳嗽患者，常有病久气虚表现，若有明显痰浊壅肺等实证，应当先去实邪，病邪祛除之后再用补益之剂调养。

【医案四】

常某，男，82岁。咳嗽、咳痰两月余。

初诊（2018年11月10日）：咳嗽频作，痰多清稀，精神差，面色无华，少气懒言，大小便正常，纳食尚可。查：舌质淡，苔薄白，脉细。既往史：结肠癌术后半年。

辨证：痰饮上犯，肺失宣降。

方药：茯苓10克、干姜10克、五味子6克、桂枝6克、细辛3克、法半夏10克、杏仁10克、白芥子10克、炒紫苏子15克、前胡10克、浙贝母10克、炙甘草6克。5剂，水煎服。

二诊（2018年11月17日）：服药5剂后，咳嗽减轻，痰量减少，舌脉同前。上方去细辛，加入炒白术10克。

方药：茯苓10克、干姜10克、五味子6克、桂枝6克、法半夏10克、杏仁10克、白芥子10克、炒紫苏子15克、前胡10克、浙贝母10克、炒白术10克、炙甘草6克。5剂，水煎服。

随症加减，上方连续服用1月余，咳嗽、咳痰基本消失，精神好转。

【按语】患者因年高体弱，半年前又因手术，正气不足，阴阳两虚，阳虚不能化饮，饮邪上犯于肺，致使肺之宣降功能失调。肺为水上之源，宣降失常，水湿内停，属广义"痰饮"范畴。"病痰饮者，当以温药和之"，苓甘五味姜辛汤出自《金匮要略·痰饮咳嗽病脉证并治》："……而反更咳，胸满者，用桂苓五味甘草汤去桂，加干姜、细辛，以治其咳满。"本方具有温肺化饮、止咳平喘的作用，可以治疗体质偏虚而寒饮蕴肺之人出现的咳喘，其证候特点可见咳嗽气喘，胸闷，痰多，色白而清稀，背寒喜暖，苔多白滑，脉多弦迟。

【医案五】

张某，女，53岁。咳嗽、咳痰4年余，加重3周。

初诊（2018年11月17日）：患者有慢性支气管炎4年余，每于秋末冬初之际发作。3周前因洗澡后受凉致复发，于当地医院查胸片示：慢性支气管炎合并感染，曾用抗生素等药物，效果均不佳，遂来就诊。现咳嗽，咽痒，咳吐稀白痰，胸闷气短，畏寒怕冷，面色少华，言语无力，纳可，二便正常。舌质淡，苔薄白，脉沉弱。

辨证：风寒袭肺，肺失宣降。

方药：炙麻黄6克、干姜5克、细辛3克、五味子10克、前胡10克、紫苏子10克、桔梗10克、杏仁10克、陈皮10克、法半夏10克、茯苓10克、炙枇杷叶15克、炙甘草6克。7剂，水煎服。

二诊（2018年11月24日）：咳嗽、咽痒、吐稀白痰基本消失，仍感胸闷、气短、乏力，舌淡红，苔薄白，脉沉细无力。

方药：黄芪30克、党参10克、白术10克、防风10克、干姜5克、五味子10克、前胡10克、桔梗10克、杏仁10克、陈皮10克、半夏10克、茯苓10克、炙甘草6克。7剂，水煎服。

三诊（2018年12月1日）：诸症消失，无明显不适。仍以上方为基础，随症略有加减，又服14剂。

一年后随访，精神、饮食均好，无明显不适，未再复发。

【按语】患者为老年女性，慢性支气管炎反复发作4年余，久病体弱，肺气虚弱，宣降功能失调，3周前不慎感受寒邪，引发肺气上逆，咳嗽，咽痒，咳吐稀白痰，胸闷气短，为寒邪束肺。患者畏寒怕冷，面色少华，言语无力，乃肺脾两虚之象。初诊先以小青龙汤为基础方温肺化饮，疏散风寒，宣肺止咳。取效后二诊扶正祛邪，用玉屏风散合香砂六君子汤健脾补肺，化痰止咳。

【医案六】

朱某，女，15岁。咳嗽、咳痰1月余。

初诊（2012年11月10日）：1个多月以来，咳吐白稀痰，心悸，气短，不能平卧，语声低微，纳少眠差，倦怠乏力，休息在家，不能上学。曾服止咳糖浆、急支糖浆等药物，效果均不明显。查：舌苔白腻，脉象细数。

辨证：心脾两虚，胸阳不振，痰湿阻肺。

方药：党参10克、白术10克、茯苓10克、橘红10克、当归10克、生白芍10克、桂枝10克、枳壳10克、丹参10克、炒苦杏仁6克、远志9克、生牡蛎（先煎）30克、珍珠母（先煎）30克、炙甘草6克。7剂，水煎服。

二诊（2012年11月17日）：服用上方后，已不咳嗽，心悸、气短症状亦缓解，能平卧，睡眠转佳，小便增多，食纳好转，大便3日未行，口干，唇部有微裂。舌苔薄白，脉象细，已不数。

方药：党参10克、白术10克、茯苓10克、橘红6克、当归10克、生白芍10克、桂枝10克、枳壳10克、丹参10克、炒苦杏仁6克、远志9克、生牡蛎（先煎）30克、珍珠母（先煎）30克、法半夏6克、全瓜蒌15克、炙甘草6克。7剂，水煎服。

三诊（2012年11月24日）：患者未来门诊，家长代诉服上方后未再咳嗽，大便通畅，现纳、眠可，病已基本痊愈，能正常上学。给予中成药小建中片巩固疗效。

【按语】此患者属虚证咳嗽，据其咳吐白痰，语声低微，先重后轻，心跳气短，脉细，知为心脾两虚，胸中阳气不振，肺失宣肃之能，水湿不得布化，肺气不利而致咳嗽。治疗应补肺益气，养心助阳，化湿祛痰。方中党参、白术、茯苓、炙甘草、橘红以健脾益气，化痰理气；桂枝、炙甘草温振心阳；炒苦杏仁、枳壳以宣降肺气；当归、生白芍、丹参养血活血；远志、生牡蛎、珍珠母安神。

【医案七】

陈某，男，65岁。咳嗽两月余。

初诊（2016年3月12日）：咳嗽两月余，咳痰多，色白而腻，神疲纳呆。苔白腻，脉细濡。

辨证：脾虚湿盛，痰浊蕴肺。

方药：党参10克、麸炒白术10克、茯苓10克、泽泻10克、海蛤壳15克、瓜蒌皮15克、橘红10克、法半夏10克、浙贝母10克、炒紫苏子15克、白芥子6克、炒莱菔子15克、炙甘草6克。7剂，水煎服。

二诊（2016年3月19日）：咳痰减少，色白，精神好转，纳食有增。苔白腻，脉细。

方药：党参10克、黄芪10克、麸炒白术10克、防风6克、茯苓10克、泽泻10克、海蛤壳15克、橘红10克、浙贝母10克、炒紫苏子15克，白芥子6克、炒莱菔子15克、炙甘草6克。7剂，水煎服。

三诊（2016年3月26日）：咳嗽症状基本消失，苔白，脉细缓。继服上方7剂，巩固疗效。

【按语】脾为生痰之源，肺为贮痰之器。本例患者为肺脾同病，故予健脾补肺之法。痰浊阻塞肺络，肺脏清肃功能失司，则导致咳嗽。临床不少长期咳嗽患者，多由于咳嗽早期化痰不尽或过早峻补，造成痰浊恋肺，迁延而致慢性咳嗽。

【医案八】

常某，女，49岁。主因咳嗽伴气喘20余日就诊。

初诊（2020年4月8日）：患者20余日前因工作压力大而焦虑紧张，突发咳嗽连声，气喘，烦热口苦，咽喉干燥，面红目赤。平时性急易怒，每遇情感不遂则咳嗽咳痰，偶有痰中带有血，胸闷，两胁胀痛。胸片显示：未见明显异常。查：舌质红，苔薄黄少津，脉弦数。

辨证：肝火犯肺。

方药：柴胡10克、黄芩10克、桑白皮10克、地骨皮10克、知母10克、陈皮10克、沙参15克、牡丹皮10克、栀子6克、生地黄15克、川贝母6克、百合15克、甘草6克。7剂，水煎服。

二诊（2020年4月15日）：诉服药后烦热口苦消失，咽喉已不干燥。舌质红，苔薄黄，脉弦。

方药：柴胡10克、黄芩10克、桑白皮10克、地骨皮10克、知母10克、陈皮10克、沙参15克、生地黄15克、川贝母6克、百合15克、甘草6克。7剂，水煎服。

三诊（2020年4月22日）：服上方后未再咳嗽，给予中成药加味逍遥片治疗两周。

后随访未再复发。

【按语】此证系肝气郁结，化热化火，上逆侮肺，属于木火刑金。肺失清肃，故气逆咳嗽；肺络损伤则痰中带血，治以清肝泄热、润肺止咳，收效明显。该证型多与不良情绪相关，主要症状多为急躁易怒、头晕、面红、口苦、咳嗽、痰黄，严重时可伴有咳血。

【医案九】

刘某，男，45岁。咳嗽、气喘5年，加重3天。

初诊（2018年10月10日）：自诉近5年来，每到冬季则咳喘反复发作，屡治而效果不佳。国庆假期因外出劳累，不慎感冒而恶寒发热，无汗，头身疼痛，鼻塞不通，喘咳加剧，咳痰量多，色白发黏，日渐加重，喘不得卧，纳差，大便微干，小便清长。查：舌质淡，苔薄白，脉浮。

辨证：痰浊壅肺，风寒外束。

方药：法半夏10克、茯苓10克、陈皮10克、黄芩10克、炒苦杏仁10克、炒紫苏子10克、炒白芥子6克、炒莱菔子15克、瓜蒌皮15克、炙甘草6克。7剂，水煎服。

二诊（2018年10月17日）：诉服药后，咳喘减轻，仍感纳差、痰多。上方合平胃散加味。

方药：陈皮10克、法半夏10克、炙枇杷叶15克、白术10克、厚朴6克、茯苓10克、炒苦杏仁10克、瓜蒌皮15克、炒紫苏子10克、炙甘草6克。7剂，水煎服。

上方服7剂，咳嗽消失，饮食增加。继服7剂后，症状消失，痊愈。

【按语】脾失健运，痰浊内生，壅塞于肺，肺失肃降，肺气上逆而致气喘咳嗽、痰多不利。《素问·至真要大论》有："诸气膹郁，皆属于肺。"明代李中梓《证治汇补·痰证》中又有"脾为生痰之源，肺为贮痰之器"的论述。因此治疗先用二陈汤合三子养亲汤加减，祛痰降逆，宣肺平喘，再合用平胃散健脾化湿，祛痰止咳，终获痊愈。

哮　证

一、概述

哮证，是由于宿痰伏肺，遇诱因或感邪引触，以致痰阻气道，肺气宣降失常，气道挛急所致的一种发作性的痰鸣气喘疾患。发作时喉中有哮鸣声，呼吸气促困难，甚则喘息不能平卧。从病史来看，哮喘往往与先天禀赋有关，患者常有过敏史或家族史，呈反复发作性。患者平时可一如常人，或稍感疲劳、纳差。本病常因气候突变、饮食不当、情志失调、劳累等因素诱发。

哮证的病因主要为痰伏于肺，每因外邪侵袭、饮食不当、体虚病后等诱发，以致痰阻气道，肺气宣降失常而发病。哮证的病理因素以痰为主，如朱丹溪说："哮喘专主于痰。"痰的产生主要由于肺不能布散津液，脾不能运化精微，肾不能蒸化水液，以致津液凝聚成痰，伏藏于肺，成为发病的"夙根"。如遇气候突变、饮食不当、情志失调、劳累等诱因，均可引起发作。这些诱因每多互相关联，其中尤以气候变化为主。

发作期的基本病理变化为"伏痰"遇感引触，痰随气升，气因痰阻，相互搏结，壅塞气道，肺管狭窄，通畅不利，肺气宣降失常，引动停积之痰，而致痰鸣如吼，气息喘促。

哮证的病位主要在肺系，发作时的病理环节为痰阻气闭，以邪实为主。若病因于寒，或素体阳虚，痰从寒化，属寒痰为患，则发为冷哮；病因于热，素体阳盛，痰从热化，属痰热为患，则发为热哮；如"痰热内郁，风寒外束"引起发作者，则表现为外寒内热的寒包热哮；痰浊伏肺，肺气壅实，风邪触发者则表现为风痰哮；反复发作，正气耗伤或素体肺肾不足者，可表现为虚哮。

若长期反复发作，寒痰伤及脾肾之阳，痰热耗灼肺肾之阴，则可由实转虚，平时表现为肺、脾、肾等脏气虚弱之候。

哮证辨证要点：哮病属邪实正虚之证。发作时以邪实为主，未发作以正虚为主。邪实当分寒、热、寒包热、风痰、虚哮之不同，注意是否兼有表证。正虚应辨阴阳之偏虚，区别脏腑之所属，了解肺、脾、肾的主次。若久病致虚实错杂者，应结合全身症状辨别主次。

哮证治疗要点：当宗丹溪"未发以扶正气为主，既发以攻邪气为急"之说，以"发时治标，平时治本"为治疗的基本原则。发时攻邪治标，祛痰利气。寒痰宜温化宣肺，热痰当清化肃肺，寒热错杂者，当清温并用，表证明显时兼以解表，风痰为患则祛风涤痰。

二、诊治经验

1. 寒哮

平素有寒痰伏肺，不慎感受风寒湿邪，遇感触发。表现为呼吸急促，喉中哮鸣如水鸡声，胸膈满闷如塞，咳不甚，痰少，咳吐不爽，色白而多泡沫。口不渴，或渴喜热饮，形寒畏冷，天冷或受寒易发，面色青晦，舌苔白滑，脉弦紧或浮紧。

治法：宣肺散寒，化痰平喘。

基础方：射干、麻黄、桂枝、细辛、生姜、半夏、款冬花、紫菀、白前、橘皮、白芍。

2. 热哮

多为痰热交阻郁蒸于肺所致，好发于夏季。表现为喉中痰鸣如吼，喘而气粗息涌，胸高胁胀，咳呛阵作，咳痰色黄或白，黏浊稠厚，咳吐不利，口苦，口渴喜饮，汗出，面赤，或有身热，舌质红，苔黄腻，脉滑数或弦滑。

治法：清热宣肺，化痰定喘。

基础方：麻黄、白果、紫苏子、款冬花、杏仁、桑白皮、黄芩、半夏、甘草。

3. 寒包热哮

多为平日肺热素盛，不慎感受外邪，寒邪外束或表寒未解，内已化热，则热为寒郁。表现为喉中哮鸣有声，胸膈烦闷，呼吸急促，喘咳气逆，咳痰不爽，痰黏色黄，或黄白相兼，烦躁，发热，恶寒，无汗，身痛，舌尖边红，舌苔白腻或黄，脉浮数。

治法：解表散寒，清化痰热。

基础方：麻黄、白芍、厚朴、细辛、干姜、甘草、桂枝、半夏、五味子、生石膏。

4. 风痰哮

患者平素脾虚湿盛，痰浊伏肺，风邪引触而发。表现为喉中痰涎壅盛，声如拽锯，或鸣声如吹哨笛，喘急胸满，但坐不得卧，咳痰黏腻难出，或为白色泡沫状痰，起病多急，发病前自觉鼻、咽、眼、耳发痒，喷嚏，鼻塞，流涕，胸脘痞闷，舌苔厚浊，脉滑实。

治法：祛风涤痰，降气平喘。

基础方：紫苏子、莱菔子、白芥子、生姜皮、炒白术、茯苓、赤小豆、厚朴、陈皮、麻黄、杏仁、地龙、僵蚕、炙甘草。

5. 气虚血瘀

多由哮喘反复发作，肺肾两虚摄纳失常，痰气、瘀阻壅塞气道导致。表现为喉中哮鸣声低，气息短促，动则喘甚，发作频繁，甚则持续哮喘，口唇爪甲青紫，咳痰无力，痰黏起沫，颧红唇紫，舌质偏红，或紫黯，脉沉细或细数。

治法：补肺纳肾，活血化瘀。

基础方：麻黄、桑白皮、黄芪、五味子、桔梗、桃仁、红花、地龙、川芎、赤芍、甘草。

6. 肺脾气虚

多由肺虚不能主气，气不化津，脾虚不能运化，痰浊内生，痰饮蕴肺，肺气上逆而致。表现为气短声低，喉中时有轻度哮鸣音，痰多，色白质稀，自汗，怕风，常易感冒，倦怠无力，食少便溏，舌质淡，苔白，脉细弱。

治法：健脾益气，补土生金。

基础方：党参、白术、山药、陈皮、法半夏、茯苓、炙黄芪、浮小麦、五味子、桂枝、白芍、炙甘草。

7. 肺肾两虚

多由哮病日久，反复发作，精气亏乏，肺肾摄纳失常导致。表现为短气息促，动则为甚，吸气不利，脑转耳鸣，腰酸腿软，不耐劳累。或五心烦热，颧红，口干，舌质红，少苔，脉细数；或畏寒肢冷，面色苍白，舌苔淡白，质胖，脉沉细。

治法：补肺益肾。

基础方：熟地黄、山茱萸、山药、牡丹皮、泽泻、茯苓、红参、麦冬、五味子、当归、陈皮、法半夏、白术、乌梅、炙甘草。

三、医案实录

【医案一】

张某，女，19岁。哮喘反复发作5年，加重1周。

初诊（2019年2月20日）：自诉从2014年冬季开始反复发作哮喘，每每受凉即发，多次在医院诊治，被诊断为支气管哮喘，用西药平喘药、抗生素、激素，以及对症处理才能缓解。1周前因疲劳过度，受凉后哮喘发作，西药治疗无效，故来求治。诊见咳嗽气喘，不能平卧，咳吐白色泡沫痰，痰量较多，喉间有哮鸣声，脘腹胀闷，二便正常。舌质淡，苔白腻，脉弦滑。查体：神志清楚，精神差，呼吸稍促，口唇发绀。听诊：两肺可闻及哮鸣音，心率90次/分，律齐，肝脾肋下未及。胸部摄片检查：两肺纹理增多、增粗。提示支气管哮喘。

辨证：寒痰伏肺，肺失宣畅。

方药：炙麻黄10克、杏仁10克、地龙10克、僵蚕

10克、法半夏10克、射干10克、白芍10克、葶苈子（包煎）10克、细辛3克、干姜6克、炙甘草6克。7剂，水煎服，早、晚各一次。

二诊（2019年2月27日）：服上药后气喘已平，喉中痰鸣音消失，原方中去葶苈子，加当归10克，继服7剂。

三诊（2019年3月6日）：药后诸症悉除，守原方继服7剂。

6个月后随访，未再复发。

【按语】该患者治疗用射干麻黄汤化裁。方中麻黄辛温，是肺经专药，无汗表实而喘宜生用，以宣肺发汗平喘；有汗表虚而喘宜蜜炙，可润肺止咳定喘；射干利咽消痰结；麻黄与射干相配，共走手太阴肺经，为平喘之品，正如《金匮要略》所云："咳而上气，喉中水鸡声，射干麻黄汤主之。"用白芍佐制麻黄耗散肺气太过，合炙甘草缓急解痉，杏仁宣肺止咳，配葶苈子泻肺降气平喘，法半夏燥湿化痰，配细辛温肺散寒，因痰为阴邪，得阳气则温通；当归益气养血；地龙宣通肺络、化痰平喘，与僵蚕相配，取其虫类可除风之共性，以除哮喘之风根。现代药理研究证实地龙有扩张支气管及抗过敏作用。诸药相配，共奏宣肺化痰、泻肺平喘之效。

◎【医案二】

王某，男，35岁。发作性哮喘3年。

初诊（2015年3月7日）：患者3年前无明显诱因开始出现哮喘，每逢春、秋必发，且逐年加重，常持续一两个月不见缓解。平时怕冷，易感冒，食少，饮食略多则腹胀、便溏。此次发病起于去年春天，至今仍时轻时重，服用多种西药而未能控制。诊查：半夜哮鸣气急，咳嗽、咳痰，痰色白量多，舌苔薄白，脉细弦。

辨证：外寒内饮，久病体虚，阳气不足。

方药：炙麻黄6克、桂枝6克、生白芍9克、五味子9克、姜半夏9克、陈皮6克、干姜6克、细辛3克、制附子（先煎）12克、炙甘草6克。7剂，水煎服。

二诊（2015年3月14日）：药后哮喘有所缓解，喉间稍有哮鸣声，胸闷气短，有痰，仍有纳呆食少，大便略溏。原方去炙麻黄，加三子养亲汤温肺化痰，降气化积。

方药：桂枝6克、生白芍9克、五味子9克、姜半夏9克、陈皮6克、干姜6克、细辛3克、制附子（先煎）12克、炒紫苏子15克、炒白芥子10克、莱菔子15克、炙甘草6克。7剂，水煎服。

三诊（2015年3月21日）：药服后哮喘基本控制，咳痰亦轻，予金匮肾气丸温肾助阳为主，半年后随访，未见复发。

【按语】患者因哮喘3年就诊，平时怕冷易感冒。此次发病起于去年春天，迄今时轻时重，服用多种西药而未能控制。半夜哮鸣气急，舌苔薄白，脉细弦。辨证属于外寒内饮，久病体虚，阳气不足。治疗选用小青龙汤为基础方治疗。二诊时效果明显，哮喘有所缓解，仍有纳呆食少、咳嗽咳痰，故去掉麻黄，加三子养亲汤，炒紫苏子、炒白芥子、炒莱菔子均系行气消痰之品，三药配伍，有温肺化痰、降气平喘、化食消积的功效，可使痰消气顺，喘嗽自平。三子养亲汤用于治疗痰壅气逆引起的咳嗽喘逆、胸闷痰多、食少难消之症，现代药理研究显示：炒紫苏子、炒白芥子都有明显的祛痰和平喘作用，炒莱菔子有明显的镇咳作用。后用金匮肾气丸巩固疗效，未再复发。

【医案三】

薛某，男，63岁。哮喘反复发作10余年，加重3天。

初诊（2017年11月11日）：患者每因气候变冷而诱发咳喘哮鸣，每次发作即用西药青霉素、氨茶碱、激素等才能控制。3天前因牙痛，自服三黄片等药后哮喘发作。用西药治疗3天未能缓解，伴有咳嗽，咳痰色白，清稀量多。特来门诊求治。查：舌质淡红，舌苔白略腻，脉沉滑。听诊：两肺可闻及明显哮鸣音。

辨证：寒痰伏肺，肺失宣畅。

治法：温肺散寒，降逆平喘。

方药：茯苓10克、干姜10克、五味子6克、桂枝6克、细辛3克、法半夏10克、炒苦杏仁10克、白芥子10克、炒紫苏子15克、前胡10克、炙甘草6克。7剂，水煎服。

二诊（2018年11月18日）：咳嗽减轻，痰量减少，舌脉同前。初诊方去细辛，加浙贝母10克、炒白术10克。7剂，水煎服。

随症加减，上方连续服用1月余，哮喘基本消失，无咳嗽、咳痰。嘱预防感冒，避免寒凉。1年后随访，哮喘未再复发。

【按语】患者因哮喘反复发作10余年，久病伤正。此次又因服用三黄片等药物伤及阳气，阳虚不能化饮，饮邪上犯于肺，致使肺之宣降功能失调而诱发哮证。咳痰色白、清稀，舌淡，苔白，脉滑，为水湿内停的表现，属广义"痰饮"范畴。"病痰饮者，当以温药和之"，苓甘五味姜辛汤出自《金匮要略》，具有温肺化饮、止咳平喘的作用，可以治疗体质偏虚而寒饮蕴肺之人出现的咳喘。干姜温肺散寒，细辛通阳平喘，五味子敛肺止咳，更可防细辛耗散伤肺，茯苓健脾渗湿，杜其生痰之源，甘草和中，调和诸药。药味虽少，但切中病机，疗效满意。

【医案四】

刘某，男，34岁。哮喘反复发作4年余，加重1月。

初诊（2020年10月28日）：哮喘反复发作4年余，近1月来持续频繁发作，喉中如有水鸡声，痰鸣喘咳，气急，咳黄色黏痰，排吐不利，胸部闷痛，咳则尤甚，咽干作痒，口干，烦热，面赤自汗，口唇、指端微发绀，舌苔黄腻，质红，脉滑数。

辨证：痰热壅肺，肺失清肃。

方药：炙麻黄6克、黄芩10克、知母10克、桑白皮10克、杏仁10克、清半夏9克、芦根30克、射干6克、地龙10克、鱼腥草15克、沙参10克。7剂，水煎服。

二诊（2020年11月4日）：哮喘减轻，痰易咳出，咽痒、面赤、自汗、胸部闷痛均消失。但有干咳，咳痰质黏，咽部干燥，唇红。

辨证：痰热郁蒸，耗伤阴津。

方药：炙麻黄6克、黄芩10克、知母10克、桑白皮30克、杏仁10克、芦根30克、鱼腥草15克、麦冬10克、沙参10克、生甘草6克、地龙6克。7剂，水煎服。

药后症状消失，继续巩固治疗半月。

【按语】此患者哮喘反复发作4年余。痰鸣喘咳，气急，咳黄色黏痰，咳吐不利，胸部闷痛，咳则尤甚，咽干作痒，口干，烦热，面赤自汗，口唇、指端微发绀，舌苔黄腻，质红，脉滑数。辨证属于痰热壅肺，肺失清肃。治疗选用炙麻黄、杏仁宣肺；黄芩、知母、鱼腥草、芦根、射干清肺热；清半夏、桑白皮化痰肃肺；地龙清肺平喘解痉；沙参养肺阴。

【医案五】

苏某，男，47岁。哮喘反复发作3年余，加重1月。

初诊（2017年12月6日）：患者3年前不慎感冒后引起咳嗽和哮喘，服用多种中、西药物（具体不详），外感虽去，但哮喘难愈，时轻时重，夏季尤甚。1月前因感冒致病情加重，咳痰，其色黄白相间，量少，咳吐不爽，喉中有哮鸣音，夜间咳喘更重，甚至端坐呼吸，不能平卧，胸闷欲窒息。选用消炎药物和多种抗过敏药物，疗效均不佳。胸片显示：两肺纹理增多，提示支气管哮喘。西医诊断为支气管哮喘。刻下：面色不华，精神萎靡，气息短促，呼吸抬肩，呼多吸少。纳差，口干，口渴欲饮，夜眠不安，小便色黄，大便秘结，3～4日一行。查：舌质偏红，苔厚腻，脉滑数。

治法：清热宣肺，化痰定喘。

方药：炙麻黄6克、桑白皮30克、紫苏子10克、清半夏10克、炒苦杏仁10克、茯苓10克、生石膏30克、白果10克、地龙10克、桔梗10克、生甘草6克。5剂，水煎服。

二诊（2017年12月13日）：哮喘稍平，夜间略能平卧，症状较前好转，守前方再进7剂。

三诊（2017年12月20日）：哮喘继续好转，夜不能眠大为减轻，口干欲饮缓解，发热已退，咳痰较利，色白质稀，余症亦有所减轻。查：舌质略红，苔少微白，脉细数。

方药：沙参10克、玉竹10克、麦冬10克、天冬10克、桑白皮30克、知母10克、炒苦杏仁10克、款冬花10克、浙贝母10克、百部10克、炙甘草6克。7剂，水煎服。

四诊（2017年12月27日）：哮喘未再发作，查：舌质淡红，苔薄白，脉缓，上方再服7剂。

【按语】患者哮喘反复发作3年余，宿痰伏肺，又因感冒导致哮喘加重。口渴欲饮，小便色黄，大便秘结，舌质偏红，苔厚腻，脉滑数均为有热的表现。故以定喘汤为基础方清热宣肺、化痰定喘。桑白皮泻肺，桔梗、清半夏、炒苦杏仁与炙麻黄、紫苏子相伍，降气宣肺而平喘逆。方中加入石膏以清肺胃之热，地龙平喘解痉。取效后再用沙参麦冬汤滋养肺阴。

【医案六】

杨某，男，63岁。反复咳嗽哮喘30年，加重1月余。

初诊（2020年11月7日）：患者于30年前外出旅游时外感高热，咳嗽，经治好转，但咳嗽缠绵，数月未愈。此后每逢天气变化则加重。初时仅咳嗽，后则每咳必喘哮，反复发作，虽经中、西医治疗，只可缓解，终未明显治愈。近年来发作更甚，每月1~2次大发作，需住院治疗。1月前不慎感冒后引发咳嗽，气喘，喉中如有水鸡声，吐白泡沫痰，呼吸急促，张口抬肩，胸闷气短，动则尤甚，心悸汗出。查：舌质淡红，苔薄白，脉滑稍数。

查体：面色发紫，口唇发绀，颈静脉怒张，桶状胸，两肺呼吸音低粗，可闻及干、湿性啰音。

辨证：肺、脾、肾亏虚，寒痰留伏于肺。

方药：炙麻黄10克、桑白皮30克、桃仁10克、杏仁10克、干姜3克、桂枝6克、姜半夏10克、射干10克、五味子5克、白芍10克、细辛2克、菟丝子10克、炙甘草8克。6剂，水煎服。

二诊（2020年11月14日）：哮喘减轻，尚有夜寐不安、心悸、多梦。查：舌质淡红，苔薄白，脉滑稍数。

方药：炙麻黄6克、桑白皮30克、生黄芪30克、枸杞子15克、桃仁10克、杏仁10克、酒山茱萸15克、地龙6克、沉香6克、菟丝子10克、炙甘草6克、柏子仁10克、远志10克。7剂，水煎服。

三诊（2020年11月21日）：喘哮减轻，夜寐不安、心悸、多梦缓解，初诊方加夜交藤30克，7剂，水煎服。

随症加减，又服20余剂。半年后随访，患者哮喘未再复发。

【按语】患者患哮喘30余年，屡进各种中、西药，仍哮喘频频，病久导致肺、脾、肾三脏俱亏，肾亏不能纳气，脾虚痰涎壅盛，阻肺塞络，肺不宣降，病情缠绵难愈，故用干姜、桂枝、细辛、菟丝子等药补肾温阳，散其阴寒，豁其痰涎；姜半夏、炙甘草化痰降气，补脾益气，杜其痰源；五味子敛肺气，三拗汤宣肺降气，定喘止咳。药后阳回阴散，肾能纳气，脾能运化，肺能肃降，痰涎渐消，喘咳递减，此邪去而正未复，又用生黄芪、枸杞子、酒山茱萸、沉香等扶其正气，使其功能逐步恢复，为防止哮喘复发之关键。

【医案七】

付某，女，43岁。哮喘10年，加重1月余。

初诊（2018年3月15日）：哮喘经常发作，晨起咳痰甚多，胸闷气短，痰中偶有带血，病已10年。经某医院确诊为支气管扩张症。近1月来咳嗽不止，动即喘哮，咳吐大量黏痰，其色黄白相间，痰中带有少量血丝。查：舌质红，苔薄黄腻，脉数。

辨证：痰热蕴肺，升降失司，络脉受伤。

方药：旋覆花（包煎）10克、炙枇杷叶30克、炒苦杏仁10克、浙贝母10克、川贝母6克、前胡10克、百部10克、茜草10克、生地黄榆10克、小蓟10克、白茅根30克、芦根30克、三七粉（冲服）3克、炙甘草6克。7剂，水煎服。

二诊（2018年3月22日）：服上方后咳、喘、哮渐减，咳血已止，咳痰仍多。查：舌质红，苔薄黄腻，脉数。

方药：旋覆花（包煎）10克、炙枇杷叶30克、炒苦杏仁10克、浙贝母10克、桑白皮30克、地骨皮10克、茜草10克、小蓟10克、白茅根30克、芦根30克、仙鹤草30克、炙甘草6克。7剂，水煎服。

三诊（2018年3月29日）：咳嗽、气喘仍时作时止，吐痰色白。查：舌红，苔白，脉数而虚。气火上炎之势渐平，仍治疗以前法。

方药：旋覆花（包煎）10克、炙枇杷叶30克、炒苦杏仁10克，浙贝母10克、桑白皮30克、地骨皮10克、太子参10克、前胡10克、白茅根30克、芦根30克、瓜蒌皮15克、炒紫苏子15克、炙甘草6克。7剂，水煎服。

四诊（2018年4月4日）：哮喘已平。查：舌红，苔白，脉数而虚。再继以肃肺降气法。

方药：黄芩10克、炒苦杏仁10克、浙贝母10克、桑白皮30克、地骨皮10克、太子参10克、前胡10克、白茅根30克、芦根30克、瓜蒌皮15克、炒紫苏子15克、炙甘草6克。7剂，水煎服。

药后诸症已愈，纳食增加，嘱其慎起居，多锻炼，增强体质，以防复发。

【按语】患者因哮喘10年，加重1月余就诊，被确诊为支气管扩张症。表现为慢性咳及喘哮，痰中带血，胸闷，全身乏力。脉证合参考虑为痰热蕴肺，络脉受伤。治以肃降肺气，止咳平喘，凉血止血。借鉴明代缪希雍在《神农本草经疏》中提出的："宜降气不宜降火……宜行血不宜止血；宜补肝不宜伐肝。"此案治法即以宣肺降气、止咳化痰，兼以止血，收效甚好。

消　渴

一、概述

消渴是以多饮，多食，多尿，乏力，消瘦，或尿有甜味为主要临床表现的一种疾病。根据消渴病的临床特征，主要是指西医学的糖尿病。

消渴病的病因比较复杂，禀赋不足、饮食失节、情志失调、劳欲过度等原因均可导致。其病机主要在于阴津亏损，燥热偏胜，而以阴虚为本，燥热为标。病变的脏腑主要在肺、胃、肾，尤以肾为关键。消渴病虽有在肺、胃、肾的不同，但常常互相影响。如肺燥津伤，津液失于敷布，则脾胃不得濡养，肾精不得滋助；脾胃燥热偏盛，上可灼伤肺津，下可耗伤肾阴；肾阴不足则阴虚火旺，亦可上灼肺、胃，终致肺燥、胃热、肾虚，故"三多"之症常可并见。

消渴病日久，则易发生以下两种病变：一是阴损及阳，阴阳俱虚。二是病久入络，血脉瘀滞。消渴病常病及多个脏腑，常可并发多种病证。如肺失滋养，日久可并发肺痨；肾阴亏损，肝失濡养，肝肾精血不能上承于耳目，则可并发白内障、雀目、耳聋；燥热内结，营阴被灼，脉络瘀阻，蕴毒成脓，则发为疮疖痈疽；阴虚燥热，炼液成痰，以及血脉瘀滞，痰瘀阻络，脑脉闭阻或血溢脉外，发为中风偏瘫；阴损及阳，脾肾衰败，水湿潴留，泛滥肌肤，则发为水肿。

消渴的治疗要点：因为消渴的基本病机是阴虚为本，燥热为标，故清热润燥、养阴生津为其治疗大法。由于消渴常发生血脉瘀滞及阴损及阳的病变，以及易并发痈疽、眼疾等症，故还应针对具体病情，及时、合理地选用活血化瘀、清热解毒、健脾益气、滋补肾阴、温补肾阳等治法。

二、诊治经验

1. 燥热伤肺

因五志过极，心火炽炎，移热于肺，或嗜食肥甘酒类，胃热上乘于肺，肺因燥热所伤，无力敷布津液而导致。表现为口干舌燥，烦渴多饮，尿频量多，气短乏力，神倦自汗，舌红苔黄，脉洪数。

治法：清燥益肺。

基础方：桑叶、生石膏、胡麻仁、阿胶、麦冬、杏仁、枇杷叶、天花粉、人参。

2.肺胃燥热

饮食不节，积热于胃，胃热熏灼于肺而导致。此证型常表现为烦渴多饮，消谷善饥，尿频量多，尿浊色黄，呼出之气热，舌苔黄燥，脉洪大。

治法：清胃润肺，生津止渴。

基础方：生石膏、知母、人参、粳米、黄连、天花粉、芦根、麦冬、生地黄、葛根、乌梅、炙甘草。

3.脾胃气虚

过用大苦大寒之品，消渴未止，脾胃反伤，脾失健运，津液不能上输，精微不得实四肢、布周身而成。表现为口渴欲饮，纳少便溏，神情倦怠，消瘦乏力，舌淡苔白，脉细弱。

治法：健脾益气。

基础方：人参、炒白术、茯苓、木香、葛根、山药、黄芪、五味子、沙参、玉竹、黄精、生甘草。

4.湿热中阻

因饮食肥甘厚味，生湿化热，湿热蕴结脾胃，导致中焦气机升降失司而导致。表现为口渴而不多饮，似饥而不欲多食，口苦黏腻，脘腹满闷，苔黄厚腻，脉濡缓。

治法：清化湿热。

基础方：黄芩、滑石、茯苓皮、猪苓、通草、大腹皮、藿香、砂仁、木香、白蔻仁。

5. 肠燥伤阴

因长期饮食不节，过食肥甘厚味醇酒、辛辣之品，胃中积热，阳明燥热蕴结胃肠，耗灼津液而成。表现为多食易饥，口渴引饮，大便燥结，舌红少津，苔黄干燥，脉实有力。

治法：养阴通腑。

基础方：玄参、麦冬、生地黄、生大黄、制何首乌、炒火麻仁、炒莱菔子、芒硝。

6. 肝肾阴虚

消渴日久，导致肝肾阴虚而成。表现为尿频量多，浊稠如膏，腰膝酸软，目干而眩，耳鸣重听，肌肤干燥，多梦遗精，舌红少苔，脉细数。

治法：滋补肝肾。

基础方：熟地黄、山茱萸、白芍、太子参、麦冬、五味子、枸杞子、山药、茯苓、泽泻、牡丹皮。

7. 阴阳两虚

多见于消渴病后期，病情多危重，且常常有并发症出现，阴损及阳，阴阳俱虚。表现为饮多溲多，尿频浊稠，咽干舌燥，面容憔悴，黧黑无华，畏寒肢冷，四肢欠温，手足心热，或阳痿早泄，舌质淡，苔薄，脉沉细弱。

治法：滋阴温阳，补肾固涩。

基础方：肉桂、制附子、生地黄、茯苓、泽泻、白术、山茱萸、山药、益智仁、桑螵蛸、葛根、天花粉。

8. 气虚血瘀

多见于消渴病后期，气血不足，血运无力，气虚血瘀。表现为肢端麻木、乏力、疼痛，肌肉萎软无力，神疲乏力，气短懒言，语声低微，面色晦暗，活动易劳累，自汗，口唇紫暗，舌质紫暗，或有瘀斑、瘀点，或舌下脉络迂曲青紫，苔白，脉沉弱无力。

治法：补气活血通脉。

基础方：黄芪、赤芍、川芎、当归尾、地龙、水蛭、柴胡、枳实、姜黄、人参。

三、医案实录

【医案一】

王某，男，65岁。多饮，多食，消瘦3年余。

初诊（2018年7月7日）：3年前无明显诱因出现口渴多饮，多食，消瘦，血糖14.6mmol/L，被诊断为糖尿病，口服西医降糖药物二甲双胍片和格列吡嗪片治疗，症状略有缓解，但血糖控制不佳。近1周来口渴多饮、多食，并伴精神不振，乏力失眠多梦，夜尿增多，精神倦怠，形体消瘦，舌淡暗，苔薄，脉弦细。实验室检查：空腹血糖16.5mmol/L，尿糖（+++）。

辨证：气阴两虚，痰瘀阻滞。

方药：太子参10克、生地黄15克、黄芪30克、桃仁12克、石菖蒲10克、郁金10克、苍术10克、玄参10克、麦冬10克、白术10克、葛根30克、川芎10克、天花粉15克、远志10克。7剂，水煎服。

同时继续口服二甲双胍片和格列吡嗪片。

二诊（2018年7月14日）：服药后口渴多饮、饥饿感缓解，睡眠好转。查：空腹血糖11.6mmol/L，舌淡暗，苔薄，脉弦细。

方药：太子参10克、生地黄15克、黄芪30克、桃仁12克、石菖蒲10克、郁金10克、苍术10克、玄参10克、麦冬10克、白术10克、葛根30克、川芎10克、天花粉15克。7剂，水煎服。

三诊（2018年7月21日）：症状较前次缓解，查空腹血糖降至8.3mmol/L，患者表示天气炎热，不太想继续服用汤药，改用中成药六味地黄丸浓缩丸继续治疗1个月。

后随访，患者多饮、多食症状消失，体重较前增加，精神倦怠好转。血糖控制比较理想。

【按语】综观此患者的脉证，诊断为消渴，辨证为气阴两虚，痰瘀阻滞，本虚标实。故治以益气养阴，活血化瘀。后用六味地黄丸滋补肾阴巩固疗效。

【医案二】

梁某某，女，64岁。糖尿病10余年，双下肢麻木、疼痛半年。

初诊（2018年11月3日）：糖尿病10余年。疲乏无力，少气懒言，面白肢肿，口渴不甚明显，小便频多而色清白。空腹血糖12.7mmol/L，尿糖（+++）。查：舌体胖嫩，苔白且润，脉濡缓。

辨证：中阳不足。

方药：黄芪30克、沙参10克、麦冬10克、五味子10克、生地黄15克、熟地黄15克、杜仲10克、川续断10克、补骨脂10克、金樱子10克、芡实10克。7剂，水煎服。

二诊（2018年11月10日）：服药后气力有增，脉仍濡软，舌苔白润。

方药：黄芪30克、沙参10克、麦冬10克、五味子10克、生地黄10克、熟地黄10克、杜仲10克、川续断10克、补骨脂10克、金樱子10克、芡实6克、桑寄生10克、葛根30克。14剂，水煎服。

三诊（2018年11月24日）：患者依上方服药14剂，自觉症状好转。查：脉仍濡软，但较前有力，舌白苔腻，根部略厚。

方药：黄芪30克、沙参10克、麦冬10克、五味子10克、生地黄10克、熟地黄10克、杜仲10克、川续断10克、补骨脂10克、金樱子10克、芡实6克、桑寄生10克、葛根30克、焦三仙各10克、鸡内金6克。7剂，水煎服。

后以上方加减治疗半年，血糖降至6.5mmol/L，尿糖转阴，各种自觉症状基本消失。

【按语】患者糖尿病10年余，疲乏无力，少气懒言，面白肢肿，口渴不甚明显，小便频多而色清白。脉濡缓，舌体胖嫩，苔白且润，辨证为气阴两虚、气不化津，治以益气养阴、温阳补肾，方中重用黄芪益气，沙参、麦冬、五味子三药为生脉散，合黄芪共奏益气生津之效，杜仲、川续断、补骨脂平补肝肾，温而不燥，补而不腻，生地黄、熟地黄滋阴补肾。若久服补益，恐运化不及，可加入焦三仙、鸡内金等助运化积，使补而不滞。

【医案三】

常某，女，63岁。多饮、多食、多尿1年余。

初诊（2019年11月2日）：患者1年多前因与家人生气而情绪激动，出现口渴喜饮，小便频数量多，倦怠乏力，腰膝酸软，两胁不适，未予重视。近1年来，症状加剧，现口渴喜饮，日饮水约3000毫升，饥饿感明显，体重减轻6千克，乏力，两胁不适，腰膝酸软，小便量多，大便溏泄，夜寐较差。舌质暗红，苔薄白，脉细数。

辨证：肝郁化火，气阴两虚。

方药：牡丹皮10克、栀子10克、柴胡10克、黄芩10克、法半夏10克、玄参10克、生地黄15克、麦冬12克、知母10克、地骨皮12克、金银花10克、连翘10克、菊花10克、鸡内金10克。7剂，水煎服，控制饮食，禁食高糖食品，适当运动。

二诊（2019年11月9日）：口渴、多饮、多尿减轻，倦怠乏力有所缓解，仍感腰膝酸软。血糖9.6mmol/L，尿糖（++）。

方药：牡丹皮10克、栀子10克、柴胡10克、黄芩10克、法半夏10克、玄参6克、生地黄10克、麦冬10克、知母10克、地骨皮12克、枸杞子15克、菟丝子10克。14剂，水煎服。

三诊（2019年11月23日）：服上药14剂后，口渴、多饮、多尿、倦怠乏力、腰膝酸软等症状明显减轻，血糖8.4mmol/L，尿糖（-）。

方药：牡丹皮10克、栀子10克、柴胡10克、黄芩10克、法半夏10克、玄参6克、生地黄10克、麦冬10克、地骨皮12克、葛根30克、芦根15克、天花粉15克。14剂，水煎服。

四诊（2019年12月7日）：服上药14剂后，诸症消失，体重增加，血糖5.9mmol/L，未诉其他不适。嘱其继续服用中成药丹栀逍遥片治疗1个月。

3个月后随访，空腹血糖及餐后两小时血糖均在正常范围。

【按语】此例患者为老年女性，情志失调，肝气郁结，化火化热，表现为两胁不适，火热之邪灼伤津液，气阴两伤，出现口渴喜饮，小便频数量多，倦怠乏力，腰膝酸软，小便量多，大便溏泄，夜寐较差。舌质暗红，苔薄白，脉细数均属肝郁化火，气阴两虚，治疗当疏肝解郁、益气养阴。

【医案四】

刘某，女，49岁。口干多饮10年余，加重1周。

初诊（2019年3月21日）：口干多饮明显，但喜热饮，且饮水量不多，多饮则胃脘堵闷欲呕，无四肢麻木，无视物模糊，口中有甜味，面色萎黄，四肢逆冷，腰酸腿软，稍劳则气短不足以息，嗜睡，但难以真正入睡，全身精神萎靡，乏力纳差，大便稀溏，日二行，尿频，夜尿3～4次，尿中有泡沫，舌苔白腻，舌质淡中带紫，舌下静脉紫曲明显，脉细弦，双侧尺脉沉弱无力。查空腹血糖：12.3mmol/L，尿糖（+++）。

辨证：脾肾阳虚，瘀血阻络。

方药：制附子（先煎）6克、干姜10克、肉桂（后下）6克、人参10克、炒白术10克、白芍10克、炙甘草6克、茯苓10克、淫羊藿10克、生黄芪30克、山药30克、粉葛根30克、鬼箭羽15克。7剂，水煎服。

二诊（2019年3月28日）：服7剂后，精神好转，口干多饮减轻，四肢转暖，食量略增，大便日一行，夜尿减为2~3次，但仍腰酸腿软，精力与体力差，睡眠好转，但梦多。检查示空腹血糖：9.6mmol/L，尿糖（++）。诊治：仍以温阳益气为法，上方去制附子、人参，改为党参10克。14剂，水煎服。

三诊（2019年4月11日）：此次服完14剂药后，诉腰酸腿软和体力未能完全恢复外，其余症状消失，精力好转，体重增加。空腹血糖：7.8mmol/L，尿糖（-）。二诊方加丹参15克、山茱萸10克、制何首乌10克。14剂，水煎服。

四诊（2019年5月8日）：此次间断服完14剂药后，诉腰酸腿软和体力未能完全恢复外，其余症状消失，精力好转，体重增加。空腹血糖：6.8mmol/L，尿糖（-）。

方药：熟地黄10克、山茱萸10克、黄精10克、制何首乌10克、茯苓10克、泽泻6克、牡丹皮6克、山药30克、生黄芪30克、炒白术10克、党参10克、葛根30克、鬼箭羽15克、僵蚕10克。14剂，水煎服。巩固疗效。

后患者来电告知，血糖稳定，症状未再反复，各项检查基本正常。未再服药。

【按语】患者口干多饮10年余，加重1周。消渴病后期，口干多饮明显，且喜热饮，四肢逆冷，精神、体力差，嗜睡，尿频，夜尿多，大便稀溏，此乃一派脾肾阳虚之症。首诊选用真武汤合七味白术散加减，以健脾益气、补肾温阳、化气生津。真武汤治肾阳衰微，水气不化证，在《伤寒论·少阴病脉证并治》中有"少阴病，二三日不已，至四五日，腹痛，小便不利，四肢沉重疼痛，自下利者，此为有水气。其人或咳，或小便利，或下利，或呕者，真武汤主之"。真武汤能温阳化气，但只能短期使用，不可过服，若舌淡脉弱，可配合七味白术散为基础方健脾益气。久病必瘀，消渴病后期痰瘀互结，多见舌质紫暗，舌下静脉曲张，治疗酌情加入活血化瘀之品，共奏温补脾肾、活血通络之效。

【医案五】

张某，男，57岁。糖尿病15年，汗出不止3个月，加重1周。

初诊（2019年3月21日）：患者糖尿病15年，目前以胰岛素注射治疗，血糖控制良好。近3个月汗出不止，逐渐加重，伴见食欲不振、口干、口苦、饭后呃逆，大便溏薄，每天3～4次。查：舌质淡，苔黄略腻，脉沉缓。曾服用大量清热祛湿、健脾化湿、益气活血、抗菌消炎的中、西药均无效，特前来就医。

辨证：脾肾阳虚，气阴两伤，兼有湿热。

方药：制附子（先煎）10克、桂枝10克、大枣3枚、白术15克、白芍15克、炙甘草6克、生姜3片、黄连6克、生龙骨30克（先煎）、生牡蛎30克（先煎）、黄芪30克。7剂，水煎服。

二诊（2019年3月28日）：服药后诸症好转，口干咽燥、口苦明显减轻，汗出及大便次数减少，苔黄变白。此乃湿热退去，仍有阳气不足，去黄连，改桂枝为12克。7剂，水煎服。

三诊（2019年4月4日）：诸症大减，仅活动后汗出，大便成形，每日1~2次，此后随症加减。

方药：桂枝10克、大枣3枚、白术15克、白芍10克、炙甘草10克、生姜3片、生龙骨30克（先煎）、生牡蛎30克（先煎）、黄芪30克、淫羊藿10克、茯苓10克、山药15克、泽泻10克、葛根30克。7剂，水煎服。

【按语】此患者病证之复杂，乃本虚标实，寒热夹杂，且阳气亏虚，湿热偏盛为虚假表象。由于疾病初期用药不慎，损伤阳气，气不固阴，故自汗、盗汗并存；中阳不振，水运不化，蕴结化热，故口苦；口干不欲饮为热入阴分，气不化津之故；阳气不振，故见形寒肢冷、四肢不温；脾胃湿滞，不运不化，则纳呆便溏。治以温阳化湿，补气养阴。方拟用桂枝加附子汤化裁，温阳固气，调和营卫。其用药之处在于温阳而不致燥热，用少量制附子扶阳助阳以固本，而重用桂枝温通阳气并达全身，配白芍调和营卫以柔阴，辅以生龙骨、生牡蛎等收敛固涩之药以助药力，收到良效。

【医案六】

王某，女，58岁。口渴多饮，头晕、头痛1年余。

初诊（2018年4月18日）：患者素体虚弱，3年前被诊断为2型糖尿病，曾口服消渴丸及二甲双胍（具体用量不详）治疗，后自行停药，亦未监测血糖。近1年来，无明显诱因出现头晕、头痛，遂来就诊。症见：口渴多饮，乏力，面红目赤，头晕、头痛，失眠多梦。查体：血压148/95mmHg。舌红，苔薄黄，脉弦细。理化检查：随机血糖12.5mmol/L，糖化血红蛋白8.6%。血常规正常。尿常规：尿糖（-）。便常规（-）。甲状腺功能检查正常。肝、胆、脾彩超无明显异常。

辨证：肝肾阴虚，肝阳上亢。

方药：天麻10克、钩藤10克、石决明（先煎）20克、杜仲10克、桑寄生10克、牛膝10克、菊花10克、白芍10克、牡丹皮10克、珍珠母（先煎）30克、茯神15克、夜交藤15克。7剂，水煎服。

西药治疗：拜阿司匹林0.1克，每日1次，口服；甘舒霖30R注射液，早10U、晚8U，饭前30分钟，皮下注射。

二诊（2018年4月25日）：治疗7天后，头晕、头痛、面红目赤症状明显缓解，但仍有两目干涩、腰膝酸软。查：舌红少津，脉弦细。监测血压、血糖，均在正常范围。故原方去珍珠母、茯神、牡丹皮，加熟地黄15克、黄精10克、枸杞子10克。继服7剂，水煎服。

三诊病情好转，遂停服中药。随访2个月，症状无加重。

【按语】本患者消渴日久，久病体虚，出现肝肾阴虚、肝阳上亢，从而导致面红目赤、头晕头痛、舌红苔黄、脉弦细诸症。治疗时采用平肝潜阳、宁心安神的天麻钩藤饮加减治疗。服药3天后，头晕、头痛明显缓解，而两目干涩、腰膝酸软、舌红少津之阴虚证明显，故加入黄精、枸杞子、熟地黄补益肝肾，养阴填精。

【医案七】

王某，男，52岁。多食易饥、口渴、多尿4个月。

初诊（2018年4月18日）：多食易饥，形体消瘦，尿频量多，口渴，腰酸，神疲乏力，多汗，目干不明，失眠多梦，大便干且费力，小便尚可。体温36.6℃，脉搏73次/分，呼吸18次/分，血压115/70mmHg。舌红少津，苔薄黄，脉细数无力。空腹血糖8.9mmol/L。尿常规：尿糖（++）。

辨证：气阴两虚。

方药：黄连10克、黄柏10克、栀子10克、山药15克、鸡内金10克、知母6克、黄芪30克、葛根30克、五味子6克、天花粉20克、百合10克、柏子仁10克、枸杞子10克、淫羊藿10克、吴茱萸3克。7剂，水煎服。

二诊（2018年4月25日）：该患者服用7剂之后复诊，多食易饥、口渴、多尿等症状皆相对减轻，效不更方，守方加减继续治疗两周。

两个月后随访，患者诉指标正常，嘱其定期复查。

【按语】方中黄连、黄柏、栀子苦寒泻火存阴；山药、鸡内金、知母、黄芪、葛根、五味子、天花粉，此七味药为玉液汤的组成。玉液汤主治气阴不足，脾肾两虚所致的消渴。其由清代著名医家张锡纯创立，收载于《医学衷中参西录》中，其配伍以补脾益肾、益气生津、润燥止渴、固肾摄津为主要功效，针对消渴病气阴两虚，同时兼有胃燥津伤和肾虚不固者进行治疗，效果显著；百合既治疗失眠多梦，又可以配合玉液汤治疗阴虚；柏子仁合黄芪既治疗便干，又可以与百合共用治疗失眠多梦；枸杞子既可以滋补肝肾之阴，配合玉液汤治疗气阴两伤，又可以改善目干不明的兼症；淫羊藿、吴茱萸填补肾精，以防全方用药太过寒凉。

【医案八】

刘某，男，72岁。双下肢麻木、疼痛4年，下肢水肿1月余。

初诊（2017年3月11日）：患者有高血压病史多年，4年前因双下肢麻木，血糖持续增高，被诊断为糖尿病（非胰岛素依赖型）。一直口服西药降糖类药物治疗，麻木逐渐加重，并出现下肢疼痛无力，行走困难，曾服中药20余剂无明显效果，失去继续服药的信心。近1月来，双下肢水肿明显，检查示空腹血糖13.2mmol/L。尿常规显示：尿糖（+++），尿蛋白（++）。血压145/90mmHg。刻下症见：身体消瘦，乏力神疲，站立艰难，步履蹒跚，由家人扶持来就诊。双下肢麻木、疼痛、无力，高度可凹性水肿，尤以双侧脚踝部肿胀明显，腰膝酸痛，畏寒肢冷，夜尿频数，大便干燥。查：舌淡红，脉沉细。

辨证：阴阳两虚，水湿泛溢，瘀血阻络。

方药：生黄芪30克、防己6克、桂枝10克、茯苓10克、石韦10克、车前草30克、麸炒苍术10克、麸炒白术10克、泽泻10克、墨旱莲10克、钩藤10克、威灵仙15克、桑寄生10克、川续断10克、川牛膝10克、葛根30克、鸡血藤30克、络石藤10克。7剂，水煎服。

二诊（2017年3月18日）：服药后，双下肢水肿、怕冷减轻，麻木、疼痛感缓解，下肢较前有力，能在室内稍微步行。检查空腹血糖10.8mmol/L。尿常规显示：尿糖（++），尿蛋白（++）。血压130/90mmHg。但仍下肢疼痛不耐久站。舌暗，脉沉弦。

方药：生黄芪30克、防己6克、桂枝10克、茯苓10克、石韦10克、车前草30克、麸炒苍术10克、麸炒白术10克、泽泻10克、墨旱莲10克、钩藤10克、威灵仙15克、桑寄生10克、川续断10克、川牛膝10克、葛根30克、鸡血藤30克。7剂，水煎服。

三诊（2017年3月25日）：服药后，诸症进一步缓解，病情平稳。检查空腹血糖9.3mmol/L。尿常规显示：尿糖（＋），尿蛋白（±）。血压128/85mmHg。效不更方。7剂，水煎服。

后又随症加减治疗1月余，病情明显好转，嘱定期复查。

【按语】消渴病日久会出现阴损及阳，阴阳两虚。该患者属于糖尿病后期合并高血压病、糖尿病合并肾病、糖尿病合并周围神经病变，乃阴阳两虚、五脏俱损、本虚标实之证。证情复杂，以培补脾肾、益气利水、活血祛瘀为治则。水肿缓解，尿蛋白转阴，体力增强，麻木、疼痛明显减轻。由于阴阳互根，气血相关，病久入络，血脉瘀滞。临床所见糖尿病单纯、简单的类型较少，病证往往错综复杂。病程越长，病情越复杂难辨，常可以同时出现虚实夹杂、寒热互见、气阴两伤、气血同病之情况。只有把握病机，辨证论治，随证变通，避免失治、误治，才能取得良好疗效。

【医案九】

赵某，男，63岁。下肢水肿1年余。

初诊（2017年3月18日）：患糖尿病10余年，长期服西药降糖药治疗，现"三多"症状已不明显。近1年来反复出现下肢水肿，重时按之凹陷没指，甚则行走困难，夜尿频，量少不利，足趾麻木，间有针刺感，伴见畏寒肢冷，气短乏力，精神不振，少言淡漠，腰酸膝软，纳食尚可，舌边齿痕，舌质淡红，苔薄白，脉沉细无力。血压：130/80mmHg。尿常规显示：尿蛋白（+++）。在某医院诊断为2型糖尿病合并糖尿病肾病。刻下：患者面色萎黄，晨起眼睑及面部浮肿，活动后好转。双下肢肿胀1年余，按之凹陷，不易恢复，晚上更甚，用温水泡脚或把双脚抬高平放休息时有所缓解。精神疲倦，脘腹胀满，腰膝酸软，畏寒怕冷，四肢发凉，小便短少，睡眠尚可，纳可。查：舌体胖大，边有齿痕，苔白腻。脉象沉弱。

辨证：阴阳两虚，气虚血瘀。

方药：制附子（先煎）10克、熟地黄15克、桂枝10克、肉桂6克、淫羊藿10克、巴戟天10克、黄芪30克、山药30克、葛根30克、茯苓30克、泽兰15克、车前子（包煎）30克、芡实10克、益智仁15克、丹参30克、西洋参10克、鬼箭羽15克。7剂，水煎服。

二诊（2017年3月25日）：服药7剂后，诸症即见改善。查：舌体胖大，边有齿痕，苔白腻，脉象沉弱。

方药：制附子（先煎）10克、熟地黄15克、桂枝10克、肉桂6克、淫羊藿10克、巴戟天10克、黄芪30克、山药10克、葛根20克、茯苓30克、泽兰15克、车前子（包煎）30克、芡实10克、益智仁10克、丹参15克、鬼箭羽15克。7剂，水煎服。

三诊（2017年4月1日）：诸症缓解。查：舌体胖大，边有齿痕，苔白腻，脉象沉弱。

方药：制附子（先煎）6克、熟地黄15克、桂枝10克、肉桂6克、淫羊藿10克、巴戟天10克、黄芪30克、山药10克、葛根20克、茯苓30克、泽兰15克、益母草15克、车前子（包煎）30克、芡实10克、益智仁10克、丹参15克、鬼箭羽15克。7剂，水煎服。

两个月后，诸症基本消失。嘱继续服用金匮肾气丸1个月。注意按时复查，避免劳累。

【按语】糖尿病后期合并肾病，乃阴损及阳，阴阳两虚。拟温阳益气，化瘀消肿。选用金匮肾气丸加减。临床治疗可据辨证的不同加减，兼见气虚者用党参、黄芪；兼见瘀血内阻者加丹参；水肿难消者加泽兰、益母草，能有效改善临床症状。

【医案十】

张某，女，64岁。糖尿病10余年，双下肢麻木、疼痛半年。

初诊（2018年4月14日）：患者既往有糖尿病10余年，近半年来双下肢麻木疼痛，疼痛呈烧灼样、针刺样，时又呈电击样。服西药卡马西平片后稍能缓解，有逐渐加重的趋势。伴口干，喜冷饮，乏力，尿黄。查：舌红苔黄，脉细数。

辨证：气阴两伤，瘀血阻络。

方药：黄芪30克、生地黄10克、天花粉15克、葛根30克、太子参10克、枸杞子30克、牡丹皮10克、麸炒苍术10克、黄连6克、黄柏10克、僵蚕6克、鸡血藤30克、醋延胡索10克、五灵脂6克。7剂，水煎服。

二诊（2018年4月21日）：服药7剂，疼痛有所缓解，口干、乏力好转。查：舌红苔黄，脉细数。初诊方减去黄连，14剂，水煎服。

三诊（2017年5月5日）：诸症大减，麻木、疼痛已不明显。查：舌红，苔薄白，脉细。二诊方减去黄柏，加益母草10克。7剂，水煎服。

【按语】消渴日久，气阴两伤。阴虚无以载舟则为瘀，气虚无以推动亦成瘀。治宜益气养阴，活血化瘀。治疗予以黄芪益气；太子参、生地黄、天花粉、葛根、枸杞子等养阴；黄连、黄柏清热；久病入络，虫类药可达其病所，故加用僵蚕以搜经通络去其邪；鸡血藤、五灵脂活血通脉。

◎【医案十一】

王某某，男，42岁。口渴多饮，多食易饥半年余。

初诊（2017年7月29日）：诉口渴多饮，多食易饥半年余。查空腹血糖14.55mmol/L，尿糖（+++），在某医院诊断为2型糖尿病。现症：口渴引饮，多食易饥，食毕即饥，饥而再食，心胸烦热，大便干结，数日一行，小便黄赤。查：

舌质红，苔黄燥，脉弦滑有力。

辨证：胃火炽盛，灼伤津液。

方药：生石膏（先煎）30克、知母10克、麦冬10克、生地黄10克、生大黄（后下）6克、芒硝（兑入）6克、枳实6克、厚朴6克。4剂，水煎服。

二诊（2017年8月2日）：服上方4剂后，口渴稍减，仍饥而欲食，大便干结，心中烦热。病重药轻，再以原方调整用量。

方药：生石膏（先煎）45克、知母10克、麦冬10克、生地黄10克、生大黄（后下）10克、芒硝（兑入）10克、枳实6克、厚朴6克。7剂，水煎服。

三诊（2017年8月9日）：7剂后大便通畅，日行数次，口渴及食量大减，胸中灼热减轻。查：舌红苔黄，脉象滑数。

方药：生石膏（先煎）30克、知母10克、枳实6克、厚朴6克、生地黄10克、玄参10克、麦冬10克、五味子6克、葛根30克、天花粉15克、茯苓10克、鸡内金6克。7剂，水煎服。

后继续以上方酌情加减，续服月余，查血糖降至6.6mmol/L，尿糖为（－），诸症消失。

【按语】该患者为消渴的中消，病情较重。中消以多食易饥为特征，故患者形体消瘦。渴欲冷饮，便干溲赤，一派胃火炽盛之象。故初诊即采用釜底抽薪之法，用承气汤加味，服后症略减，减不足言，是病重药轻，故二诊便投以重剂。重用生石膏至45克，直清胃火，硝、黄重用以泻热。药后大便畅行，火热得以下行，其症立减。三诊、四诊继用原法，以清其热。症状逐渐消失，血糖也稳步下降。凡消渴实热证，皆可用清热泻下。

内伤发热

一、概述

内伤发热是指因内伤导致脏腑功能失调，气、血、水湿郁滞壅遏或气血阴阳亏虚，以发热为主要临床表现的病证。一般起病较缓，反复发作，病程较长，临床上多表现为低热，但有时可以是高热，亦有自觉发热而体温并不升高。常伴有头晕、疲乏等虚弱之象。

内伤发热可概括为虚、实两类。因于气血阴阳亏损者为虚，因于气、血、痰、火、湿、食六郁者为实。临床虚实多兼夹为患。

内伤发热涉及脾、肺、心、肝、肾及胃、肠、胆等脏腑功能失调。气郁发热多因于肝；血瘀发热多因于心、肝；湿郁、食郁发热与脾、胃肠及胆有关；气虚发热多因于脾；血虚发热与脾、心、肝有关；阴虚发热与肾、心、肝、肺、胃有关，重在于肾；阳虚发热与脾肾有关，以肾为主。

临证需注意内伤发热与外感发热的鉴别诊断。外感发热表现的特点是：因感受外邪而起，起病较急，病程较短，发热大多伴有恶寒，其恶寒得衣被而不减，发热的热度大多较高，发热的类型随病种的不同而有所差异，一般为持续发热，外邪不除则发热不退，常伴有头痛、鼻塞、脉浮等症状。外感发热由感受外邪、正邪相争所致，属实证者居多。而内伤发热以虚证或虚实夹杂证居多，这些与内伤发热均有别。

内伤发热首辨证候之虚实，由气郁、血瘀、湿阻、痰阻、食滞、火郁所致的内伤发热属实，由气虚、血虚、阴虚、阳虚所致的内伤发热属虚。实性病变失治，病邪久留，损伤人体正气或正气不足，无力祛邪外出，则可形成正虚邪实的虚实错杂的证候。次辨脏腑：内伤发热的病位在脾、胃、肝、肾。发热每因劳累而起，伴乏力自汗，食少便溏，或食后腹胀加重者，病位在脾胃；发热常因郁怒而起，伴胸胁胀痛，叹气则舒，口苦且干者，病位在肝；发热伴腰背酸痛，两腿无力，夜尿频多者，病位在肾。

内伤发热的治疗要点是根据发病的原因而分别采用有针对性的治法，如滋阴养血、益气温阳、疏肝解郁、活血化瘀、化湿清热等。阴虚发热可适当配伍清退虚热的药物。虚实夹杂者，根据邪正兼顾之。内伤发热应禁用发散解表药

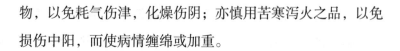

物，以免耗气伤津，化燥伤阴；亦慎用苦寒泻火之品，以免损伤中阳，而使病情缠绵或加重。

二、诊治经验

（一）虚证

1. 气虚发热

多由大病久病，或劳倦过度，损伤中气而致。表现为发热，热势或低或高，常在劳累后发作或加重，伴有身倦乏力，少气懒言，自汗易于感冒，食少便溏，舌质淡，苔薄白，脉虚无力。

治法：益气健脾，甘温除热。

基础方：黄芪、党参、白术、炙甘草、升麻、柴胡、当归、陈皮、葛根。

2. 血虚发热

多由失血，或长期饮食不节、劳累过度、忧思气结伤脾导致。表现为发热，热势多为低热，面色淡白或萎黄，唇甲淡白，头晕眼花，心悸多梦，手足拘挛，妇女经少、经闭，舌质淡，脉细弱。

治法：益气养血。

基础方：黄芪、党参、当归、白芍、熟地黄、枸杞子、制何首乌、阿胶、白薇。

3. 阴虚发热

多因热病伤耗阴液而致。表现为午后或夜间潮热，五心烦热或骨蒸潮热，形体消瘦，两颧发红，少寐多梦，心烦盗汗，口干咽燥，大便常干结，尿少色黄，舌质红而干，或有裂纹，苔少或无苔，脉细数。

治法：滋阴清热。

基础方：银柴胡、胡黄连、地骨皮、青蒿、秦艽、知母、生地黄、玄参、柏子仁、鳖甲。

4. 阳虚发热

由肾阳虚衰，阴寒内盛而导致。表现为发热而欲近衣被，面色白，畏寒肢冷，少气懒言，口淡不渴，头晕嗜卧，腰膝酸软，尿清便溏，舌质淡胖，或有齿痕，脉沉迟无力。

治法：温补阳气，引火归原。

基础方：制附子、肉桂、山药、山茱萸、熟地黄、茯苓、泽泻、牡丹皮、黄连。

（二）实证

1. 气郁发热

多与情绪不舒有关。表现为发热，或低热或潮热，热势常随情绪波动而起伏，伴有胁肋胀满，急躁易怒，喜太息，口干口苦，纳食减少，舌红，苔黄，脉弦数。

治法：疏肝理气，解郁泻热。

基础方：牡丹皮、栀子、柴胡、当归、白芍、郁金、香附、龙胆草、黄芩。

2. 血瘀发热

可由外伤，或出血后，使血液循环不畅，瘀血阻滞经络导致。表现为午后或夜晚发热，或自觉身体某些部位发热，口咽干燥，但不多饮，肢体或躯干有固定痛处或肿块，面色萎黄或晦暗，舌质青紫，或有瘀点、瘀斑，脉弦或涩。

治法：活血化瘀。

基础方：桃仁、红花、当归、赤芍、川芎、生地黄、牡丹皮、丹参、郁金、延胡索。

3. 湿郁发热

多由忧思气结，脾胃受损，运化失职，湿邪内生，郁而化热导致。表现为低热，午后热甚，胸闷脘痞，身体重着，不思饮食，渴不欲饮，呕恶，大便稀薄或黏滞不爽，舌苔白腻或黄腻，脉濡数。

治法：利湿清热。

基础方：杏仁、白蔻仁、薏苡仁、藿香、佩兰、竹茹、陈皮。

4. 痰蕴发热

多由感受外邪，侵袭于肺，肺热痰蕴，或忧思气结，脾胃受损、运化失职，湿邪内生，聚而成痰，痰蕴化热导致。表现为发热，或咳嗽，或喘，或哮，痰多而黄稠，胸闷脘痞，烦躁，或失眠，舌苔黄腻，脉滑数。

治法：化痰清热。

基础方：黄芩、桑白皮、黄连、栀子、清半夏、陈皮、茯苓、甘草、枳实、竹茹、瓜蒌。

5. 食积发热

多由暴饮暴食，食停不化，蕴而化热导致。表现为发热，伴有脘腹痞满，嗳气厌食，大便臭秽，或溏或秘，舌苔黄厚腻，脉滑实。

治法：消食清热。

基础方：黄连、黄芩、连翘、山楂、神曲、炒麦芽、莱菔子、厚朴、半夏、陈皮、竹茹、枳实。

三、医案实录

【医案一】

李某，女，39岁。低热4个月。

初诊（2022年8月5日）：患者自述每天发热，多发于下午，手足心烦热，虚烦不寐，伴有气短，心悸，神疲乏力，形体消瘦，面色黯而不华，因恐患恶性肿瘤，化验了血常规、风湿系列、肿瘤系列、肝功能、肾功能等，并行全身多项影像检查，均未见明显异常。查：舌淡，苔薄白，脉细弱。

辨证：中气虚为主，兼有阴虚。

方药：黄芪30克、西洋参10克、白术10克、炙甘草5克、当归15克、升麻10克、柴胡10克、陈皮10克、青蒿15克、炙鳖甲30克、黄柏6克、炒酸枣仁20克、夜交藤30克。7剂，水煎服。

二诊（2022年8月12日）：身热减轻，手足心烦热明显减轻，气短减轻，精力较前有增，仍入睡困难，眠浅。查：舌淡，苔薄白，脉细弱。初诊方继服7剂，水煎服。

三诊（2022年8月19日）：仅有两天下午发热，精力较前有好转，仍入睡困难，眠浅。查：舌淡，苔薄白，脉细弱。初诊方加白芍15克，继服7剂，水煎服。

四诊（2022年8月26日）：已不感到发热，精力较好，睡眠有改。查：舌淡红，苔薄白，脉细，较前有力。

方药：黄芪30克、西洋参10克、白术10克、炙甘草5克、当归15克、白芍15克、陈皮10克、青蒿15克、炙鳖甲30克、炒酸枣仁20克、夜交藤30克、远志10克。10剂，水煎服。

【按语】笔者在成都中医药大学读研时，选修了郭子光教授的《中医各家学说》课程，对郭老讲的一例用补中益气汤加青蒿、炙鳖甲治疗中气虚而发热的病例记忆深刻，临床遇到这个病例，就仿郭老的处方来治疗，果然收到较好效果。

【医案二】

翟某，女，50岁。时低热，时高热两周。

初诊（2016年4月16日）：患者为一家大企业的设计人员，近1年来工作紧张，脑力劳动过度。近两周来发热，每天时低热，时高热，住院8天，考虑感染发热，但多项检查均未发现感染部位，已用3种抗生素治疗，仍发热，建议中医治疗。伴有神疲乏力，少气懒言，头晕，自汗多，食少，入睡尚可，眠浅易醒，时便溏，时便秘，消瘦，面色萎黄。查：舌质淡，苔薄白，脉虚弱。

辨证：中气虚弱。

方药：黄芪30克、人参10克、白术10克、炙甘草5克、当归15克、升麻6克、柴胡6克、陈皮9克、白芍12克、五味子9克、炒酸枣仁20克、夜交藤30克、远志10克。7剂，水煎服。

二诊（2016年4月23日）：前天、昨天没有出现高热，头晕减轻。查：舌质淡，苔薄白，脉虚弱。初诊方继服7剂，水煎服。

三诊（2016年4月30日）：已不发热，神疲乏力较前减轻，汗出较前少，有食欲，纳可，仍眠浅易醒。查：舌质淡，苔薄白，脉虚弱。

方药：黄芪30克、人参10克、白术10克、炙甘草5克、当归15克、白芍12克、升麻3克、陈皮9克、炒酸枣仁20克、夜交藤30克、远志10克。10剂，水煎服。

【按语】患者因长期以来工作紧张，脑力劳动过度发热，每天时低热，时高热，多项检查均未发现感染部位，伴神疲乏力，少气懒言，头晕，自汗多，食少，消瘦，面色萎黄，舌质淡，苔薄白，脉虚弱，均属于中气不足，气虚发热的表现。又有自汗出、睡眠差的表现。故用补中益气汤为基础方，加五味子收敛固涩、益气生津；炒酸枣仁、夜交藤、远志宁心安神，取得良好疗效。

【医案三】

张某，女，36岁。阵发性发热1个月。

初诊（2021年5月7日）：因父亲突然去世，近3月余情绪低落，闷闷不乐，经常胸闷、胁胀，时痛。近1月来经常阵发性发热，热势常随情绪波动而起伏，伴有烦躁，失眠，喜太息，口干、口苦，纳食减少。查：舌红，苔少，脉弦细数。

辨证：气郁发热伤阴。

方药：牡丹皮9克、栀子9克、柴胡15克、麸炒枳壳12克、白芍15克、当归12克、生地黄10克、百合15克、茯苓15克、山药10克、山茱萸9克、郁金10克、珍珠母（先煎）30克、合欢皮30克。7剂，水煎服。

二诊（2021年5月14日）：阵发性发热明显减轻，烦躁、胸闷、胁胀、口干、口苦均减轻，仍情绪低落，闷闷不乐，睡眠不好。查：舌红，苔少，脉弦细。初诊方减去郁金，加夜交藤30克。继服7剂，水煎服。

三诊（2021年5月21日）：阵发性发热消失，已不感到口干、口苦和胸闷、胁胀，睡眠有好转，仍闷闷不乐。查：舌淡红，苔薄，脉弦细。

方药：柴胡12克、黄芩9克、清半夏9克、茯苓9克、西洋参9克、生龙骨（先煎）20克、生牡蛎（先煎）20克、白芍15克、当归12克、生地黄9克、百合15克、合欢皮30克、夜交藤30克。7剂，水煎服。

【按语】患者因阵发性发热1个月而就诊。诱因是父亲突然去世，导致情绪低落。胸闷胁胀，阵发性发热，热势常随情绪波动而起伏，伴有烦躁，失眠，喜太息，口干、口苦，纳食减少，舌红，苔少，脉弦细数，辨证属于肝气郁结，气郁发热伤阴。故治疗选用丹栀逍遥散为主方配合安神定志之药，取得满意效果。

【医案四】

赵某，男，43岁。低热两月余。

初诊（2013年4月13日）：患者是大学教师，自述平素身体瘦弱，食少，消化不好。近两个多月因科研工作紧张，身体劳累而出现低热，午后明显，伴神疲乏力，少气懒言，头晕，脘痞，纳呆，恶心时作，大便黏滞不爽。查：舌淡胖，有齿痕，舌苔黄白腻，脉濡弱。

辨证：脾胃虚弱，湿郁化热。

方药：党参10克、白术15克、茯苓15克、炙甘草5克、陈皮10克、杏仁9克、白蔻仁10克、薏苡仁30克、藿香9克、佩兰9克、竹茹10克、厚朴10克。7剂，水煎服。

二诊（2013年4月20日）：低热如旧，脘痞减轻，大便正常。查：舌淡胖，有齿痕，舌苔黄白稍腻，脉濡弱。初诊方加砂仁（后下）6克，继服7剂。

三诊（2013年4月27日）：近两天没有出现低热，神疲乏力、少气懒言、头晕均减轻，有食欲，纳可。查：舌淡胖，苔白，脉濡弱。

方药：黄芪30克、党参10克、白术15克、茯苓15克、炙甘草5克、陈皮10克、白蔻仁10克、薏苡仁30克、藿香9克。7剂，水煎服。

【按语】患者因低热两月余而就诊，平素身体瘦弱，食少，消化不好，又因工作紧张，身体劳累而出现低热，午后明显，伴神疲乏力，少气懒言，头晕，舌淡胖，有齿痕，舌苔黄白腻，脉濡弱。辨证当属脾胃虚弱，湿郁化热。治疗当健脾化湿，用四君子汤为基础方，加入化湿之剂治疗。

【医案五】

韩某，女，38岁。低热两月余。

初诊（2021年4月15日）：患者离婚4个月，近两月来基本每天午后低热，有少数时候中度发热，伴有口苦、口干、胸胁满闷、心烦、抑郁、焦虑、睡眠差。查：舌红尖红，苔薄黄，脉弦。

辨证：少阳不和，气郁发热。

方药：柴胡15克、黄芩10克、清半夏9克、茯苓15克、党参6克、桂枝5克、生龙骨（先煎）30克、生牡蛎（先煎）30克、栀子9克、青蒿20克、麸炒枳壳12克、白芍15克、郁金10克、珍珠母（先煎）30克、合欢皮30克。7剂，水煎服。

二诊（2021年4月22日）：胸胁满闷、心烦、午后发热均减轻，睡眠稍有改善，仍抑郁，焦虑。查：舌红，苔薄黄，脉弦。初诊方减去麸炒枳壳，继服7剂，水煎服。

三诊（2021年4月29日）：午后已不低热，睡眠转好，心情转好。查：舌红，苔薄白，脉弦细。

方药：牡丹皮9克、栀子9克、柴胡15克、白芍15克、当归15克、生地黄9克、百合15克、茯苓15克、珍珠母（先煎）20克、合欢皮30克、夜交藤30克。7剂，水煎服。

【按语】患者因低热两月余而就诊。发病诱因是离婚导致心情抑郁，进而近两月来每天午后低热，伴有口苦、口干、胸胁满闷、心烦抑郁、焦虑、眠差，舌红尖红，苔薄黄，脉弦。辨证属于少阳不和，气郁发热。故用柴胡加龙骨牡蛎汤和解少阳，栀子、青蒿清解郁热。后用丹栀逍遥散收功。

【医案六】

王某，男，57岁。夜晚发热两月。

初诊（2012年10月13日）：患者有冠心病、脑梗死病史，两月前出现夜晚发热，早起热退。自觉发热，但多次测体温正常，有时心前区部位发热或右胁部发热，口咽干燥，但不多饮，入睡难。查：面色晦暗，舌质青紫，有瘀斑，舌下静脉瘀紫，脉弦涩。

辨证：瘀血发热。

方药：柴胡12克、麸炒枳壳15克、桃仁9克、红花9克、当归10克、赤芍15克、川芎10克、生地黄12克、牡丹皮9克、丹参20克、郁金10克、延胡索12克、白薇10克、合欢皮30克。7剂，水煎服。

二诊（2012年10月20日）：夜晚仍发热，服药期间心前区部位发热或右胁部发热没有出现。查：面色晦暗，舌质青紫，有瘀斑，舌下静脉瘀紫，脉弦涩。初诊方加夜交藤30克，继服7剂。

三诊（2012年10月27日）：夜晚发热明显减轻，心前区部位发热或右胁部发热再没有出现，入睡较前快。查：面色较前稍有光泽，舌质黯，有瘀斑，舌下静脉瘀紫，脉细涩。

方药：桃仁9克、红花9克、当归10克、白芍15克、川芎10克、生地黄12克、牡丹皮9克、丹参20克、白薇10克、合欢皮30克、夜交藤30克、珍珠母（先煎）20克。

【按语】患者为中老年男性，因夜晚发热两月而就诊。既往有冠心病、脑梗死病史，心前区部位发热或右胁部发热，面色晦暗，舌质青紫，有瘀斑，舌下静脉瘀紫，脉弦涩。诸症合参，当属瘀血发热。治当活血化瘀，故选用血府逐瘀汤加味治疗。三诊症状减轻，故改为桃红四物汤加味治疗，疗效较好。

【医案七】

胡某，女，32岁。发热两月余。

初诊（2017年11月2日）：患者现今产后6个月。两个月前出现发热，热势为低热，伴有皮肤敏感，白天常常感觉衣服使皮肤不适，晚上躺下时自觉枕头使后枕部不适，面色白而无华，唇甲淡，经常头晕，心悸多梦。查：舌质淡，苔薄白，脉细弱。

辨证：血虚发热。

方药：黄芪30克、党参10克、当归15克、白芍15克、熟地黄9克、川芎15克、枸杞子15克、制何首乌10克、阿胶（烊化）10克、白薇10克。7剂，水煎服。

二诊（2017年11月9日）：初诊症状无明显改变，服药后无不适感。查：舌质淡，苔薄白，脉细弱。初诊方减去制何首乌，加夜交藤30克，继服10剂。

三诊（2017年11月23日）：皮肤敏感症状减轻，头晕减轻，发热减轻不明显。查：舌质淡，苔薄白，脉细弱。

方药：黄芪30克、党参10克、当归15克、白芍15克、熟地黄9克、川芎15克、枸杞子15克、桑葚15克、阿胶（烊化）10克、白薇10克、银柴胡10克、夜交藤30。7剂，水煎服。

四诊（2017年11月30日）：发热减轻，睡眠较好。查：舌质淡，苔薄白，脉弱。三诊方继服7剂。

【按语】患者产后4个月出现发热，热势为低热，伴有皮肤敏感，白天常常感觉衣服使皮肤不适，晚上躺下时自觉后枕部不适，面色白而无华，唇甲淡，经常头晕，心悸多梦，舌质淡，苔薄白，脉细弱。辨证属于产后血虚发热。治疗应益气养血。选用黄芪、党参、当归、白芍、熟地黄、枸杞子、制何首乌、阿胶、白薇等，取得较好疗效。

【医案八】

赵某，男，7岁。发热4天。

初诊（2019年9月5日）：患儿平素消化不好，身体瘦弱，1周前进食油腻饮食，食量较多，出现积食，脘腹胀满，嗳腐吞酸，服江中健胃消食片后症状减轻。4天前出现低热，37.6℃，手心热，伴有时脘腹痞满，嗳气厌食，大便臭秽，秘结，2～3天排解一次。查：舌苔黄厚腻，脉滑。

辨证：积食发热兼脾胃虚弱。

方药：黄连5克、黄芩6克、连翘6克、山楂10克、神曲9克、炒麦芽10克、炒莱菔子9克、厚朴9克、半夏9克、陈皮9克、竹茹9克、枳实9克、大黄（后下）5克。5剂，水煎服。

二诊（2019年9月12日）：服药第二天即大便一次，臭秽，量不多。之后每天排解大便，基本正常。已不发热，手心热减轻，仍纳呆。查：舌苔黄稍腻，脉细。

方药：党参9克、炒白术9克、茯苓9克、炙甘草3克、陈皮9克、清半夏6克、砂仁（后下）5克、木香5克、麸炒枳壳9克。5剂，水煎服。

【按语】患儿因发热4天而就诊。平素消化不好，身体瘦弱，1周前进食油腻饮食，食量较多，出现积食，低热，伴脘腹痞满，嗳气厌食，大便臭秽，秘结，2～3天排解一次，舌苔黄厚腻，脉滑。辨证属于积食发热兼脾胃虚弱。治疗首先清热导滞，取效后继用香砂六君子汤调理脾胃。

【医案九】

李某，女，66岁。发热1月。

初诊（2016年8月21日）：7月初外出旅游，因淋雨而致感冒，高热1周，经输液治疗后体温得降。之后一直神疲乏力，口干咽燥，心烦。近1月来午后发热，五心烦热，难以入睡，大便常干结，尿少色黄。查：舌质红而干，有裂纹，苔少，脉细数。

辨证：阴虚发热。

方药：银柴胡10克、胡黄连9克、地骨皮15克、青蒿20克、秦艽10克、知母9克、生地黄12克、玄参15克、麦冬12克、柏子仁15克、牡丹皮10克、百合15克、珍珠母（先煎）30克、合欢皮30克。7剂，水煎服。

二诊（2016年8月28日）：入睡较前稍好，午后发热减轻，仍五心烦热，大便干结。查：舌质红，有裂纹，苔少，脉细数。初诊方加白芍15克，继服7剂，水煎服。

三诊（2016年9月4日）：午后发热和五心烦热都明显减轻，这一周大便3次，不干结。查：舌质红，有裂纹，苔薄白，脉细数。

方药：地骨皮15克、青蒿20克、秦艽10克、知母9克、生地黄12克、玄参15克、麦冬12克、白芍15克、牡丹皮10克、百合15克、珍珠母（先煎）30克、合欢皮30克、夜交藤30克。7剂，水煎服。

【按语】患者感冒后高热1周，壮火伤阴，故出现神疲乏力，口干咽燥，心烦，午后发热，五心烦热，大便常干结，尿少色黄，舌质红而干，有裂纹，苔少，脉细数，均为阴虚之象，辨证为阴虚发热。治宜养阴清热，选用银柴胡、胡黄连、地骨皮、青蒿、秦艽、知母、生地黄、玄参、柏子仁等，取得较好疗效。

瘿 病

一、概述

瘿病是以颈前喉结两旁结块肿大为主要临床特征的一类疾病。早期多无明显的伴随症状，发生阴虚火旺的病机转化时，可见低热、多汗、心悸、眼突、手抖、多食易饥、面赤、脉数等表现。

导致本病发生的病因有：①情志内伤；②饮食及水土失宜；③体质因素。忿郁恼怒或忧愁思虑日久，使肝气失于条达，气机郁滞，则津液不得正常输布，凝聚成痰，气滞痰凝，壅结颈前，则形成瘿病，其消长常与情志有关。

瘿病的基本病机是气滞、痰凝、血瘀壅结颈前，初期多为气机郁滞，津凝痰聚，痰气结于颈前所致。日久引起血脉瘀阻，气、痰、瘀三者合而为患。病变部位主要在肝、脾，与心有关。

瘿病的预后大多较好。瘿肿小、质软、治疗及时者，多可治愈。但瘿肿较大者，不容易完全消散。若肿块坚硬、移动性差而增长又迅速者，则预后较差。

瘿病的辨证需辨明在气在血、火旺与阴伤的不同及病情的轻重。

瘿病的治疗以理气化痰，消瘿散结为基本治则。瘿肿质地较硬及有结节者，治疗时应适当配合活血化瘀。肝火亢盛及火热伤阴者，则当以清肝泻火及滋阴降火为主治之。

二、诊治经验

1. 肝气郁结

多因平日忿郁恼怒或忧愁思虑日久导致。常见于瘿病初起阶段。表现为咽喉中感觉不适如物阻塞，颈前有不适感，精神抑郁，情绪不宁，善太息，胸胁胀痛，痛无定处，脘闷嗳气，腹胀便溏，女子月事不行，舌苔薄腻，脉弦。

治法：疏肝理气，兼以化痰。

基础方：柴胡、香附、郁金、白芍、海蛤壳、浙贝母、黄药子、山药、白术。

2. 肝火炽盛

多因平日情志不舒，心情焦虑，肝气郁结，日久化热导致。表现为颈前喉结两旁轻度或中度肿大，外表一般柔软光滑。伴见烦热，容易出汗，性情急躁易怒，眼球突出，手指颤抖，面部烘热，口苦，舌质红，苔薄黄，脉弦数。

治法：清肝泻火，消瘿散结。

基础方：牡丹皮、栀子、柴胡、黄芩、龙胆草、青黛、夏枯草、浙贝母、玄参、牡蛎。

3.痰气交阻

因心情抑郁，气郁痰阻而成。表现为颈前喉结两旁结块肿大，质软不痛，颈部觉胀，胸闷，喜太息，或兼胸胁窜痛，病情常随情志波动而变化，苔薄白，脉弦。

治法：理气疏郁，化痰消瘿。

基础方：柴胡、郁金、枳壳、青皮、昆布、海螵蛸、香附、延胡索、川楝子。

4.脾虚痰盛

多为肝郁脾虚，津液凝聚成痰，痰气结于颈前所致。表现为颈前肿大，体形肥胖，神疲乏力，胸闷腹胀，纳食减少，或便溏，女子常伴有带下清稀，舌体胖大、质淡，苔白或白腻，脉沉细。

治法：健脾益气，化痰散结。

基础方：海螵蛸、浙贝母、生牡蛎、僵蚕、党参、陈皮、法半夏、茯苓、苍术、厚朴、砂仁、山药、白蔻仁。

5. 痰瘀互结

多因瘿病日久不愈，痰浊与瘀血互相凝结而成。表现为颈前喉结两旁结块肿大，按之较硬或有结节，肿块经久未消，胸闷，纳差，苔薄白或白腻，舌质暗紫，脉弦或涩。

治法：理气活血，化痰消瘿。

基础方：昆布、海螵蛸、浙贝母、白术、黄药子、三棱、莪术、僵蚕、丹参。

6. 气虚血瘀

多由瘿病日久，气虚血瘀而成。表现为突眼症状日趋明显，目胀欲脱，迎风流泪，神疲乏力，心悸，胸痛，动则汗出，舌质紫暗，脉细涩。

治法：补气活血。

基础方：党参、黄芪、鸡血藤、丹参、泽兰、石斛、菊花、枸杞子、密蒙花、石决明。

7. 心肝阴虚

多因瘿病日久，津液耗伤，阴虚内热而成。表现为颈前喉结两旁结块或大或小，质软，病起较缓，心悸不宁，心烦少寐，易出汗，手指颤动，眼干目眩，倦怠乏力，舌质红，苔少或无苔，舌体颤动，脉弦细数。

治法：滋阴降火，宁心柔肝。

基础方：生地黄、沙参、玄参、麦冬、钩藤、白蒺藜、鳖甲、白芍、牛膝、女贞子。

8.气阴两虚

多因瘿病后期，阴伤气耗而成。表现为颈前肿块日久，神疲乏力，心悸气短，动则汗出，手足心热，腰膝酸软，手足、头部震颤发抖，舌质嫩，光红无苔，脉虚数无力。

治法：益气养阴，化痰散结。

基础方：党参、黄芪、生地黄、何首乌、鳖甲、龟甲、夏枯草、半夏、浙贝母、玄参、甘草。

三、医案实录

【医案一】

王某，女，36岁。自觉颈前憋胀半年余。

初诊（2021年9月9日）：患者颈前肿胀已半年余，初起未重视，只发觉颈前肿胀，时心悸、烦躁。今年1月，感觉症状日益增多，心率115～120次/分，多食善饥，两目发胀，怕热多汗，头昏，多疑，疲乏无力，月经行期无定。经某医院检查，诊断为甲状腺功能亢进症，西药治疗3个月，现求诊中医施治。颈部肿大。查：舌暗红，苔薄黄，脉弦涩。

辨证：情志郁结，气滞血瘀。

方药：柴胡10克、黄芩10克、远志10克、浙贝母6克、柏子仁10克、玄参10克、茯神10克、山慈菇6克、丹参10克、小蓟10克、夏枯草10克。7剂，水煎服。

二诊（2021年9月16日）：心率85～90次／分，汗出渐少，颈间已不憋闷。查：舌苔薄黄，脉弦。

方药：石决明（先煎）10克、龙眼肉10克、山慈菇6克、生龙骨（先煎）30克、生牡蛎（先煎）30克、夏枯草10克、浙贝母6克、远志10克、玄参10克、茯神10克。7剂，水煎服。

三诊（2021年9月23日）：诸症好转，心率正常。查：舌苔薄黄，脉略弦。二诊方去龙眼肉，加菊花10克。7剂，水煎服。

四诊（2021年9月30日）：诸症好转。查：舌苔薄黄，脉略弦。

方药：浙贝母30克、龙齿60克、生牡蛎60克、牡丹皮10克、夏枯草30克、桔梗30克、玄参30克、当归30克、柏子仁30克、白芍30克、远志30克、仙鹤草30克。共研细末和匀，每日早、晚各服10克，白开水送服。

散剂连服两剂，甲状腺显著缩小，症状消失。

【按语】该患者为甲状腺功能亢进症，表现为颈部肿胀，诊断当属"瘿瘤"的范畴。甲状腺肿大，怕热多汗，心烦、心悸，多食善饥，疲乏无力。治疗应软坚散结，平肝养心。玄参、浙贝母有软坚之功，患者心动过速，故加用远志、茯神、柏子仁等养心药。

【医案二】

王某，女，17岁。颈前肿物1年余，伴疼痛1周。

初诊（2016年3月12日）：患者颈前右侧可及囊性肿物，质软，微有压痛，痰多难咳，吞咽无异常。查：舌暗红，苔薄腻，脉弦滑。超声提示：双侧甲状腺多发囊性结节。

辨证：痰气交阻。

方药：柴胡10克、郁金10克、枳壳6克、青皮6克、昆布10克、香附10克、延胡索10克、茯苓10克、川楝子6克、僵蚕6克、浙贝母10克、生牡蛎（先煎）30克、夏枯草10克、玄参10克。7剂，水煎服。

二诊（2016年3月19日）：咽痛减轻，咳黄痰。吞咽疼痛明显减轻。便溏，肿物质地稍软。一诊方去川楝子，加炒白术10克，7剂，水煎服。

三诊：（2016年3月26日）：咽痛明显减轻，吞咽疼痛缓解，咳痰清，肿物明显消退，症状较前明显减轻，继服7剂巩固疗效。

【按语】该患者为青春期女性，气郁成瘿，素体痰湿。气郁痰浊内生，日久痰浊凝聚而成有形之肿块。方中用柴胡疏肝散配合消瘰丸燥湿化痰，软坚散结，疗效明显。

【医案三】

刘某，女，20岁。颈前憋闷不适半年。

初诊（2019年9月21日）：颈前憋闷不适半年，伴有周身乏力，急躁易怒，纳尚可，夜寐不佳，大便溏。舌质淡红，舌边有齿痕，苔白，脉细弱。查甲功正常。

辨证：肝郁脾虚，气郁痰阻。

方药：柴胡10克、党参10克、茯苓10克、白术10克、炙甘草6克、山药15克、郁金10克、香橼6克、佛手6克、夏枯草15克、桔梗10克、远志10克。7剂，水煎服。

二诊（2019年9月28日）：周身乏力缓解，急躁易怒减轻，夜寐不佳好转，大便成形。舌质淡红，舌边仍有齿痕，苔白，脉细。上方去郁金，继服7剂治疗。嘱患者定期复查。

【按语】本例为痰气交阻的瘿病患者，周身乏力，大便溏，舌边有齿痕，一派脾气虚弱之候，故方中用四君子汤来补脾益气。患者急躁易怒，脉略弦，加柴胡、香橼、佛手疏肝行气，效果明显。

【医案四】

张某，男，32岁。突眼、颈前憋闷、双手震颤、汗多、心悸1年，乏力3个月。

初诊（2019年9月21日）：患者1年前发现双侧眼球略

向前突出，同时感觉怕热多汗，心悸不安，情绪激动，在医院被诊断为甲状腺功能亢进症（简称"甲亢"），服甲巯咪唑等药治疗，上症稍有好转。但近3个月乏力明显，双手震颤，汗多，纳差，时有眩晕，常夜寐不安，大便干结。舌质黯，苔薄黄，脉弦。

辨证：脾肾亏虚，肝气郁结。

方药：黄芪15克、白术10克、党参10克、当归10克、玄参10克、升麻6克、柴胡10克、黄芩10克、山慈菇6克、川楝子10克、天麻10克、桑寄生10克、枸杞子10克、玄参10克、陈皮10克、甘草6克。7剂，水煎服。继服甲巯咪唑片。

二诊（2019年9月28日）：怕热多汗、心悸不安、乏力、眩晕、大便干结等症状好转，仍有纳差，夜寐不安，舌质黯，苔薄白，脉弦。上方去天麻、升麻。7剂，水煎服。继服甲巯咪唑片。

【按语】甲亢为虚实错杂之证，与肝、脾两脏关系密切。肝喜条达，主疏泄，主情志活动，开窍于目，其经脉循行两胁、颈部两侧。若精神焦虑，肝气郁结，脾气虚弱，痰浊内生，上扰目窍，阻滞经络，则眼球突出，颈部气结成瘿。肝气郁结，久病及肾，肝、脾、肾三脏同病。肝阴不足，肝血不能濡养筋脉；脾主四肢肌肉，脾气虚弱，生化之源不足，气少血虚不能充养肌肉，故见四肢无力，肌肉萎缩，形体消瘦；眼球瞳仁属肾，肾虚则眼球转动不灵，眼睑闭合不全。根据《黄帝内经》"虚则补之""损者益之"之旨，以补脾益肾、疏肝理气为治疗大法，取效显著。

【医案五】

梁某，男，28岁。咽喉部憋闷不适2年，伴心悸、气促、多汗1月余。

初诊（2020年9月2日）：患者近2年来时咽喉部憋闷感明显，心慌气促，失眠疲倦，口渴多汗，消瘦，头晕，双下肢乏力，活动后诸症加重，休息后减轻，在某医院被诊断为甲状腺功能亢进症。现患者形体消瘦，神疲气短，四肢无力，肌肉酸痛，颈部肿胀，肢体震颤，心悸汗多，消食善饥。查：舌淡红，边有齿痕，舌苔厚腻，黄白相间，脉弦细数。

辨证：气虚痰浊，脾肾不足。

方药：茯苓15克、竹茹10克、枳壳6克、法半夏10克、橘红6克、黄芪15克、太子参10克、五味子10克、麦冬10克、山慈菇6克、生牡蛎（先煎）30克。7剂，水煎服。加服甲巯咪唑片。

二诊（2020年9月9日）：服用中药后症状大减，心慌气短、失眠多汗消失，全身情况改善，肢体震颤减轻。查：舌淡红，边有齿痕，舌苔白略腻，脉弦细。效不更方，山慈菇加量至10克。7剂，水煎服。继服甲巯咪唑片。

三诊（2020年9月16日）：偶有心慌、心跳加速感，口干，但睡眠转佳，颈部发胀感减轻，体力增加。查：舌淡红，苔薄白，脉细数。考虑甲亢患者容易出现内热，去黄芪，加山药20克，7剂，水煎服。继服甲巯咪唑片。

四诊（2020年9月23日）：患者临床症状基本消失，体力较前增加，继续守上方巩固疗效。

嘱继服甲巯咪唑片，定期复查甲状腺功能。

【按语】甲亢病多发于青壮年，以咽喉部肿胀、心慌、多汗、乏力为主要表现。属于"瘿病"范畴，其病机为肝气郁结，气机阻滞，不足以化生津液，聚而生痰，结于颈部而成瘿病。颈部肿胀，肢体震颤，心悸汗多，消食善饥，舌淡红，边有齿痕，舌苔厚腻，黄白相间，属肝郁脾虚，痰浊内生，故以温胆汤合生脉饮为主方加减用药，其中山慈菇是治疗瘿病的常用药。

【医案六】

陈某，女，29岁。因颈前肿胀、手颤、汗多1年余就诊。

初诊（2017年7月19日）：患者平素性急易怒，2016年出现颈肿、手颤、消瘦等症状，经检查，被诊断为甲状腺功能亢进症。经西医治疗，服赛治等药物，FT_3、FT_4下降，TSH有升高，停药后FT_3、FT_4复又上升，久治不愈，现转求中医治疗。刻下症见：颈部肿大，多食消瘦，急躁易怒，神疲乏力，眠差，手指颤动，行走时觉双腿颤抖，站立不稳，心率100次/分以上，大便每日2～3次。查：舌质淡，舌体胖大，有齿痕，舌边和舌尖偏红，苔薄白，脉沉弦。

辨证：肝火炽盛，痰气互结。

方药：当归10克、炒白芍10克、炒白术10克、茯苓15克、柴胡6克、醋香附10克、醋郁金10克、牡丹皮10克、炒栀子10克、浙贝母10克、生牡蛎（先煎）30克、桔梗10克。14剂，水煎服。加服甲巯咪唑片。

二诊（2017年8月2日）：手指颤动基本消失，睡眠好转，精神佳，性急易怒较前改善，纳眠可，二便正常。查：舌质淡，舌体胖大，边有齿痕，苔薄白，脉沉数。初诊方去牡丹皮、炒栀子，加姜半夏10克。14剂，水煎服。继服甲巯咪唑片。

三诊（2017年8月23日）：患者手指颤动症状消失，身体较前有力，自觉颈部肿大基本消失，余无明显不适。查：舌质淡，苔薄白，脉沉。

方药：黄芪30克、党参10克、炒白术10克、茯苓10克、当归10克、炒白芍10克、醋香附10克、醋郁金10克、川芎10克、炒白芥子6克、丹参15克、川续断15克、甘草3克。14剂，水煎服，以巩固疗效。继服甲巯咪唑片。

3个月后电话随访，患者诸症消失，化验指标正常，嘱定期复查。

【按语】此例青年女性患者，平素性急易怒，肝气久郁，木郁克土，脾虚运化失职，津液输布失常，凝聚成痰，结于颈前，故颈肿；肝郁化火，筋脉受灼，故手指颤动；肝火内盛，引动心火及胃火，故心烦急躁，心慌失眠，多食消瘦；久病脾虚气血生化乏源，故神疲乏力；舌质淡，边尖偏红，舌体胖大，边有齿痕，苔薄白，脉沉数，此为本虚而兼心肝有火之象。本虚标实之证，急则治其标，以丹栀逍遥散为基础方，配合活血化瘀、软坚散结之品，共奏清肝泻火、软坚散结、化痰消瘿之效。

【医案七】

常某，女，33岁。颈前右侧有肿物两月余。

初诊（2018年7月19日）：颈前右侧有肿物隆起，推之可移动，按之有弹性，活动性好，无压痛。平日心烦急躁，消谷善饥，夜寐梦多。查：舌质红，苔薄白，脉沉滑。

甲状腺彩超报告显示：甲状腺右侧形态失常，体积增大，表面光滑，内部回声不均，其内见大小约33mm×29mm的囊实性低回声团，边界清，大部分为液性，甲状腺右侧叶肿块周边见较丰富的血流信号，甲状腺左侧叶切面形态正常，体积不大，表面光滑，包膜完整，内部回声均匀。甲状腺功能正常。提示为甲状腺右侧囊肿。

辨证：肝郁气滞，痰瘀交阻。

方药：桔梗10克、牛蒡子10克、山慈菇10克、夏枯草10克、浙贝母15克、益母草10克、赤芍10克、丹参10克、茜草10克、焦三仙各10克、鸡内金10克、郁金10克。7剂，水煎服。

二诊（2018年7月26日）：睡眠好转，精神见好。查：舌红苔白，脉弦滑。

方药：白芷6克、防风6克、桔梗10克、牛蒡子10克、山慈菇10克、夏枯草10克、郁金10克、杏仁10克、焦三仙各10克、浙贝母10克、生牡蛎（先煎）30克、生甘草6克。14剂，水煎服。

三诊（2018年8月9日）：颈前肿物明显缩小，触之较软。查：舌红苔白，脉弦滑。

方药：白芷6克、防风6克、桔梗10克、牛蒡子10克、山慈菇10克、夏枯草10克、郁金10克、杏仁10克、焦三仙各10克、浙贝母10克、生牡蛎（先煎）30克、生甘草6克。14剂，水煎服。

四诊（2018年8月23日）：颈前肿物明显缩小。查：舌红苔白，脉弦滑。（三诊方继服14剂。嘱咐患者调节情绪，避免恼怒忧思。）

【按语】甲状腺囊性肿物，虽为良性，却有迅速增大之可能。中医辨之为痰气交阻，血络瘀滞，故用活血化瘀、调畅气机、软坚散结之法。更须患者调畅情志，增加运动，勿食辛辣及烟酒刺激之物，方可根治。

【医案八】

黄某，男，29岁。颈前喉结两旁肿大两年余，加重两周。

初诊（2021年3月6日）：患者两年前感觉颈前喉结两旁憋闷，于某院体检时发现甲状腺功能系列异常，彩超结果显示：甲状腺血流丰富，出现火海征。被诊断为甲状腺功能亢进症，口服甲巯咪唑片（剂量不详），后自行停药。两周前患者自觉突眼，偶有心悸、烦躁，查甲状腺功能，结果显示：甲状腺功能亢进症。血常规检查：（-）。肝功报告单：（-）。精神可，烦躁易怒，偶有心慌，左眼稍突，闭合可，口干、口苦，双手细颤（+），纳眠可。查：舌暗红，苔薄白，脉弦滑。

辨证：肝经郁热，气郁痰阻。

方药：黄芩10克、白芍15克、石斛15克、枳实10克、桔梗15克、柴胡20克、牡丹皮10克、浙贝母10克、法半夏9克、茯苓10g、生龙骨（先煎）30克、生牡蛎（先煎）30克、甘草6克。7剂，水煎服。继续服用西药甲巯咪唑片。

二诊（2021年3月13日）：服药后心慌明显改善，双手细颤征（-），舌脉同前，体重较前无明显变化。续予初诊方14剂，嘱其复诊前复查甲功。继续服用甲巯咪唑片。

三诊（2021年3月27日）：性情急躁较前好转，无明显心慌，无手抖，双手细颤征（-），双手有握拳无力感，左眼稍突，闭合可，口干多饮，口苦，纳眠可。舌红，苔薄白，脉滑。体重较前无明显变化。初诊方去石斛，加茵陈15克、佛手10克，14剂，水煎服。

后患者甲功正常，无心悸、手颤等不适症状，建议其规律口服甲巯咪唑片，定期复查甲状腺功能及血常规、肝功能。

【按语】患者情绪急躁，致肝失疏泄，气机阻滞，进而引起气血津液运行不畅，凝聚为痰。甲状腺功能亢进症病变部位在甲状腺，与肝、脾、肾功能失调密切相关，尤以肝脏为主。肝在志为怒，肝火亢盛，则烦躁易怒；肝火上扰于心则心悸；热极生风，肝风内动筋脉拘挛，则出现手颤。故辨证为肝经热盛，气郁痰阻证。治疗选用柴胡加龙骨牡蛎汤加减，以疏肝泄热、理气化痰。

淋　证

一、概述

淋证是以小便频数短涩，淋沥刺痛，小腹拘急引痛为主症的一类病证。

导致淋证的病因有：①外感湿热。因下阴不洁，秽浊之邪上犯膀胱，或由小肠邪热、心经火热、下肢丹毒等他脏外感之热邪传入膀胱，发为淋证。②饮食不节。多食辛热肥甘之品，或嗜酒太过而成淋证。③情志失调。情志不遂，肝气郁结，膀胱气滞，或气郁化火，气火郁于膀胱而导致淋证。④禀赋不足或劳伤久病。禀赋不足，或久病劳伤、房事不节、多产多育，或久淋不愈，耗伤正气，或妊娠、产后脾肾气虚，膀胱容易感受外邪，而致本病。

淋证的基本病理变化为湿热蕴结下焦，肾与膀胱气化不利。病位在膀胱与肾，且与肝、脾有关。

淋证病理因素主要为湿热之邪。淋证的病理性质有实有虚，且多见虚实夹杂之证。初起多因湿热为患，正气尚未虚损，故多属实证。但淋久可致脾肾两虚，而由实转虚。淋证多以肾虚为本，膀胱湿热为标。

临床上有六淋之分。若湿热客于下焦，膀胱气化不利，小便灼热刺痛，则为热淋；若膀胱湿热，灼伤血络，迫血妄行，血随尿出，以至小便涩痛有血，乃成血淋；若湿热久蕴，熬浊成石，遂致石淋；若湿热蕴久，阻滞经脉，脂液不循常道，小便浑浊不清，而为膏淋；若肝气失于疏泄，气火郁于膀胱，则为气淋；若久淋不愈，湿热留恋膀胱，由腑及脏，继则由肾及脾，脾肾受损，正虚邪弱，遂成劳淋；若肾阴不足，虚火扰动阴血，亦为血淋；若肾虚下元不固，不能摄纳精微、脂液，亦为膏淋；若中气不足，气虚下陷，膀胱气化无权，亦成气淋。

淋证的辨证要点：①明辨类别。②审察虚实。辨别淋证虚实的主要依据有三：一是病程。淋证初起多因膀胱湿热，其病在腑，属于实证；病久不愈，出现肾气不足、脾虚气陷、气阴两虚等脏气虚损病象，转为虚证或虚实错杂。二是淋证特有的水道不利症状，其中有无尿痛是鉴别虚实的重要指征。从临床观察所见，尿痛的轻重程度往往与湿热邪气的盛衰密切相关，尿痛甚者湿热邪气亦甚，随着湿热邪气被清除，尿痛也减轻或消失，这在热淋、血淋中尤为明显。在伴有高热恶寒的情况下，有时尿痛反不明显，则属例外。三是小便色泽及全身阴阳失调情况，小便浑浊黄赤多为湿热邪气盛，尿液清白多为邪退或正虚。

"实则清利，虚则补益"为淋证的基本治则。具体而言，实证以膀胱湿热为主者，治宜清热利湿；以热灼血络为主者，治以凉血止血；以砂石结聚为主者，治以通淋排石；以气滞不利为主者，治以利气疏导。虚证以脾虚为主者，治以健脾益气；以肾虚为主者，治以补虚益肾。同时，正确掌握标本缓急的各种变化，在淋证治疗中尤为重要。对虚实夹杂者，又当通补兼施，审其主次缓急，兼顾治疗。

二、诊治经验

1. 热淋

因下阴不洁，秽浊之邪上犯膀胱；或多食辛热肥甘之品，或嗜酒太过；或由小肠邪热、心经火热、下肢丹毒等他脏外感之热邪传入膀胱导致。表现为小便频数短涩，灼热刺痛，尿色黄赤，少腹拘急胀痛，或有寒热，口苦，呕恶，或有腰痛拒按，或有大便秘结，苔黄腻，脉滑数。

治法：清热利湿通淋。

基础方：萹蓄、瞿麦、车前子、川木通、滑石、大黄、栀子、甘草。

伴寒热、口苦、呕恶者，可加黄芩、柴胡以和解少阳。若热毒弥漫三焦，用黄连解毒汤合五味消毒饮以清热泻火解毒。

2. 石淋

由膀胱湿热煎熬尿液而成。表现为尿中夹砂石，排尿涩痛，或排尿时突然中断，尿道窘迫疼痛，少腹拘急，往往突发，一侧腰腹绞痛难忍，甚则牵及外阴，尿中带血，舌红，苔薄黄，脉弦或带数。

治法：清热利湿，排石通淋。

基础方：石韦、冬葵子、海金沙、金钱草、萹蓄、瞿麦、车前子、川木通、滑石。

石淋日久，症见神疲乏力，少腹坠胀者，为虚实夹杂，当标本兼顾，补中益气汤加金钱草、海金沙、冬葵子益气通淋。若结石过大，阻塞尿路，肾盂严重积水者，宜手术治疗。

3. 血淋

热邪浸于血分，表现为小便热涩刺痛，尿色深红，或夹有血块，疼痛满急加剧，或见心烦，舌尖红，苔黄，脉滑数。

治法：清热通淋，凉血止血。

基础方：小蓟、白茅根、生地黄、川木通、甘草、竹叶。

若久病肾阴不足,虚火扰动阴血,症见尿色淡红,尿痛涩滞不显著,腰膝酸软,神疲乏力者,宜滋阴清热,补虚止血,用知柏地黄丸加减。

4.气淋

郁怒之后导致小便涩滞,淋沥不宣,少腹胀满疼痛,苔薄白,脉弦。

治法:理气疏导,利尿通淋。

基础方:沉香、滑石、石韦、冬葵子、柴胡、当归、白芍、木香、厚朴。

如小便涩滞不甚,少腹坠胀,少气懒言,脉细无力,用补中益气汤治疗。

5.膏淋

表现为小便浑浊,乳白或如米泔水,上有浮油,置之沉淀,或伴有絮状凝块物,或混有血液、血块,尿道热涩疼痛,尿时阻塞不畅,口干,舌质红,苔黄腻,脉濡数。

治法:清热利湿,分清泄浊。

基础方:萆薢、石菖蒲、黄柏、车前子、白术、茯苓。

膏淋病久不已,反复发作,淋出如脂,涩痛不甚,形体日见消瘦,头昏无力,腰膝酸软,舌淡,苔腻,脉细无力，此为脾肾两虚，气不固摄，用膏淋汤补脾益肾又兼固涩治之。

6.劳淋

诸淋日久，脾肾两虚，湿热留恋而导致。表现为小便不甚赤涩，尿痛不甚，但淋沥不已，时作时止，遇劳即发，腰膝酸软，神疲乏力，病程缠绵，舌质淡，脉细弱。

治法：补脾益肾。

基础方：山药、熟地黄、山茱萸、茯苓、泽泻、肉苁蓉、菟丝子、五味子、杜仲、牛膝。

二、医案实录

【医案一】

杜某，男，48岁。左侧腰痛，左少腹痛，小便淋沥涩痛1天。

初诊（2010年10月16日）：患者1周前在外出旅游途中，发作数次左侧腰痛，左少腹痛，短时即过。昨天上午9时许突发剧烈左侧腰痛，左少腹痛，向大腿内侧及前阴放射，尿频、尿急，小便淋沥涩痛，之后又数次发作，急诊住院。经X线腹部平片检查，被诊断为左侧输尿管结石，大者0.7cm×0.6cm。查：舌红，苔薄黄腻，脉弦滑。

辨证：石淋，膀胱湿热。

方药：海金沙（布包）15克、金钱草50克、石韦15克、冬葵子12克、萹蓄10克、瞿麦10克、车前子（布包）9克、川木通9克、滑石（布包）15克、川牛膝9克。5剂，水煎服。嘱患者多饮水、憋尿，做跳跃动作。

二诊（2010年10月22日）：左侧腰痛及左少腹痛消失，尿量增多，排尿时尿道不痛。再次拍X线腹部平片，原左侧输尿管0.7cm×0.6cm结石已无。查：舌红，苔薄黄腻，脉滑。

方药：石韦15克、冬葵子12克、萹蓄10克、瞿麦10克、车前子（包煎）9克、川木通9克、滑石15克、川牛膝9克、大黄（后下）6克、栀子9克、甘草6克。5剂，水煎服。

【按语】石淋，多见于输尿管结石，在临床较为常见。此患者突发剧烈左侧腰痛，左少腹痛，向大腿内侧及前阴放射，尿频、尿急，小便淋沥涩痛，经X线腹部平片诊断为左侧输尿管结石，大者0.7cm×0.6cm。这样大小的结石可以直接服中药，配合多饮水、憋尿、跳跃等，结石或可自行排出。中医认为结石乃膀胱湿热，煎熬尿液而成，因而选择八正散合石韦散加化石排石药治疗，多可排出结石。结石排出后，仍需继用1周八正散清化膀胱湿热，以杜绝生石之源。

【医案二】

康某，女，59岁。尿频、尿急、尿道灼热涩痛反复发作10余年。

初诊（2009年9月12日）：患者自述患慢性肾盂肾炎10余年，每遇劳累则尿频、尿急、尿道灼热涩痛反复发作。每发则输液治疗（头孢菌素类及喹诺酮类），有效，但反复发作。前天又发作尿频、尿急、尿道灼热涩痛，伴有五心烦热。查：舌黯红，苔薄黄腻，脉细数。

辨证：劳淋（肾阴亏虚，兼膀胱湿热、瘀血）。

方药：知母9克、黄柏9克、山药15克、山茱萸9克、生地黄12克、茯苓10克、泽泻9克、牡丹皮9克、车前子（包煎）10克、川牛膝12克、萹蓄10克、瞿麦10克、赤芍15克。5剂，水煎服。

二诊（2009年9月19日）：尿频、尿急、尿道灼热涩痛明显减轻，五心烦热减轻。查：舌黯红，苔薄黄，脉细数。初诊方继服3剂。

三诊（2009年9月23日）：已无尿频、尿急、尿道灼热涩痛，时发五心烦热。查：舌黯红，苔薄黄，脉细数。

方药：知母9克、黄柏9克、山药15克、山茱萸9克、生地黄12克、茯苓10克、泽泻9克、牡丹皮9克、赤芍15克。7剂，水煎服。

四诊（2009年9月30日）：尿频、尿急、尿道灼热涩痛没有再发，时发五心烦热。查：舌黯红，苔薄黄，脉细数。嘱其服知柏地黄丸两周巩固疗效。

【按语】急性泌尿道感染很常见，如治疗不及时，或用药不正确或力度不足，就会使下尿路感染向上侵及上尿路，导致肾盂肾炎，临床很多慢性肾盂肾炎就是这样形成的。急性期的主要病机是膀胱湿热，慢性期有较多患者的病机为肾阴虚兼膀胱湿热，或还兼有瘀血（久病成瘀），从而转为虚实夹杂。此例患者就是这样，选用知柏地黄丸加清热利湿药和活血药治疗，取得较好疗效。

【医案三】

吴某，女，32岁。小便频数短涩，灼热刺痛5天。

初诊（2021年8月7日）：5天前出现小便频数短涩，灼热刺痛，尿色黄赤，少腹拘急胀痛，昨天又感到恶寒发热，口苦，呕恶，大便秘结。查：舌红，苔黄腻，脉滑数。

辨证：热淋。

方药：萹蓄10克、瞿麦10克、车前子（包煎）10克、川木通9克、滑石10克、大黄（后下）9克、栀子9克、甘草6克、黄芩10克、柴胡10克、清半夏9克、陈皮10克。5剂，水煎服。同时按说明书服左氧氟沙星胶囊。

二诊（2021年8月14日）：小便频数短涩，灼热刺痛已消失，仍口苦，呕恶。查：舌红，苔薄黄腻，脉滑。

方药：萹蓄10克、瞿麦10克、车前子（包煎）10克、栀子9克、甘草6克、柴胡10克、黄芩10克、清半夏9克、陈皮10克、竹茹12克、龙胆草6克。5剂，水煎服。

【按语】此患者为较重的急性泌尿道感染，伴有恶寒发热，口苦，呕恶等全身症状，须用八正散清热利湿通淋，加柴胡、黄芩、清半夏和解少阳。同时按说明书服左氧氟沙星胶囊，故能较快取得疗效。

【医案四】

白某，女，73岁。小便涩滞不畅两月余。

初诊（2017年10月12日）：近两个多月来自觉小便涩滞不畅，少腹坠胀而凉较明显，伴有少气懒言，四肢怠惰。查：舌淡，苔薄白，脉细无力。

辨证：气淋虚证。

方药：黄芪30克、党参10克、炒白术10克、当归10克、陈皮9克、升麻5克、柴胡5克、炙甘草5克、肉桂5克、乌药9克。7剂，开水冲服。

二诊（2017年10月19日）：少腹坠胀而凉减轻，仍小便涩滞不畅，少气懒言。查：舌淡，苔薄白，脉细无力。初诊方继服7剂。

三诊（2017年10月26日）：小便涩滞不畅和少腹坠胀而凉均减轻，自觉气力较前好转。查：舌淡，苔薄白，脉细无力。初诊方继服7剂。

四诊（2017年11月2日）：小便涩滞不畅和少腹坠胀而凉均进一步减轻，精力进一步好转。查：舌淡，苔薄白，脉细无力。初诊方加川芎6克，继服7剂。

【按语】此患者为女性，73岁，主症表现是小便涩滞不畅，少腹坠胀而凉，伴有少气懒言，四肢怠惰，舌淡，苔薄白，脉细无力，辨证为气淋虚证，选用补中益气汤加味治疗取得较好效果。

【医案五】

高某，女，45岁。小便热涩刺痛，尿色深红4天。

初诊（2022年7月15日）：患者外出旅游，概因气候湿热等因素，4天前早晨排尿时出现小便热涩刺痛，尿色深红，疼痛满急加剧，心烦。查：舌红，苔黄，脉滑数。

辨证：血淋（膀胱湿热）。

方药：小蓟12克、白茅根15克、生地黄15克、川木通9克、滑石（包煎）9克、甘草6克、淡竹叶10克、蒲黄（包煎）10克、藕节10克。5剂，水煎服。同时按说明书服左氧氟沙星胶囊。

二诊（2013年7月22日）：小便热涩刺痛明显减轻，血尿明显减轻。查：舌红，苔黄，脉滑数。初诊方减去川木通，加赤芍15克。5剂，水煎服。

【按语】此患者小便热涩刺痛，尿色深红，舌红，苔黄，脉滑数，辨证为血淋实证。治疗选用小蓟饮子加减，清热通淋，凉血止血，取得较好效果。

遗尿、尿失禁

一、概述

遗尿是指在不知不觉中尿自出，在清醒的状态下尿自排出，尿湿裤子后才知道已排尿，或在睡眠中排尿而不自知，尿湿被褥者，均属遗尿。知道尿出而不能自禁者，属小便失禁。

对于遗尿，中医学积累了丰富的治疗经验。《素问·宣明五气篇》有"膀胱不利为癃，不约为遗尿"。

导致遗尿、尿失禁的病因、病机有以下三个方面：

1. 下焦肾与督脉之气虚弱

年幼肾气尚未发育成熟，或年老肾失固涩，膀胱失约而发生遗尿。

2. 上焦肺气虚弱

久咳或形寒饮冷伤肺，肺为水之上源，主通调水道，下输膀胱。肺气虚弱，气化功能减弱，上虚不能制下，发生遗尿。《金匮要略》有"上虚不能制下"之说。

3. 中焦脾虚气陷

饮食不节，或劳役过度，或思虑过度，耗伤脾气，中气下陷而成遗尿。《灵枢·口问》有"中气不足，溲便为之变"之记载。

总之，遗尿、尿失禁总属膀胱之气不固而失约。与肾、肺、脾有密切关系，其中与肾的关系尤为密切。因肾与膀胱相表里，肾气司膀胱的开合，肾气虚则膀胱之气不能固涩，而导致遗尿、尿失禁。再者，督脉络阴器，与肾贯脊相合，督脉之气虚衰也可导致遗尿、尿失禁。

二、诊治经验

1. 肾与督脉虚弱

多见于年幼肾气尚未发育成熟者，或年老肾虚者。表现为遗尿、尿失禁，伴有腰膝酸软而凉，耳鸣，头晕，足冷，尺脉沉弱。

治法：温补肾与督脉之阳气。

基础方：山药、山茱萸、菟丝子、五味子、益智仁、补骨脂、制附子、桑螵蛸。

2.肺气虚弱

多有久咳或形寒饮冷伤肺的病史。表现为遗尿、尿失禁，伴有咳嗽较剧，吐涎沫。

治法：益肺固涩。

基础方：半夏、橘红、茯苓、贝母、杏仁、白术、补骨脂、五味子、桑螵蛸。

3. 中气下陷

多有长期饮食不节，或劳役过度，或思虑过度的诱因。或有胃下垂、脱肛，女性患者或有子宫下垂等病史。表现为遗尿、尿失禁，伴有纳呆，神疲乏力，四肢怠惰，面色萎黄，舌淡胖，脉弱。

治法：补中益气升阳。

基础方：炙黄芪、人参、白术、茯苓、当归、升麻、柴胡、炙甘草、陈皮。

三、医案实录

【医案一】

吴某，男，16岁。夜间尿床多年。

初诊（2011年9月17日）：自小一直于睡眠中遗尿，现每晚睡眠中遗尿1～2次，曾在太原、北京、上海数所医院行西医治疗，未见疗效。此前又针灸治疗1年多，也未见疗效。为此非常苦恼，影响自尊。身体瘦弱，伴有腰部酸困而自觉发凉，畏寒喜暖。查：神经内科检查未见异常，舌淡，苔薄白，脉沉尺弱。

辨证：肾阳虚弱。

方药：制附子（先煎）9克、肉桂6克、熟地黄9克、山药15克、山茱萸9克、淫羊藿12克、五味子10克、益智仁10克、桑螵蛸12克、杜仲15克、桑寄生30克、川续断12克。7剂，水煎服。

二诊（2011年9月24日）：睡眠中遗尿改善不明显，腰部酸困、发凉减轻，服药没有明显不适。查：舌淡，苔薄白，脉沉尺弱。初诊方继服12剂。

三诊（2011年10月8日）：睡眠中遗尿减少，这周仅4天尿床，腰部酸困、发凉减轻，仍自觉腹部发凉。查：舌淡，苔薄白，脉沉尺弱。初诊方加乌药12克、干姜5克，继服7剂。

四诊（2011年10月15日）：这周仅3天尿床，腰部酸困、发凉减轻，腹部发凉也减轻，精力较前好，近日纳呆。查：舌淡，苔薄白，仍尺脉弱。

方药：制附子（先煎）9克、肉桂6克、熟地黄9克、山药12克、山茱萸9克、淫羊藿12克、五味子10克、益智仁10克、桑螵蛸12克、杜仲15克、桑寄生30克、乌药10克、炮姜10克、砂仁（后下）9克。7剂，水煎服。

五诊（2011年10月22日）：这周仅1天尿床，有两天睡眠中觉醒欲小便，起来如厕。纳食可。查：舌淡，苔薄白，脉弱。四诊方继服12剂。

六诊（2011年11月5日）：仅有1天白天劳累后睡眠中遗尿，患者初诊时的症状消失，精神、体力较前明显为好，来诊时神情怡然自信，与初诊时羞愧、萎靡之态完全不同。查：舌淡，苔薄白，脉弱。

方药：制附子（先煎）6克、肉桂6克、熟地黄12克、山药12克、山茱萸9克、淫羊藿12克、五味子10克、益智仁10克、覆盆子12克、锁阳12克、乌药12克、杜仲15克、桑寄生30克、黄芪30克、当归10克。15剂，水煎服。

【按语】肾与膀胱相表里，肾司二便之开合，肾之阳气虚弱，固涩无权，则膀胱开合失司，故睡眠中遗尿。此患者自小一直于睡眠中遗尿，身体瘦弱，伴有腰部酸困而自觉发凉，畏寒喜暖。舌淡，苔薄白，脉沉尺弱。均为肾阳虚弱之表现，神经内科检查未见异常，属功能性遗尿。治以温补肾阳药制附子、肉桂、熟地黄、山茱萸、淫羊藿，加之补肾壮腰药杜仲、桑寄生、川续断，合缩泉丸加味（五味子、益智仁、桑螵蛸等），疗效较好。只是患者遗尿已有16年之久，故治疗较久。

【医案二】

刘某，男，70岁。咳久遗尿20天。

初诊（2018年12月9日）：今年冬天因饮凉茶半杯而导致咳嗽较剧，痰清稀色白量多，现已持续1月余，近20天出现遗尿，伴有腰背酸困，腿膝无力。查：面色暗黑，舌淡，苔白，脉弦涩。

辨证：肾咳遗尿。

方药：制附子（先煎）9克、肉桂6克、山药15克、山茱萸9克、熟地黄9克、茯苓12克、牡丹皮9克、怀牛膝15克、补骨脂15克、桑螵蛸10克、五味子10克、干姜9克、细辛3克、炙甘草6克、姜半夏9克。7剂，水煎服。

二诊（2018年12月16日）：遗尿、咳嗽减轻，清稀白痰减少。查：舌淡，苔白，脉细弱。初诊方继服7剂，水煎服。

三诊（2018年12月23日）：遗尿明显减轻，已基本不咳嗽，清稀白痰明显减少，仍腰背酸困，腿膝无力。查：舌淡，苔白，脉沉弱。

方药：制附子（先煎）9克、肉桂6克、山药15克、山茱萸9克、熟地黄9克、茯苓12克、牡丹皮9克、怀牛膝15克、补骨脂15克、五味子10克、干姜9克、炙甘草6克。7剂，水煎服。

【按语】《素问·咳论》中有"肾咳不已，则膀胱受之，膀胱咳状，咳而遗尿"，又有"（肾咳）咳则腰背相引而痛，甚则咳涎"。本例患者年已70岁，咳久而致遗尿，同时伴有腰背酸困、腿膝无力，正属肾咳。故治以八味地黄丸合苓甘五味姜辛汤加补肾固涩药，疗效较好。

【医案三】

黄某，女，40岁。咳嗽遗尿3个月。

初诊（2019年12月7日）：半年前生育二胎，3月前外感风寒而感冒，感冒后咳嗽持续，痰稀薄量多，咳则遗尿，现已有近3个月。伴有心悸气短，头晕乏力，经常自觉胸闷。查：面白虚浮，舌淡红，苔白滑，脉弦滑，重按无力。

辨证：心肺不足，三焦气滞。

方药：人参10克、麦冬10克、五味子9克、柴胡10克、黄芩9克、姜半夏9克、陈皮10克、细辛3克、当归10克、白术10克、款冬花9克、麸炒枳壳10克、炙甘草6克。7剂，水煎服。

二诊（2019年12月14日）：咳则遗尿减轻，稀薄痰减少，胸闷明显减轻，仍气短，头晕，乏力。查：面白，舌淡红，苔白滑，脉弦滑，重按无力。初诊方减去细辛，加干姜6克，继服7剂。

三诊（2019年12月21日）：初诊时症状均减轻，基本无咳则遗尿的情况。查：面白，舌淡红，苔白，脉弱。

方药：党参10克、麦冬10克、五味子9克、黄芪20克、柴胡10克、黄芩9克、姜半夏9克、炙甘草5克、桂枝9克、白术12克、当归10克、炒白芍10克。7剂，水煎服。

【按语】《素问·咳论》中有"久咳不已，则三焦受之，三焦咳状，咳而腹满，不欲食饮，此皆聚于胃，关于肺，使人多涕唾而面浮肿气逆也"。《医林绳墨》中有"夫人咳嗽而尿出者，宜生脉散加归、术、柴、黄芩"。本患者即属此种情况，故以生脉散补心肺之虚，小柴胡汤和解少阳，通达三焦之气，药后咳则遗尿减轻，胸闷减轻。

【医案四】

段某，女，43岁。尿失禁4个月。

初诊（2015年3月10日）：患者于2014年11月9日站在小梯子上取高位衣橱里的物品，突然后仰摔倒在地，造成腰椎骨折，手术后近4个月来二便不能自控，西药治疗无效，后转为针灸治疗，效果不明显。现要求中医治疗。伴有腰酸痛。查：舌淡，苔薄白，尺脉弱。

辨证：肾虚不固。

方药：龟甲（先煎）15克、鹿角胶（兑入）10克、人参9克、熟地黄15克、枸杞子15克、菟丝子30克、覆盆子30克、杜仲15克、桑寄生30克、怀牛膝15克、山茱萸9克。7剂，水煎服。

二诊（2015年3月17日）：症状没有好转，二便仍不能自控，腰酸痛，但也没有服药的不适表现。查：舌淡，苔薄白，尺脉弱。初诊方加五味子9克、生牡蛎（先煎）30克，10剂，水煎服。

三诊（2015年3月8日）：腰酸痛减轻，二便有时能自控。查：舌淡，苔薄白，尺脉弱。二诊方继服10剂。

四诊（2015年4月7日）：二便基本能自控，已不感到腰酸。查：舌淡红，苔薄白，尺脉弱。二诊方继服10剂。

【按语】此患者外伤造成腰椎骨折，手术后近4个月二便不能自控，西医认为外伤及手术损伤神经，认为不易恢复，病人无奈要求中医治疗。依据肾司二便之理论，加之腰酸困，尺脉弱，辨证为肾虚不固，选用龟鹿二仙丹加补肾固涩、补肾壮腰的药物，17剂药后出现较好效果，幸而患者没有放弃治疗。中医贵在辨证施治，辨证准确则多可获效。

【医案五】

刘某，女，66岁。遗尿半年余。

初诊（2020年7月10日）：患者半年多前出现跳绳时少量遗尿，后又发现动作稍快，或大笑、咳嗽时也少量遗尿，伴有小腹下坠感，时脱肛，食欲尚好，但食后胃脘痞满，神疲乏力，四肢怠惰，面色萎黄。查：舌淡胖，苔白润，脉弱。

辨证：中气下陷。

方药：炙黄芪30克、人参9克、白术12克、茯苓10克、当归15克、升麻5克、柴胡5克、炙甘草5克、陈皮10克、麸炒枳实10克。7剂，水煎服。

二诊（2020年7月17日）：动作时遗尿减轻，小腹下坠感减轻，没有发生脱肛。查：舌淡胖，苔白润，脉弱。初诊方继服7剂。

三诊（2020年7月24日）：已不感小腹下坠，没有发生脱肛，动作时遗尿减轻。查：舌淡胖，苔白润，脉弱。初诊方继服7剂。之后服补中益气丸半月。

【按语】根据此患者遗尿，小腹下坠感，时脱肛，辨证为中气下陷，又有进食后胃脘痞满，考虑为气虚兼有气滞。故用补中益气汤加麸炒枳实，取得疗效。

图书在版编目（CIP）数据

中医内科临证实录 / 张晓雪 , 李朝喧编著 . — 太原：山西科学技术出版社 , 2023.9
ISBN 978-7-5377-6308-0

Ⅰ . ①中… Ⅱ . ①张… ②李… Ⅲ . ①中医内科—中医临床—经验—中国—现代 Ⅳ . ① R25

中国国家版本馆 CIP 数据核字（2023）第 133312 号

中医内科临证实录
ZHONGYI NEIKE LINZHENG SHILU

出 版 人	阎文凯
编 　 著	张晓雪　李朝喧
策 划 编 辑	翟 昕
责 任 编 辑	杨兴华
助 理 编 辑	文世虹　赵 鑫
封 面 设 计	杨宇光

出 版 发 行　山西出版传媒集团·山西科学技术出版社
　　　　　　　地址：太原市建设南路 21 号　邮编：030012
编辑部电话　0351-4922078
发行部电话　0351-4922121
经 　 销　各地新华书店
印 　 刷　山西基因包装印刷科技股份有限公司

开 　 本	880mm×1230mm　1/32
印 　 张	15
字 　 数	297 千字
版 　 次	2023 年 9 月第 1 版
印 　 次	2023 年 9 月山西第 1 次印刷
书 　 号	ISBN 978-7-5377-6308-0
定 　 价	78.00 元